Naturwissenschaftliche Auswahltests in der Medizin erfolgreich bestehen

Patrick Ruthven-Murray
Philipp Meinelt

Naturwissenschaftliche Auswahltests in der Medizin erfolgreich bestehen

Optimal vorbereitet auf den HAM-Nat
und weitere europäische Auswahltests

hogrefe

Dipl.-Kaufmann Patrick Ruthven-Murray, geb. 1976. 1997–2003 Studium der Betriebswirtschaftslehre in Augsburg und Berlin. 2004 Gründung der privaten Studienberatung planZ in Berlin gemeinsam mit zwei Partnern und seitdem Geschäftsführer von planZ.

Dipl.-Lebensmittelchemiker Philipp Meinelt, geb. 1988. 2010–2016 Studium der Lebensmittelchemie in Berlin. 2013 Gründung des Nachhilfeinstituts „Deine Nachhilfe" in Berlin gemeinsam mit einer Partnerin, dort Fachgebietsleiter für die HAM-Nat-Vorbereitungskurse.

Bibliografische Information der Deutschen Nationalbibliothek
Die Deutsche Nationalbibliothek verzeichnet diese Publikation in der Deutschen Nationalbibliografie; detaillierte bibliografische Daten sind im Internet über http://dnb.dnb.de abrufbar.

Hogrefe Verlag GmbH & Co. KG
Merkelstraße 3
37085 Göttingen
Deutschland
Tel.: +49 551 999 50 0
Fax: +49 551 999 50 111
E-Mail: verlag@hogrefe.de
Internet: www.hogrefe.de

Umschlagabbildung: © PeopleImages – iStock.com by Getty Images
Satz: ARThür Grafik-Design & Kunst, Weimar
Druck: Media-Print Informationstechnologie, Paderborn
Printed in Germany
Auf säurefreiem Papier gedruckt

1. Auflage 2016

(E-Book-ISBN [PDF] 978-3-8409-2728-7)
ISBN 978-3-8017-2728-4
http://doi.org/10.1026/02728-000

Inhaltsverzeichnis

1 Einführung in das Buch

Naturwissenschaftliche Tests zur Auswahl geeigneter Studierender in der Human- und Zahnmedizin werden sowohl von einigen Universitäten in Deutschland als auch im Ausland genutzt. Die ersten Semester im Studium dieser Fächer sind naturwissenschaftlich geprägt: Es ist also sinnvoll die naturwissenschaftlichen Fähigkeiten und Kenntnissen als Auswahlkriterien für zukünftige Studierende heranzuziehen. So können die Universitäten sicherstellen, dass die Studierenden den naturwissenschaftlichen Ansprüchen des Studiums gewachsen sind. Gerne werden naturwissenschaftliche Auswahltests mit Auswahlgesprächen kombiniert, um weitere qualifizierende Merkmale, wie zum Beispiel die soziale Kompetenz oder die Studienmotivation, der Bewerber herauszufinden.

1.1 Warum dieses Buch?

Viele Abiturienten haben in der Oberstufe mindestens eine, manchmal auch zwei Naturwissenschaften aus den Fächern Biologie, Chemie oder Physik abgewählt. Bei anderen ist der Schulabschluss schon ein paar Jahre her, sodass nicht mehr alle Kenntnisse taufrisch sind. Die Kenntnisse in den Naturwissenschaften sind in der Regel also bei allen Bewerbern lückenhaft.

Um dir durch die Teilnahme an einem oder sogar mehreren Eignungstests den Weg ins Medizinstudium zu eröffnen, solltest du also keinesfalls unvorbereitet teilnehmen. Denn auch wenn alle Bewerber mit Kenntnislücken zu kämpfen haben: Du kannst leider vorher weder wissen, wie groß diese Lücken sind noch wie viel die anderen gearbeitet haben, um ihre Lücken zu schließen. Schließlich gilt: Je besser du abschneidest, desto größer deine Chancen auf einen Studienplatz.

Wie bereitest du dich am besten auf einen naturwissenschaftlichen Auswahltest vor? Eine gute Vorbereitung braucht zunächst einen guten Plan und eine sinnvolle Struktur. Wie du diese erarbeiten kannst, lernst du im Kapitel 2 und 3 dieses Buches. Ebenfalls stellen wir die verschiedenen Testverfahren in Deutschland, Europa und den USA vor (vgl. Kapitel 5). Im Kapitel 4 wird gezeigt, wie du dich inhaltlich auf die Themenfelder Mathematik, Biologie, Chemie und Physik vorbereiten kannst. Am Ende des Buches findest du schließlich eine Testsimulation nach dem Vorbild des Hamburger Auswahlverfahrens für medizinische Studiengänge – Naturwissenschaftsteil (HAM-Nat), um dein erlernte Wissen kontrollieren zu können.

1.2 Die Autoren

Patrick Ruthven-Murray hat 2004 die private Studienberatung planZ in Berlin gegründet und berät seitdem angehende Studenten bei der Studienwahl und beim Weg ins Studium. Außerdem ist er Autor der Ratgeber „Was soll ich studieren?“ (2., aktualisierte und erweiterte Auflage 2015, Hogrefe Verlag) und „Erfolgreich zum Medizinstudium“ (2013, Hogrefe Verlag). Bei planZ ist er Leiter der Beratungssparte Medizin und betreut seit vielen Jahren Studieninteressierte auf ihrem Weg ins Medizinstudium. Auch die Vorbereitung auf naturwissenschaftliche Tests ist hier ein bedeutendes Thema, sodass er sich mit den einzelnen Tests und der Vorbereitungsplanung sehr gut auskennt.

Philipp Meinelt ist Lebensmittelchemiker und seit 2012 fachlicher Leiter bei „Deine Nachhilfe“ in Berlin für die Vorbereitungskurse zum Hamburger Naturwissenschaftstest. Hier ist er auch Dozent für die Themenfelder Biologie, Chemie, Physik und Mathematik. Er ist verantwortlich für die naturwissenschaftlichen Inhalte dieses Buches.

An dieser Stelle möchten wir auch Thomas Lisowsky für die tolle Unterstützung bei den Recherchearbeiten und der Lektorierung danken. Dank geht auch an den Hogrefe Verlag für das Vertrauen in uns und die sehr professionelle Zusammenarbeit.

1.3 Was ist neu an diesem Buch?

Dieses Buch bereitet gezielt auf naturwissenschaftliche Auswahltests zur Auswahl angehender Medizinstudenten vor. Bisher musste die naturwissenschaftliche Vorbereitungsliteratur mühsam aus Oberstufen-Lehrbüchern und naturwissenschaftlicher Basisliteratur für Studierende zusammengesucht werden. Keines der uns bekannten Lehrbücher, die sich für die Vorbereitung von Auswahltests eignen, vereinte das nötige Basiswissen aller vier naturwissenschaftlichen Disziplinen. Es mussten also mehrere Bücher, die die einzelnen Themengebiete abdecken, angeschafft werden. Anschließend mussten die für die Auswahltests relevanten Wissensgebiete aus dem vorhandenen Material mühsam extrahiert werden. Eine übersichtliche Zusammenfassung, welche Kenntnisse für medizinische Auswahltests aufgefrischt – oder neu erworben – werden müssen, fehlte bisher.

Mit dem vorliegenden Buch haben zukünftige Testteilnehmer nun die Möglichkeit, sich inhaltlich gezielt auf naturwissenschaftliche Auswahltests vorzubereiten, wobei der inhaltliche Schwerpunkt auf dem Modulkatalog des Hamburger Auswahlverfahrens für medizinische Studiengänge (HAM-Nat) beruht (vgl. Kapitel 4). Abweichende Themenfelder in anderen Auswahltests können dem jeweiligen Themenkatalog zum Test entnommen werden (vgl. hierzu auch Kapitel 5).

Ein weiteres Problem für zukünftige Testteilnehmer ist außerdem die Beantwortung der Fragen „Wie bereite ich mich richtig vor?“, „Wie viel Zeit muss ich investieren?“, „Welche Vorbereitungsmethode ist für mich die Sinnvollste?“ Es geht also um die konkrete Strategie und Zeitplanung für eine effektive Vorbereitung (vgl. Kapitel 2 und 3). Hierzu gab es in Bezug auf naturwissenschaftliche Auswahltests noch keinerlei Literatur: Die einzige Möglichkeit, die die Interessenten bisher hatten, war die Konsultation von Foren bzw. die zur Verfügung gestellten Informationen der Testausrichter.

Mit diesem Buch ist also eine sehr gezielte Vorbereitung auf naturwissenschaftliche Auswahltests möglich und zwar sowohl inhaltlich als auch organisatorisch. Des Weiteren werden unterschiedliche naturwissenschaftliche Auswahltests in Deutschland, Österreich, im weiteren europäischen Ausland und den USA vorgestellt (vgl. Kapitel 5). Tabelle 1 liefert einen ersten Überblick über die im Kapitel 5 vorgestellten Auswahltests.

Tabelle 1: Naturwissenschaftliche Auswahltests

Deutschland	• Das Hamburger Auswahlverfahren für Medizinische Studiengänge – Naturwissenschaftsteil (HAM-Nat) • Medizinisch-naturwissenschaftlicher Verständnistest der Universität Münster • Auswahltest der Paracelsus Medizinischen Privatuniversität in Nürnberg
Österreich	• Naturwissenschaftlicher Testteil des MedAT • Auswahltest der Paracelsus Medizinischen Privatuniversität in Salzburg
USA	• SAT Biology • SAT Chemistry • SAT Physics • SAT Mathematic • MCAT
England	• BMAT
Slowakei	• Bratislava • Košice
Polen	• Danzig • Olsztyn • Warschau • Krakau
Tschechien	• Prag • Pilsen

Kapitel 6 liefert schließlich die Simulation eines Auswahltests. Der Test orientiert sich am HAM-Nat und ist genau wie dieser aufgebaut: Er besteht aus 80 Multiple Choice-Fragen. Die Lösungen dazu finden sich im Anhang des Buches.

2 Naturwissenschaftliche Auswahltests in der Medizin im Allgemeinen

2.1 Klassischer Aufbau von naturwissenschaftlichen Tests

Alle naturwissenschaftlichen Tests für die Auswahl von zukünftigen Studierenden der Zahn- oder Humanmedizin umfassen mindestens die Fächer Biologie und Chemie. Viele weitere Auswahlverfahren prüfen zudem noch Kenntnisse in Physik und einige auch noch Wissen aus dem Bereich der Mathematik.

Um es einfach zu halten, werden solche Tests meist in Multiple Choice-Form aufgebaut. Standard ist bei fast allen Tests, dass vier oder fünf Antwortmöglichkeiten vorgegeben sind. Bei den Antwortmöglichkeiten gibt es zwei grundsätzlich verschiedene Herangehensweisen:

- In der ersten Form ist immer nur eine der Antworten richtig und der Testteilnehmer erhält einen Punkt für die richtige Antwort und keinen Punkt für eine falsche Antwort. Als Beispiel kann hier der HAM-Nat aufgeführt werden. Dieser gibt 5 Antwortmöglichkeiten vor. Immer nur eine davon ist richtig, beziehungsweise vier sind falsch.
- In der zweiten Form von Auswahltests können mehrere Antworten richtig sein. Es ist also möglich, dass bei fünf Antwortmöglichkeiten auf eine Frage mehrere Antworten richtig sind. Der Testteilnehmer erhält auch nur eine positive Wertung für die Frage, wenn alle richtigen Antwortmöglichkeiten markiert wurden. Wurde nur eine richtige Antwort markiert, gibt es keine Punkte. Ein Beispiel für einen solchen Test ist der naturwissenschaftliche Auswahltest der Universität Bratislava.

2.2 Eine gute Testvorbereitung legt den Grundstein für den erfolgreichen Einstieg ins Medizinstudium

Wenn du einen naturwissenschaftlichen Auswahltest erfolgreich bestanden hast, bist du gut für das Studium gewappnet. In den ersten Semestern liegt der Studienschwerpunkt auf den naturwissenschaftlichen Fächern, wie Biochemie, Physik, Chemie und Biologie. Wenn du dich vor dem Studium in genau diesen Fächer fit gemacht hast, weil du einen Auswahltest schreiben musstest, hilft dir das enorm im Studium. Du musst fehlende Grundlagen nicht noch während des Studiums nacharbeiten. Das hat schon dem einen oder anderen sprichwörtlich das Genick gebrochen. Ein klassischer

Fall sind hier beispielsweise diejenigen, die vor dem Studium eine Ausbildung gemacht haben, in der Oberstufe Chemie und Physik abgewählt hatten, dann einen Medizinstudienplatz erhalten und ohne naturwissenschaftliche Vorbereitung ins Studium starten. Das Studium geht los wie die Feuerwehr und abgesehen davon, dass man Schwierigkeiten hat wieder in den Lernrhythmus zu kommen, fehlt jede Menge Basiswissen. Die Dozenten und der Lehrplan setzen Abiturniveau in allen naturwissenschaftlichen Fächern voraus.

Neben dem sehr umfangreichen Stoff, der vermittelt wird, muss in diesen Fällen auch noch Grundlagenwissen nachgearbeitet werden. Das führt schnell zur Überforderung und man verliert bereits nach wenigen Wochen Studium den Anschluss.

Mit einer Vorbereitung auf einen naturwissenschaftlichen Auswahltest bereitest du dich automatisch auch auf das Studium der Medizin vor. Die aufgewendete Zeit zur Vorbereitung ist demnach sinnvoll investiert, denn ohne die Vorbereitung müsstest du spätestens im Studium Wissensdefizite nacharbeiten und eingerostetes Wissen auffrischen. Den gleichen Aufwand müsstest du dann zu einer Zeit betreiben, in der du dich eigentlich eher auf den neuen Stoff konzentrieren solltest.

2.3 Welche Bedeutung hat die Abiturnote?

Bei den naturwissenschaftlichen Auswahltests gibt es je nach Universität unterschiedliche Varianten, ob und wie die Abiturnote eine Rolle spielen kann. Es gibt Testverfahren, wie beispielsweise den HAM-Nat, bei denen die Abiturnote zum einen über die Einladung (Vorauswahl) entscheidet, aber auch mit dem Ergebnis des Auswahltests verrechnet wird. Das heißt, der Test bietet eine zusätzliche Chance, die Abiturnote durch ein gutes Testergebnis zu verbessern. Die Abiturnote wird jedoch in der Auswahl nicht vollkommen ausgeblendet. Diese Testverfahren sind also nur interessant für zukünftige Medizinstudenten, die eine gute bis sehr gute Abiturnote mitbringen. Interessenten mit einer durchschnittlichen Abiturnote werden bei diesen Formen von Auswahltests also meist nicht eingeladen und dürfen deshalb an den eigentlichen naturwissenschaftlichen Auswahltests nicht teilnehmen.

Anders ist das zum Beispiel beim MedAT oder dem Auswahltest der Universität Danzig. Hier hat die Abiturnote keinerlei Bedeutung. Jeder wird zum Test eingeladen und die Auswahl der zukünftigen Studierenden findet allein auf Basis des Testergebnisses statt. Diese Verfahren sind besonders interessant für zukünftige Medizinstudenten, die keine so überragende Abiturnote haben. Hier werden die Karten komplett neu gemischt, und wer hier einen Studienplatz haben möchte, muss sich im Auswahltest durchsetzen.

2.4 Auswahltests sind Konkurrenztests

Anders als in der Schule herrscht bei naturwissenschaftlichen Auswahltests absoluter Konkurrenzkampf. In der Schule gibt es Noten, und wer gute oder sehr gute Leistung erbringt, bekommt gute bis sehr gute Noten, meist unabhängig von den Mitschülern. Es ist also egal, wie viele Mitschüler besser oder schlechter sind.

Bei Auswahltests ist das anders. Es gibt eine bestimmte Anzahl an Plätzen, und die werden an die besten Teilnehmer des Auswahltests, eventuell unter Hinzunahme weiterer Auswahlkriterien (z. B. Abiturnote, Auswahlgespräch etc.), vergeben. Es geht also darum, besser als die anderen zu sein. Es geht darum, zu den Besten zu gehören, denn sonst lohnt sich der ganze Aufwand nicht. Wie aber gehört man zu den Besten? Indem man mehr investiert als die anderen!

Dieses Phänomen ist allgemein bekannt. Du möchtest die 1 000 Meter schneller laufen als viele andere? Dann trainiere. Du möchtest eine sehr gute Note in der Abiturprüfung Biologie erreichen? Dann lerne.

Viele unterschätzen den Aufwand der Vorbereitung. Darüber freut sich die Konkurrenz. Denn jeder, der in der Testvorbereitung wenig oder nichts tut, ist ein Konkurrent weniger. Klingt hart, ist aber so. Bedenke: Immer mehr Testteilnehmer fangen an, mehr Aufwand zu betreiben, um sehr gute Ergebnisse zu erzielen. Wir beobachten dabei folgendes Phänomen: Je länger ein naturwissenschaftlicher Auswahltest existiert, desto besser bereiten sich angehende Teilnehmer vor. Sie zehren von den Erfahrungen der früheren Testteilnehmer.

Wer also besser als die anderen sein möchte, muss besser vorbereitet sein als die anderen, konkret heißt das: Er muss länger, härter und intensiver üben. Konkret musst du Biologie, Chemie, Physik und Mathematik pauken und immer wieder klassische Aufgabenstellungen der Testverfahren trainieren.

2.5 Das Problem mit der Zeit oder Geschwindigkeit ist Trumpf

Testausrichter haben bei naturwissenschaftlichen Tests fast immer das Ziel, eine möglichst hohe Differenziertheit in den Testergebnissen und dem Teilnehmerfeld zu erreichen. Das heißt, sie wollen nicht, dass viele Teilnehmer mehr oder weniger das gleiche Ergebnis erreichen. Gibt es beispielsweise für einen Test maximal 100 Punkte und 30 % des Teilnehmerfeldes erreicht die volle Punktzahl, dann wird eine Auswahl unter Umständen sehr schwerfallen. Also sollte ein klares Ziel des Tests sein, eine möglichst große Vielfalt in den Ergebnissen des Teilnehmerfeldes zu erreichen. Der einfachste Weg, dies zu erreichen, ist, den Test so aufzubauen, dass er zeitlich nicht oder kaum zu schaffen ist.

Damit gilt auch grob die Formel:

Wer die meisten Fragen bearbeitet, hat gute Chancen, sehr gut zu sein. Natürlich müssen dabei auch noch Aufgaben richtig beantwortet werden. Aber klar ist, wer zum Beispiel 90 % der Fragen eines Auswahltests beantwortet und 20 % der Fragen falsch hat, ist trotzdem besser als der Teilnehmer, der 60 % der Fragen geschafft hat und alle Fragen richtig beantwortet hat.

Geschwindigkeit ist also Trumpf. Allein durch Geschwindigkeit kann man natürlich nicht erfolgreich sein, aber sie ist Grundvoraussetzung für den Erfolg. Deshalb sind Geschwindigkeit und reproduzierbare Automatismen bei der Aufgabenbeantwortung sehr wichtig für die Testteilnahme. Und das kann man sehr gut trainieren.

Wer kennt das nicht? Man rechnet im Mathe-Unterricht immer bestimmte Aufgabentypen mit leichten Variationen und veränderten Zahlen. Wenn man vor der nächsten Mathe-Klausur den Aufgabentyp oft genug gerechnet hat, fällt es leicht, in der Klausur ohne großes Überlegen die Vorgehensweise zu reproduzieren. Man schafft es auf diese Weise, die Aufgabe schnell richtig zu lösen. Gut ist es, wenn man es bei naturwissenschaftlichen Auswahltests auch schafft, auf ein solches Niveau zu kommen. Viele Aufgabenformen wiederholen sich in unterschiedlicher Ausgestaltung immer wieder. Wer den Aufgabentypus also sofort erkennt und die Aufgabe schnell und richtig lösen kann, kann punkten.

Des Weiteren ist das Thema Kopfrechnen ein sehr wichtiger Faktor, der die Gesamtgeschwindigkeit entscheidend beeinflusst. Es ist meist nicht erlaubt, Hilfsmittel wie Taschenrechner zu benutzen. Das Kopfrechnen muss also sitzen. Das ist in Zeiten von programmierbaren Taschenrechnern und einem ständig zur Verfügung stehenden Handy alles andere als selbstverständlich.

Hier ein paar Beispiele:
- $7{,}2 \cdot 3{,}5$
- 13 % von 750
- $4526{,}352 - 19{,}18$

Wenn dir das Ausrechnen dieser drei relativ einfachen Aufgaben im Kopf schwergefallen ist, heißt das vermutlich, dass du das Kopfrechnen noch ein bisschen üben musst. Zahlreiche kostenfreie und kostenpflichtige Programme, Apps und Bücher zum Kopfrechentraining findest du im Netz. Nimm dir täglich 10 Minuten Zeit für deine Übungen und trainiere sowohl die Grundrechenarten als auch das Prozentrechnen, Potenzen und Quadratwurzeln.

Der amtierende Weltmeister im Kopfrechnen ist übrigens ein 13-jähriger Junge aus Indien. Seine Lieblingsdisziplin: Quadratwurzeln aus 6-stelligen Zahlen. Es ist offensichtlich alles erlernbar.

2.6 Richtig lesen

Eine häufige Fehlerquelle beim Bearbeiten von Multiple Choice-Fragen ist das unzureichende oder fehlerhafte Lesen von Aufgaben. Immer wieder wird berichtet, dass jemand die Antwort eigentlich wusste, aber falsch angekreuzt hat, weil Worte überlesen wurden. Das passiert, wenn du, wie im Kapitel vorher erklärt, versuchst, möglichst schnell zu sein. Das birgt natürlich die Gefahr, dass du in all der Hektik zum Beispiel eine Negierung wie „nicht" überliest oder eine Maßangabe, wie beispielsweise cm mit mm verwechselst.

Es muss eine gesunde Mischung aus Gründlichkeit und Geschwindigkeit gefunden werden. Die Aufgabenstellung und die Antwortmöglichkeiten müssen aufmerksam und konzentriert gelesen werden. Es hilft, wenn sowohl in den Fragestellungen wie auch in den Antwortmöglichkeiten die wesentlichen Fakten unterstrichen werden. Wenn in der Fragestellung verschiedene Werte für eine Berechnung angegeben werden, schreibe die Werte neben die Aufgabe, um die wichtigsten Informationen herauszuarbeiten.

Auch dies lässt sich natürlich trainieren. Als erste Übung kannst du hierzu beispielsweise die an den HAM-Nat angelehnten Übungsaufgaben im Kapitel 6 dieses Buches nutzen.

3 Die richtige Vorbereitung

3.1 Wo stehst du aktuell?

Zu Beginn der Vorbereitung ist es sinnvoll, eine Standortbestimmung zu machen. Es gilt dabei, ein realistisches Bild deines Kenntnisstandes zu zeichnen, und es ist klar, dass jeder zunächst auch gewisse Defizite feststellen wird. Ob du nun Chemie im Leistungskurs hattest oder nach der zehnten Klasse abgewählt hast, ist ein gewaltiger Unterschied. Zusätzlich stellt sich auch die Frage, wie gut deine Kenntnisse in einem Fach waren, das du vorher abgewählt hast. Kannst du auf bestimmte Grundlagen aufbauen oder fängst du praktisch ganz von vorne an?

Nicht unwichtig ist hier auch der Vergleich zu anderen. Als Vergleichsgruppe kannst du hier im ersten Anlauf deine Mitschüler nutzen. Schließlich sind es ebenfalls Abiturienten, mit denen du dich in den Testverfahren wirst messen müssen. Also schätze dich bitte selbst ein. Wir haben in den Antwortmöglichkeiten sehr bewusst nur eine positive oder negative Option gelassen, damit du eine klare Entscheidung treffen musst:

Bereich Mathematik

Im Vergleich zu meinen Mitschülern und Freunden sind meine mathematischen Schulkenntnisse

☐ besser als die der meisten anderen — 1 Punkt

☐ schlechter als die der meisten anderen — 0 Punkte

Ich traue mir mit meinem momentanen Wissenstand in Mathematik einen mathematischen Auswahltest für ein Medizinstudium zu:

☐ Ja — 1 Punkt

☐ Nein — 0 Punkte

Du konntest die zwei oberen Fragen positiv beantworten? Dann sollten dir folgende Fragen keinerlei Probleme bereiten:

1. Was ist 4^{20}?
2. Wie berechnet man den Flächeninhalt eines Dreiecks?
3. Wie viele Liter sind 10 cm^3?

☐ Ja, diese Frage kann ich beantworten — 2 Punkte

☐ Nein, da habe ich wohl noch einige Wissenslücken — 0 Punkte

Bereich Biologie

Im Vergleich zu meinen Mitschülern und Freunden sind meine biologischen Schulkenntnisse

☐ besser als die der meisten anderen 1 Punkt

☐ schlechter als die der meisten anderen 0 Punkte

Ich traue mir mit meinem momentanen Wissenstand in Biologie einen biologischen Auswahltest für ein Medizinstudium zu:

☐ Ja 1 Punkt

☐ Nein 0 Punkte

Du konntest die zwei oberen Fragen positiv beantworten? Dann sollten dir folgende Fragen keinerlei Probleme bereiten:

1. Wie lauten die Endprodukte des Citratzyklus?
2. Was sind RETRO-Viren?
3. Nenne alle Bestandteile der synthetischen Evolutionstheorie.

☐ Ja, diese Fragen kann ich beantworten 2 Punkte

☐ Nein, da habe ich wohl noch einige Wissenslücken 0 Punkte

Bereich Chemie

Im Vergleich zu meinen Mitschülern und Freunden sind meine chemischen Schulkenntnisse

☐ besser als die der meisten anderen 1 Punkt

☐ schlechter als die der meisten anderen 0 Punkte

Ich traue mir mit meinem momentanen Wissenstand in Chemie einen chemischen Auswahltest für ein Medizinstudium zu:

☐ Ja 1 Punkt

☐ Nein 0 Punkte

Du konntest die zwei oberen Fragen positiv beantworten? Dann sollten dir folgende Fragen keinerlei Probleme bereiten:

1. Wie lautet die Elektronenkonfiguration von Silicium?
2. Wie lautet der IUPAC-Name von Anilin?
3. Ist Glycin optisch aktiv?

☐ Ja, diese Fragen kann ich beantworten 2 Punkte

☐ Nein, da habe ich wohl noch einige Wissenslücken 0 Punkte

Bereich Physik

Im Vergleich zu meinen Mitschülern und Freunden sind meine physikalischen Schulkenntnisse

☐ besser als die der meisten anderen 1 Punkt

☐ schlechter als die der meisten anderen 0 Punkte

Ich traue mir mit meinem momentanen Wissenstand in Physik einen physikalischen Auswahltest für ein Medizinstudium zu:

☐ Ja 1 Punkt

☐ Nein 0 Punkte

Du konntest die zwei oberen Fragen positiv beantworten? Dann sollten dir folgende Fragen keinerlei Probleme bereiten:

1. Wie groß ist die Lichtgeschwindigkeit?
2. Was besagt das Gesetz von Gay-Lussac?
3. Welche Frequenz hat ein Puls von 150?

☐ Ja, diese Fragen kann ich beantworten 2 Punkte

☐ Nein, da habe ich wohl noch einige Wissenslücken 0 Punkte

Bereich: Kopfrechnen

Neben den Wissensgebieten Mathematik, Biologie, Chemie und Physik werden auch hohe Ansprüche an das Kopfrechnen gestellt und davon wird auch die Geschwindigkeit stark beeinflusst. Wie verhält es sich hier bei dir?

Ich bin sehr gut im Kopfrechnen. Egal ob Addieren, Prozentrechnen oder eine Fläche errechnen, das ist kein Problem.

☐ Ich stimme zu 1 Punkt

☐ Nein, das kann ich überhaupt nicht gut 0 Punkte

Du konntest die obige Frage positiv beantworten. Dann sollten dir die folgenden Aufgaben keine Probleme bereiten:

1. Was ist die Wurzel aus 625?
2. Errechne x bis auf die zweite Nachkommastelle: $12x - 26 = 61$

☐ Ja, diese Fragen kann ich zügig beantworten 1 Punkt

☐ Nein, da brauche ich doch etwas länger und muss ordentlich nachdenken 0 Punkte

Eine Selbsteinschätzung des aktuellen Leistungsstandes ist insbesondere für die zeitliche Planung sehr wichtig.

Mein Leistungsstand aktuell

Eine Selbsteinschätzung des aktuellen Leistungsstandes ist insbesondere für die zeitliche Planung des nächsten Kapitels sehr wichtig. Welche Punktzahl hast du in den einzelnen Bereichen erreicht? Kreuze den zutreffenden Punktwert an:

Biologie

☐ 4 Punkte → Ich könnte sofort einen Test schreiben.

☐ 2 bis 3 Punkte → Ich müsste einiges wiederholen, bevor ich mich an einen Test wage.

☐ 0 bis 1 Punkt → Ich muss erst einmal Grundlagen lernen, bevor ich mich mit speziellen Themengebieten beschäftigen kann.

Chemie

☐ 4 Punkte → Ich könnte sofort einen Test schreiben.

☐ 2 bis 3 Punkte → Ich müsste einiges wiederholen, bevor ich mich an einen Test wage.

☐ 0 bis 1 Punkt → Ich muss erst einmal Grundlagen lernen, bevor ich mich mit speziellen Themengebieten beschäftigen kann.

Physik

☐ 4 Punkte → Ich könnte sofort einen Test schreiben.

☐ 2 bis 3 Punkte → Ich müsste einiges wiederholen, bevor ich mich an einen Test wage.

☐ 0 bis 1 Punkt → Ich muss erst einmal Grundlagen lernen, bevor ich mich mit speziellen Themengebieten beschäftigen kann.

Mathematik

☐ 4 Punkte → Ich könnte sofort einen Test schreiben.

☐ 2 bis 3 Punkte → Ich müsste einiges wiederholen, bevor ich mich an einen Test wage.

☐ 0 bis 1 Punkt → Ich muss erst einmal Grundlagen lernen, bevor ich mich mit speziellen Themengebieten beschäftigen kann.

Kopfrechnen

☐ 2 Punkte → Da bin ich fit und könnte sofort einen Test schreiben.

☐ 0–1 Punkte → Das sollte ich wirklich noch mal intensiv trainieren.

Tabelle 2: Auswertung Naturwissenschaften

Punktwert	Biologie	Chemie	Physik	Mathe
4 Punkte	☐	☐	☐	☐
2–3 Punkte	☐	☐	☐	☐
0–1 Punkt	☐	☐	☐	☐

Tabelle 3: Auswertung Kopfrechnen

Punktwert	Kopfrechnen
2 Punkte	☐
0–1 Punkte	☐

3.2 Der Zeitaufwand für die Vorbereitung

Es sollte mittlerweile klar sein, dass ein naturwissenschaftlicher Auswahltest für das Medizinstudium ohne Vorbereitung nicht so einfach zu bewältigen ist. Aber wie hoch soll der Aufwand sein, beziehungsweise wie viel Zeit sollte man für eine gute Vorbereitung investieren?

Pauschal muss hier Folgendes gesagt werden: Es tut nicht weh, wenn man zu viel Zeit in die Vorbereitung steckt, aber es tut sehr wohl weh, wenn es zu wenig war. Wer vier Wochen in die Testvorbereitung investiert hat und dann merkt, dass er eigentlich das Doppelte gebraucht hätte, wird sich ärgern. Es ist also sicherlich sinnvoll, hier eher ein bisschen mehr Zeit einzuplanen.

Natürlich hängt der zu investierende Zeitaufwand auch stark von der Basis ab, von der aus du startest. Wenn du zwei der naturwissenschaftlichen Fächer in der Oberstufe abgewählt hast und im vorigen Kapitel zum Beispiel Chemie und Physik eher sehr schlecht einstufen musstest, dann solltest du schon von einer umfangreicheren Vorbereitung ausgehen.

Es ist schwer, hier genaue Angaben zu machen, wie viel Vorbereitungszeit investiert werden soll: Schließlich hat jeder sein individuelles Lerntempo und jeder nutzt seine eigenen Lernmethoden. Meine Erfahrung in der Studienberatung sagt aber, dass es genau das ist, was die meisten Testteilnehmer unbedingt brauchen: Eine klare Ansage zum zeitlichen Umfang der Testvorbereitung.

Deshalb ist es erst mal sinnvoll zu erörtern, wie viel Zeit denn in der Oberstufe für ein Fach mit erhöhtem Anforderungsniveau aufgewandt wird:

- Pro Jahr sprechen wir über ca. 42 Schulwochen, also 84 Wochen bei 2 Jahren, bzw. für die gesamte Oberstufe.
- Bei einem Kursumfang von 5 Stunden (á 45 Minuten) pro Woche etwa für das Fach Chemie kommen wir also auf 315 Stunden insgesamt, das sind ca. 40 Tage á 8 Stunden.

Zum „Im-Kopf-Nachrechnen“:
$3/4 \cdot 5 \cdot 84/8$ oder
$45 \cdot 5 \cdot 84/60/8$

Und das ist reine Unterrichtszeit, ohne Vor- und Nachbereitungszeit bzw. Lernzeit für Klausuren. Natürlich fällt hier und da auch Unterricht aus, es werden Dinge wiederholt, es werden Klausuren geschrieben, Experimente und Exkursionen gemacht, etc. Außerdem sind nicht alle Themenfelder überhaupt relevant für medizinische Auswahltests. Das Thema Ökologie wirst du kaum brauchen für solche Tests, wird aber natürlich in der Oberstufe Biologie behandelt.

Deshalb meinen wir, du solltest pro Fach, das du in der Oberstufe überhaupt nicht belegt hast, mindestens vier Wochen Vollzeit einrechnen. (Wenn wir von Vollzeit sprechen, meinen wir einen 8-Stunden-Arbeitstag zuzüglich Pausen).

Bei einem Fach, das du in der Oberstufe als Grundkurs hattest, reichen wahrscheinlich zwei Wochen, um den fehlenden Stoff nachzuholen und den bereits gelernten Stoff zu wiederholen. Auf erhöhtem Niveau (Leistungskurs) sollte eine einwöchige Wiederholung des Stoffes ausreichen. Vollzeit natürlich, also mindestens acht Stunden pro Tag mindestens fünf Tage die Woche.

Wenn du dies nicht Vollzeit leisten kannst, weil du zum Beispiel in einem Freiwilligendienst oder in einer Ausbildung steckst, solltest du diesen Zeitraum verdoppeln. Dann werden also aus vier Wochen acht Wochen.

Nehmen wir nun wieder Bezug auf das Kapitel 3.1, in dem es um den Leistungsstand pro Fach ging: Bitte verbinde nun deinen persönlichen Leistungsstand mit der notwendigen Vorbereitungszeit. Die Tabelle 4 bringt den Leistungsstand mit der Vorbereitungszeit, die aufgewendet werden sollte, ins Verhältnis. Ausschlaggebend sollte dabei das Ergebnis im Selbsttest (vgl. Kapitel 3.1 ab Seite 23) sein. Im Normalfall sollte das aber auch mit der Fachbelegung in der Oberstufe korrespondieren.

Tabelle 4: Verhältnis zwischen Leistungsstand und notwendiger Vorbereitungszeit (mit Unterscheidung nach Vollzeit- und Teilzeitvorbereitung)

Zeitaufwand für ein Fach in der Oberstufe	Ergebnis des Selbsttests	Empfohlene Vorbereitungszeit für das Fach in Vollzeit	Empfohlene Vorbereitungszeit für das Fach in Teilzeit
Fach in der Oberstufe abgewählt	0–1 Punkt	4 Wochen	8 Wochen
Fach als Grundkurs oder Fach mit grundlegendem Anforderungsniveau in der Oberstufe	2–3 Punkte	2 Wochen	4 Wochen
Fach als Leistungskurs oder Fach mit erhöhtem Anforderungsniveau in der Oberstufe	4 Punkte	1 Woche	2 Wochen

Um daraus nun eine konkrete Übersicht zu bekommen, solltest du Tabelle 5 ausfüllen.

Tabelle 5: Auswertung – Persönlicher Zeitaufwand zum Lernen pro Fach und Gesamtaufwand

<table>
<tr><th></th><th>Biologie</th><th>Chemie</th><th>Physik</th><th>Mathematik</th></tr>
<tr><td rowspan="2">Fach vor der Oberstufe abgewählt/0–1 Punkt im Selbsttest zum aktuellen Leistungsstand</td><td>Vollzeit: 4 Wochen</td><td>Vollzeit: 4 Wochen</td><td>Vollzeit: 4 Wochen</td><td>Vollzeit: 4 Wochen</td></tr>
<tr><td>Teilzeit: 8 Wochen</td><td>Teilzeit: 8 Wochen</td><td>Teilzeit: 8 Wochen</td><td>Teilzeit: 8 Wochen</td></tr>
<tr><td rowspan="2">Fach als Grundkurs/2-stündig/ 2–3 Punkte im Selbsttest zum aktuellen Leistungsstand</td><td>Vollzeit: 2 Wochen</td><td>Vollzeit: 2 Wochen</td><td>Vollzeit: 2 Wochen</td><td>Vollzeit: 2 Wochen</td></tr>
<tr><td>Teilzeit: 4 Wochen</td><td>Teilzeit: 4 Wochen</td><td>Teilzeit: 4 Wochen</td><td>Teilzeit: 4 Wochen</td></tr>
<tr><td rowspan="2">Fach als Leistungskurs („e. A.“)/ 4–5-stündig/4 Punkte im Selbsttest zum aktuellen Leistungsstand</td><td>Vollzeit: 1 Wochen</td><td>Vollzeit: 1 Wochen</td><td>Vollzeit: 1 Wochen</td><td>Vollzeit: 1 Wochen</td></tr>
<tr><td>Teilzeit: 2 Wochen</td><td>Teilzeit: 2 Wochen</td><td>Teilzeit: 2 Wochen</td><td>Teilzeit: 2 Wochen</td></tr>
<tr><td>Persönlicher Zeitaufwand zum Lernen pro Fach</td><td>= ______</td><td>= ______</td><td>= ______</td><td>= ______</td></tr>
<tr><td colspan="4">Summe Gesamtaufwand</td><td>= ______</td></tr>
</table>

An dieser Stelle werfen die frisch gebackenen Abiturienten dann gerne ein, dass ihnen diese Zeit bis zum Auswahltest für das entsprechende Wintersemester überhaupt nicht mehr zur Verfügung steht. Sie haben sich bis Mai sinnvollerweise auf das Abi konzentriert, anschließend verdientermaßen gefeiert, erst Ende Juni ihr Abizeugnis erhalten, sind anschließend in den Urlaub abgerauscht und schlagen erst Ende Juli wieder zu Hause auf. Bis zum HAM-Nat, der jedes Jahr Mitte August stattfindet sind es dann noch zwei bis drei Wochen. In dieser kurzen Zeit ist es natürlich schwer, den Test ausreichend vorzubereiten.

Die gut organisierten Alt-Abiturienten haben zu diesem Zeitpunkt meist schon eine monatelange Vorbereitung hinter sich und sind vom Leistungsstand uneinholbar für die Neu-Abiturienten. Wir hoffen, hier wird den Neu-Abiturienten der Vorzug des Status „Alt-Abiturient" klar! Manchmal scheint es sich also zu lohnen, nach dem Abi ein Pausenjahr einzuplanen, das auch für die naturwissenschaftliche Vorbereitung auf das Studium verwandt wird.

Tipp:

Nach dem Abi ein Pausenjahr einzuplanen, kann sich lohnen. Neben der naturwissenschaftlichen Vorbereitung solltest du das Pausenjahr außerdem dazu nutzen, ein mindestens 3-monatiges Krankenpflegepraktikum zu absolvieren. So kannst du

1. deinen Berufswunsch nochmal ganz genau überprüfen,
2. außerdem Zusatzpunkte in einigen Auswahlverfahren der Hochschulen sammeln,
3. in eventuellen Auswahlgesprächen mit Praxiserfahrung glänzen.
4. Zudem hast du dann das Krankenpflegepraktikum, das du im vorklinischen Studienteil sowieso ableisten müsstest, bereits absolviert.

3.3 Welcher Lernstil passt zu dir?

Bei der Planung deiner Vorbereitung solltest du dir auch darüber Gedanken machen, welche Vorgehensweise bzw. welcher Lernstil zu dir passt. Grundsätzlich können hier mehrere Vorgehensweisen zum Lernen unterschieden werden.

3.3.1 Das Selbststudium

Der Klassiker: Du und dein Buch im stillen Kämmerlein. Zum Selbststudium gehört viel Selbstdisziplin. Du musst jeden Tag deinen inneren Schweinehund überwinden und dir selber die entsprechenden Inhalte aneignen. Deshalb fällt diese Art des Lernens vielen sehr schwer. Oft ist es von Vorteil, sich bei dieser Form der Vorbereitung in eine passende Lernumgebung zu begeben: Zum Beispiel in eine Bibliothek.

Die meisten Städte haben größere Bibliotheken. Normalerweise brauchst du einen Bibliotheksausweis und kannst dann jederzeit dort hingehen – natürlich innerhalb der Öffnungszeiten. Dort herrscht Ruhe und oftmals sitzen da auch viele andere junge und alte Menschen, die ihre Nasen in Bücher stecken und ebenfalls lernen. Das kann ansteckend sein. Ablenkende Elemente wie Fernseher, Playstation, Kühlschrank, Telefone, besorgte Eltern und störende Geschwister etc. gibt es hier nicht. Ein zusätzlicher Vorteil sind die vielen Bücher dort. Es wird kaum ein Themengebiet geben, zu dem du keine Literatur findest.

Für das Selbststudium ist es für viele außerdem sehr hilfreich, sich auf einen immer wiederkehrenden Tagesrhythmus einzustellen, z. B.: Aufstehen um 7:00 Uhr, ausgiebiges Frühstück, ab 8:00 Uhr am Schreibtisch oder in der Bibliothek, neuen Stoff lernen bis um 12:00 Uhr, Mittagessen (vielleicht mit einem guten Freund, der auch gerade lernt) bis um 13:00 Uhr, Repetitieren bis um 17:00 Uhr, dann heim – eine Stunde spazieren gehen, joggen oder anderen Sport mit netten Freunden treiben, 10 Minuten Kopfrechen-Training, etwas entspannen und früh zu Bett. Am Wochenende wird ausgeschlafen und Zerstreuung – fernab der üblichen Partyszene – gesucht. Theater, Kino, ein Ausflug ins Grüne, eine tolle Ausstellung, ein Museumsbesuch oder mit dem Lieblingsbuch an den Baggersee etc. Eine ausgewogene Ernährung und ausreichend Flüssigkeitszufuhr (wenig Kaffee, keinen Alkohol) sind in Lernphasen natürlich Pflicht.

Fazit: Selbststudium

- Passende Lernumgebung suchen, z. B. Bibliothek.
- Festen, wiederkehrenden Tagesrhythmus einhalten.
- Kopfrechnen-Training nicht vergessen.

3.3.2 E-Learning/Lernen im Netz

Ergänzend zum Selbststudium mit diesem Buch und ggf. weiteren Büchern kannst du natürlich auch E-Learning-Angebote nutzen.

Auf den einschlägigen Videoportalen (Youtube, Vimeo, Dailymotion) findest du viele kostenlose Videos zu den unterschiedlichen Themengebieten in vielen verschiedenen Sprachen. Allerdings ist es hier natürlich schwieriger – oder besser gesagt – zeitaufwendiger, das passende Video für deinen Bedarf zu finden. Außerdem kann natürlich wirklich jeder (ob fachlich geschult oder nicht) Videos hochladen, sodass es für dich schwierig ist, die dargebotenen Informationen zu verifizieren. Schau dir deshalb bitte immer genau an, von wem das Video stammt. Ist das Video ein Vorlesungsmitschnitt oder eine private Aufnahme?

Weil die Online-Video-Landschaft wild wuchert und sehr unübersichtlich geworden ist, gibt es inzwischen einige kommerzielle Anbieter, die sich auf die Bereitstellung von Lernvideos zu bestimmten Themen für verschiedene Zielgruppen spezialisiert haben (z. B. Lecturio, Sofatutor, etc.). Vorteil der kommerziellen Angebote ist vor allem, dass du dir die zeitaufwendige Suche nach den für dich passenden Videos ersparst. Bevor du dich für ein kommerzielles Videoportal entscheidest, prüfe bitte, wer die dort dargebotenen Videos inhaltlich erstellt und ob und von wem der Anbieter die bereitgestellten Videos fachlich und didaktisch überprüfen lässt. *Tipp:* Einige kommerzielle Anbieter haben auch zeitbegrenzte Kennenlern-Angebote.

Neben den Videoportalen, gibt es eine ganze Reihe von kostenlosen und kostenpflichtigen Online-Lernplattformen und Apps, die sich entweder auf bestimmte Wissensgebiete oder auf bestimmte Zielgruppen (z. B. Abiturienten) spezialisiert haben. Bevor du dich für eine entscheidest, frage auch hier genau nach: Wer stellt die dargebotenen Informationen bereit? Durch wen findet eine fachliche und didaktische Überprüfung der Inhalte statt? Viele dieser Lernplattformen bieten auch Übungsaufgaben an. Somit ist es möglich, das gelernte Wissen zu üben und zu trainieren. Dies ist aber erst interessant, wenn in allen verlangten Wissensgebieten ein entsprechender Wissenstand vorliegt.

Auf Facebook und anderen Social Media-Portalen gibt es eine Vielzahl von Gruppen, in denen sich Gleichgesinnte – in diesem Fall angehende Medizinstudenten – beispielsweise über naturwissenschaftliche Auswahltests austauschen. Die Facebook-Gruppe „TMS – Test für medizinische Studiengänge 2015" hat über 1 800 Mitglieder, die sich inhaltlich austauschen, sich helfen und gegenseitig motivieren. Natürlich kann solch eine Gruppenteilnahme ein wahrer Zeitfresser sein. Du findest hier aber oft recht hilfreiche Informationen. Schau also ruhig mal rein, aber behalte die Zeit im Auge.

Achtung:

- Verzettele dich nicht! Internetrecherchen können zu wahren Zeitfressern werden. Begrenze die Zeit, in der du nach passenden Videos oder Lernsoftware-Anbietern suchst auf wenige Stunden. Das Gleiche gilt für die Teilnahme an Social Media-Gruppen!
- Das Durchklicken durch Lernfolien oder Videos ersetzt nicht das Verstehen und Verinnerlichen von Lerninhalten. Gelernt hast du das Gelesene, Gehörte oder Gesehene erst, wenn du es selbst reproduzieren kannst.

3.3.3 Lerngruppe

Viele Menschen benötigen Kommunikation, um den Lernstoff zu behalten. Wenn dir Diskussionen und Gespräche helfen, besser zu lernen, dann solltest du dir eine Lerngruppe suchen. Bei mittlerweile rund 50.000 Bewerbern pro Wintersemester für die Human- und Zahnmedizin muss es viele andere geben, die ebenfalls eine naturwissenschaftliche Vorbereitung für Auswahltests machen müssen. Das Problem ist eher, sie zu finden … Deine erste Suche kannst du natürlich im Freundes- und Bekanntenkreis starten. Vielleicht hilft auch ein Aushang in der Schule, an der Kirche oder im Jugendzentrum oder eine Kleinanzeige im Lokalblatt. Ebenfalls sind hier nochmals Gruppen auf Facebook und anderen Social Media-Plattformen als Treffpunkt für Gleichgesinnte zu empfehlen. Zudem kannst du die einschlägigen Foren von Medi-Learn oder Studis-Online nutzen.

Effizient sind hier oftmals Zusammenschlüsse, die zweckorientiert sind, also eine Arbeitsgemeinschaft. Ihr müsst nicht beste Freunde sein, das ist oftmals sogar eher hinderlich, weil viele andere Themen vom Eigentlichen ablenken können. Zu groß sollte die Lerngruppe auch nicht sein. Nach meiner Erfahrung sind Lerngruppen von zwei bis fünf Personen am effizientesten. Folgende Punkte solltet ihr vorab miteinander klären:

- Sprecht euch ab, was ihr erreichen wollt: Welche Themen wollt ihr in welcher Zeit aufarbeiten?
- Vereinbart regelmäßige wöchentliche Termine und verpflichtet euch gegenseitig dazu, diese auch wahrzunehmen. Überlegt euch vorher, wie ihr damit umgehen wollt, wenn ein Termin ausgelassen oder abgesagt wird.
- Vor jedem Treffen solltet ihr einen Teil des Lernstoffes eingrenzen, den alle Teilnehmer in gleicher Weise vorbereiten (z. B. bestimmte Texte oder Skripte durcharbeiten, einen Fragenkatalog oder eine Mind Map erstellen, etc.)
- Ihr seid ein Team und müsst euch unterstützen und gemeinsam nach vorne bringen. Der Konkurrenzgedanke muss hier ausgeschaltet werden.
- Hilfreich können auch Feedback-Runden am Ende einer gemeinsamen Lernrunde sein: Wie effektiv seid ihr heute vorangekommen? Was könnt ihr beim nächsten Mal besser machen? Dabei bitte die Feedback-Regeln beachten und nicht unfair oder emotional werden. Schließlich wollt ihr gemeinsam ein Ziel erreichen!

3.3.4 Vorbereitungskurse

War der Markt vor einigen Jahren noch recht überschaubar, gibt es heute eine Vielzahl von Institutionen, die gezielte Vorbereitungskurse für bestimmte Auswahltests oder bestimmte naturwissenschaftliche Themengebiete anbieten.

Ein gut gestalteter Unterricht von qualifizierten und erfahrenen Dozenten, ausführliche Skripte und Aufgaben zu jedem Themengebiet können eine sehr zeiteffiziente Vorbereitung bieten. Schließlich ist es oft einfacher zu lernen, wenn dir der Stoff im Rahmen von Vorlesungen und Übungen in kleinen Dosen im Rahmen eines strukturierten Unterrichts – ähnlich dem gewohnten Schulalltag – vermittelt wird.

Ein zusätzlicher Vorteil ist, dass du hier auf andere triffst, die in genau der gleichen Situation sind wie du. Das tut gut und bietet dir die Möglichkeit, Gleichgesinnte kennenzulernen und dich auszutauschen. Wir haben schon oft erlebt, dass sich daraus die im vorherigen Kapitel beschriebenen Lerngruppen gebildet haben.

Bei der Auswahl der Institution solltest du auf Folgendes achten:

- Wie groß sind die Gruppen? Bei Gruppengrößen von über 30 Leuten wird es irgendwann schwierig, auf einzelne Teilnehmer einzugehen oder gar Fragen zu stellen. Das kennt jeder aus der Schule: Je kleiner die Gruppe, desto besser die Möglichkeit des Dozenten, auf Einzelne einzugehen.
- Welche Ausbildung haben die Dozenten? Gerade wenn es größere Gruppen sind (mehr als 10 Leute), die unterrichtet werden, ist es umso wichtiger, dass man es mit erfahrenen Dozenten zu tun hat. Als Mindestqualifikation sollte ein akademischer Abschluss vorhanden sein. Zusätzlich ist es vorteilhaft, wenn der Dozent auch fachdidaktisch und pädagogisch geschult ist.
- Gibt es ausführliches Unterrichtsmaterial und Skripte für jeden Teilnehmer?
- Gibt es Testsimulationen? Manche Anbieter haben Testsimulationen, bei denen zum Beispiel der HAM-Nat simuliert wird. Dies dient auch der Leistungskontrolle.
- Wie hoch ist der Preis? Wenn bei einem Kurs der Preis pro Tag bei über 40 Euro liegt, solltest du dich ernsthaft fragen, ob dieses Geld im Einzelunterricht nicht effizienter angelegt ist. Bei den meisten professionellen Nachhilfeinstitutionen solltest du für diesen Betrag mindestens 2 bis 3 Unterrichtsstunden bekommen, manchmal sogar mehr (regionale Unterschiede).
- Kommen Zusatzkosten – wie etwa die Unterkunft an einem anderen Ort – hinzu?
- Bietet das Institut eventuell Hilfestellung bei der Suche nach einer Unterkunft an?
- Falls du dein heimatliches Umfeld für einen Vorkurs verlassen musst, frage dich ernsthaft: Schaffst du es, deinen Alltag und das Lernen alleine zu organisieren? Das musst du im Studium zwar vermutlich sowieso, aber noch hast du ja keinen Studienplatz.

3.3.5 Einzelunterricht

Dies ist sicherlich die intensivste Art der Vorbereitung. Du kannst dich nicht in einer Gruppe verstecken und es gibt eine permanente Leistungskontrolle, ob du das Thema nun wirklich verstanden hast oder nicht. Die Geschwindigkeit und der Lehrstoff werden deinen individuellen Anforderungen angepasst. Wichtig dabei sind auch Hausaufgaben, sodass du den gelernten Stoff wiederholen und festigen kannst. Spezialisierte Nachhilfelehrer für die einzelnen Fächer Biologie, Chemie, Physik und Mathe sollte es in allen Regionen Deutschlands geben, sodass dies meist einfach zu realisieren ist. Bitte aber immer erst einige Male testen, ob du gut mit dem Lehrer klar kommst und er auch kompetent genug ist. Dabei ist nicht nur die fachliche, sondern eben auch die pädagogische und fachdidaktische Kompetenz ausschlaggebend. Hat der entsprechende Nachhilfelehrer schon anderen bei der Vorbereitung von Aufnahmetests geholfen, so dass du von den Erfahrungen seiner Schüler profitieren kannst? Besprich dich vorab ausführlich mit deinem Lehrer und vereinbare zunächst ein paar Probetermine, bevor du dich auf Verträge mit längerer Laufzeit einlässt.

3.3.6 Studium

Ein Studium als Vorbereitung? Klingt erst mal ungewöhnlich, funktioniert aber recht gut. Zum Beispiel in der Pharmazie, der Lebensmittelchemie, der Biologie oder anderen Life Science-Studiengängen. In den ersten zwei Semestern werden in diesen Studiengängen die naturwissenschaftlichen Grundlagen in Chemie, Physik und Biologie intensiv durchgenommen und natürlich auch geprüft – wie auch im kostenpflichten Vorsemester an privaten Instituten. Das ist erstens günstiger und manchmal auch qualitativ besser als viele kommerzielle Vorbereitungskurse. Schließlich hast du an der Uni normalerweise mit erfahrenen und geschulten Dozenten zu tun.

Praktisch ist außerdem, dass du das Universitätsleben schon einmal kennenlernen kannst, deinen Alltag als Student organisieren lernst, die Unibibliothek und andere Einrichtungen nutzen darfst.

Allerdings kannst du dein Vorbereitungsstudium auch immer nur zum Semesterstart – also Anfang Oktober, bzw. ab Mitte April starten. Dafür gibt es an vielen Unis aber sogenannte Brückenkurse, in denen du dich in der vorlesungsfreien Zeit vor Semesterstart schon einmal auf den kommenden Stoff vorbereiten kannst.

Wichtig:

Sei dir allerdings bewusst, dass du – sobald du dich an der Uni einschreibst – keine Wartezeit mehr sammelst!

Das fällt für die Leser dieses Buches aber vermutlich nicht ins Gewicht, denn wer sich gedanklich mit dem Thema naturwissenschaftliche Auswahltests beschäftigt, hat sich doch meist schon von der Option verabschiedet, viele Jahre auf den Studienplatz zu warten.

Wichtig:

Außerdem solltest du dir im Klaren darüber sein, dass du dein Vorbereitungsstudium besser nicht abschließen solltest. Denn mit einem abgeschlossenen Studium fällst du bei Hochschulstart in die Zweitstudienbewerber-Quote, was deine Chancen auf einen Studienplatz in der Human- oder Zahnmedizin leider drastisch verringert.

Ebenfalls hat ein naturwissenschaftliches Studium als Vorbereitungszeit leider Auswirkungen auf das BAföG. Zwar kannst du dich, wenn du das Fach wechselst weiter fördern lassen – so du alle Voraussetzungen dazu erfüllst – allerdings wird die Zeit, die du bereits eingeschrieben warst, auf die Förderdauer angerechnet. Wenn du also zwei Semester Lebensmittelchemie studierst, um dich aufs Medizinstudium vorzubereiten, werden dir diese Semester auf die Regelstudienzeit in der Medizin angerechnet. Statt der üblicherweise 12 Semester wirst du also nur noch 10 Semester gefördert und benötigst dann eventuell einen Kredit, um das Studium abzuschließen.

Tipp:

Alle Informationen zum Thema BAföG stellt das Bundesministerium für Bildung und Forschung unter www.bafög.de zur Verfügung.

Und noch ein letzter Tipp zum Thema Vorbereitungsstudium: Die Uni Greifswald und die Uni Dresden vergeben in ihren AdH (Auswahlverfahren der Hochschulen) Sonderpunkte an Bewerber, die Leistungsnachweise in einem naturwissenschaftlichen, mathematisch-informatischen oder ingenieurwissenschaftlichen Bachelorstudiengang nachweisen können. Das ist zwar keine Patentlösung für jeden, kann im Einzelfall aber den gewünschten Erfolg bringen. Ob andere Universitäten dem Beispiel von Greifswald und Dresden in Zukunft folgen werden, steht zurzeit noch in den Sternen – sollte es dazu kommen, steht dies aber sicherlich auch bald in den Auswahlsatzungen der jeweiligen Universitäten.

3.4 Die richtige Vorbereitungsstrategie

In den bisherigen Kapiteln wurde zum einen dein Leistungsstand ermittelt und es wurden verschiedene Lernstile betrachtet. Du weißt jetzt also, wie viel Zeit du investieren solltest und kannst dir überlegen, welcher Lernstil zu dir passt. Erfahrungsgemäß ist eine Kombination sinnvoll. Denn, um das Selbststudium kommst du grundsätzlich natürlich nicht herum. Dazu kannst du, je nachdem, was dir mehr liegt, zum Beispiel Einzelunterricht oder ein naturwissenschaftliches Studium kombinieren.

Aber neben dem Lernstil und der Vorbereitungsdauer stellt sich auch die Frage nach der inhaltlichen Vorgehensweise.

3.4.1 Wissen aufbauen

Die Basis für naturwissenschaftliche Auswahltests ist ein solides Grundwissen in den Fächern Biologie, Chemie, Physik und Mathematik. Die Testveranstalter geben in ihren Themenkatalogen meist an, dass bei den Tests in den einzelnen Fächern Abiturniveau verlangt wird. Aber was bedeutet das eigentlich? Leider kann das von Schule zu Schule, von Bundesland zu Bundesland und Leistungskurs zu Grundkurs sehr unterschiedlich ausfallen. Deshalb empfehlen wir dir hier, dich in erster Linie an die Themenkataloge der Testveranstalter zu halten (vgl. hierzu auch das Kapitel 5). Hier werden die einzelnen Themenfelder in den jeweiligen Fächer aufgeführt.

Während in Mathematik jeder ein gewisses Basiswissen mitbringt, da Mathematik bundesweit Pflichtfach von der 1. bis zur 12./13. Klasse ist, kann das in den Naturwissenschaften ganz anders aussehen. Nicht selten haben wir erlebt, dass zukünftige Bewerber für das Medizinstudium Chemie zweijährig in der Mittelstufe belegt haben und das Fach mit mittelmäßigen Noten schnellstmöglich abgewählt haben. Wer so vorgegangen ist, kann in der Regel nur auf sehr verschüttete Grundkenntnisse zurückgreifen und muss in der Chemie bei Null anfangen.

In diesem Falle wird es dir vermutlich wenig nutzen, dich fürs Selbststudium mit studienrelevanter Literatur einzudecken und diese durchzuarbeiten. Wir haben festgestellt, dass dies die zukünftigen Studenten meist eher überfordert, anstatt ihnen zu helfen, solides Basiswissen aufzubauen.

Wichtiger ist, dass du Basiskenntnisse in den von den Testveranstaltern angegebenen Themengebieten aufbaust und lernst, diese rasch zu bearbeiten. Kapitel 4 dieses Buches vermittelt in allen vier naturwissenschaftlichen Fächern das notwendige Wissen und orientiert sich dabei am Themenkatalog des HAM-Nat.

3.4.2 Training/Übungsaufgaben

Wenn das Wissen in den einzelnen Fächern da ist, heißt es üben, üben, üben. Denn du musst in der Lage sein, dein Wissen anzuwenden. Das klingt manchmal leichter als es tatsächlich ist. Denn bei Fragestellungen werden die einzelnen Themenfelder des Themenkataloges oftmals nicht isoliert betrachtet. Stattdessen werden Themenfelder vermischt und kombiniert. Da zeigt es sich dann, ob du die Themen inhaltlich wirklich verstanden hast. Deshalb ist es sehr wichtig, dass auch Aufgabenstellungen trainiert werden, die verschiedene Themenfelder miteinander kombinieren:

Beispielaufgabe[1]: Kombination aus Biologie und Chemie

Wie viele Wasserstoffbrückenbindungen existieren, wenn 50 Basenpaare mit 28 Adeninäquivalenten in einem DNA-Strang verbunden sind?

A) 78
B) 108
C) 98
D) 122

Richtig üben kannst du aber nur, wenn du ausreichend viele Übungsaufgaben hast. Leider ist es nicht immer einfach, an solche heranzukommen. Im Kapitel 6 des Buches haben wir 80 Aufgaben für dich zusammengestellt. Das ist schon mal ein Anfang.

1 Lösung = D (122)

Ebenfalls solltest du die Testaufgaben der Unis durcharbeiten. Selbsttests zum HAM-Nat findest du auf den Webseiten der Uni Magdeburg und der Uni Hamburg. Englischsprachige Beispielfragen findest du auf den Webseiten der Uni Danzig und der Uni Prag.

Es gibt auch jede Menge kommerzielle Anbieter im Netz, die Beispielaufgaben online anbieten. Um hier Vergleichbarkeit zu schaffen, kannst du zum Beispiel den Preis pro Frage ausrechnen – zu Übungszwecken natürlich im Kopf!

Es eignen sich auch Abituraufgaben in Chemie, Physik und Biologie sehr gut zum Trainieren. Natürlich musst du nur diejenigen durcharbeiten, die sich thematisch nah an den Themenkatalogen der von dir in Erwägung gezogenen Auswahltests bewegen. Bücher mit Abituraufgaben gibt es neu und gebraucht zuhauf – aber auch kostenlos im Netz: Am einfachsten findest du Aufgaben über die verschiedenen Landesbehörden der Bundesländer. Hier gibt es Aufgaben aus vergangenen Abiturklausuren und Musteraufgaben als PDF-Dokumente.

3.4.3 Kopfrechnen trainieren

In den Eignungstests wirst du auch mit Kopfrechen-Aufgaben konfrontiert. Je schneller und sicherer du diese lösen kannst, desto mehr Zeit hast du natürlich für die Bearbeitung der restlichen Aufgaben. Es zahlt sich also aus, auch komplexe Rechnungen im Kopf durchführen zu können. Da hilft natürlich wieder vor allem eines: Üben, üben, üben!

Wie hast du im Selbsttest abgeschlossen? Je nachdem solltest du hier mehr oder weniger trainieren, wobei du dies natürlich auch beim Absolvieren der Übungsaufgaben in den einzelnen Fächer automatisch tun wirst. Wenn du hier doch eher Probleme hattest (0 bis 1 Punkt im Selbsttest), solltest du extra für das Kopfrechnen etwas üben. Online findest du hierfür viele Websites und Programme. Mittlerweile gibt es auch schon viele Apps fürs Tablet oder Smartphone. Das ist super, um unterwegs und zwischendurch immer wieder zu trainieren. Gerade diese Regelmäßigkeit ist beim Üben das Wichtigste. In vielen Alltagssituationen kannst du Kopfrechnen auch immer wieder trainieren, z. B. an der Tankstellen- oder der Supermarktkasse.

Beim Kopfrechnen gibt es viele Tricks und Kniffe, die dir das Leben einfacher machen können. Vielleicht benutzt du ein paar sogar schon intuitiv. Es ist immer gut, die vorliegende Aufgabe in kleinere Schritte mit leicht rechenbaren Zahlen zu unterteilen. Je schneller man die verschiedenen Schritte löst, desto kürzer muss man sich die Zwischenergebnisse merken.

Eine der Grundlagen des Kopfrechnens ist z. B. die Additionsmethode.

Beispiel: Additionsmethode

$13 \cdot 40$

Wir zerlegen die Aufgabe in zwei kleinere, leicht lösbare …

$10 \cdot 40 + 3 \cdot 40$

… die wir jetzt lösen …

$10 \cdot 40 = 400$

$3 \cdot 40 = 120$

… und deren Ergebnis wir nur noch addieren brauchen.

$400 + 120 = 520$

Das war natürlich eine sehr leichte Aufgabe, aber diese Methode, und ähnliche weitere, lassen sich auch bei schwierigeren Rechenwegen und bei Prozentrechnung oder Dreisatz anwenden.

3.4.4 Testsimulation

Eine Testsimulation ist eine Art Generalprobe. Hier wird die tatsächliche Testsituation trainiert. Du sitzt mit vielen anderen in einem Raum, hast einen Test vor dir, der sich am tatsächlichen Test orientiert, und eine bestimmte Zeitvorgabe, um diesen Test zu absolvieren. Im Anschluss erhältst du eine Auswertung, die dir idealerweise zeigt, welchen Rang du im Teilnehmerfeld belegt hast und dir Aufschluss darüber gibt, in welchen naturwissenschaftlichen Aufgabenbereichen du welche Ergebnisse erzielt hast.

Es ist sinnvoll, sich frühzeitig einer solchen Herausforderung zu stellen. Wenn es möglich ist, solltest du sogar mehrmals an solchen Testsimulationen teilnehmen. Es ist eine Leistungskontrolle und gibt dir klar Aufschluss darüber, auf welchem Rangplatz im Konkurrenzfeld du dich aktuell befindest. Die meisten scheuen diese Situation und versuchen, sie möglichst weit nach hinten zu schieben. Aber wenn du durch eine solche Testsimulation zu der Erkenntnis zu gelangst, „ich habe unterdurchschnittlich gegenüber den anderen Testteilnehmern abgeschlossen und noch große Probleme in den Aufgabenbereichen Chemie und Physik“ bringt dir das 2 Wochen vor dem richtigen Test nicht mehr ganz so viel. Würdest du diese Information 8 Wochen vorher erhalten, hättest du noch ausreichend Handlungsspielraum.

3.4.5 Mehrere Tests als Generalprobe

Die Erfahrung der letzten Jahre hat gezeigt, dass Studieninteressierte der Medizin oftmals mehrere Anläufe gebraucht haben, um einen Test erfolgreich zu bestehen.

Achtung:

Beim TMS ist es nicht möglich, mehrere Anläufe zu nehmen. Hier kannst du nur einmal teilnehmen!

Eigentlich ist das nicht verwunderlich, da man natürlich mit jedem Test erfahrener wird. Man kennt die Abläufe, man hat sich auf die Konkurrenzsituation eingestellt, man kann die Vorbereitungsintensität und den Aufwand besser einschätzen, ist geübter in der Zeiteinteilung und entsprechend weniger aufgeregt. Zudem steigt der Druck, endlich einen Studienplatz zu erhalten und das setzt noch mal zusätzliche Motivation frei. Natürlich kann man durch die vorher erwähnten Testsimulationen ähnliche Vorerfahrungen sammeln.

3.4.6 Auswahltests in Englisch

Zunächst einmal vorweg: Die Sprachausbildung im Englischen im deutschen Schulsystem ist gut. Wer in der Oberstufe Englisch durchgehend belegt und dabei einigermaßen gute Noten zustande gebracht hat, kann auf eine solide Basis zurückgreifen – auch wenn es beim freien Sprechen noch manchmal hapert. Auch wer kein Auslandsjahr in den USA hinter sich hat, ist halbwegs gewappnet für ein Studium in englischer Sprache. Viele haben großen Respekt vor einem Medizinstudium auf Englisch bzw. vor englischsprachigen Auswahltests für ein Medizinstudium. Tatsächlich berichten aber diejenigen, die es gewagt haben, dass es nur halb so schlimm ist, wie sie sich das vorgestellt haben. Die Auswahltests sind in Multiple-Choice-Form und zumindest die Chemie- und Physikaufgaben sind mit genügend Grundkenntnissen – nötigenfalls über die SI-Einheiten[2], bzw. deren Größen- und Dimensionssymbole durchaus herzuleiten. In der Biologie wirst du allerdings einige Fachvokabeln pauken müssen.

Tipp:

Nimm dir hier die Themenkataloge im Kapitel 5 dieses Buches vor und erstelle dir hieraus für den Anfang eine Vokabeltabelle. Über weitere Vokabeln wirst du beim Testtraining stolpern.

Übrigens gilt: Auch in Deutschland brauchst du fürs Medizinstudium – wie auch für alle anderen Studienrichtungen – ein paar solide Englischkenntnisse. Die Sprache der Medizin ist heute nicht mehr Latein, wie nach wie vor viele glauben. Stattdessen hat die englische Sprache in der Wissenschaft die Oberhand gewonnen. Auf Kongressen und Tagungen tauscht man sich auf Englisch aus. Wissenschaftliche Erkenntnisse in Fachjournalen werden vornehmlich in Englisch veröffentlicht. Auch für die

2 SI steht für Système international d'unités und bezeichnet das Einheitssystem physikalischer Größen.

Doktorarbeit gilt: Mindestens das Abstract, also eine kurze inhaltliche Zusammenfassung deiner Thesen, wirst du auf Englisch verfassen müssen.

Es schadet also nicht, sich bereits vor dem Studium, auch speziell auf die Naturwissenschaften, in englischer Sprache vorzubereiten. Hierbei hilft dir beispielsweise SAT- oder MCAT-Vorbereitungsliteratur. Natürlich kannst du dir auch naturwissenschaftliche Lehrvideos in englischer Sprache anschauen.

3.4.7 Einen Stundenplan erstellen

Wir haben oft erlebt, wie zukünftige Bewerber sagten: „Klar schaffe ich die Vorbereitung, sind ja noch 4 Monate" und es ging Woche um Woche ins Land, ohne dass viel passierte. Es bringt nichts, sich hier selbst etwas vorzumachen. Man muss die passende Vorbereitung für sich wählen und dem Ganzen eine Struktur und klare Zeitpläne geben.

Wer Probleme mit der Selbstdisziplin hat – und das ist wirklich keine Schande, denn das haben viele – muss sich frühzeitig Mechanismen überlegen, die zu konsequentem Lernen zwingen. Hier helfen natürlich externe Zwänge. Eine Lerngruppe, die sich regelmäßig trifft oder ein Nachhilfelehrer, der jeden zweiten Tag auf der Matte steht und unangenehme Fragen nach den Hausaufgaben stellt. Trotzdem wird niemand um das Thema Selbststudium herum kommen. Wenn du erfolgreich sein willst, musst du dich auch dafür motivieren. Dein primäres Ziel ist, einen Medizinstudienplatz zu erhalten! Führe dir das stets klar vor Augen! Und du – und nur du – hast es selbst in der Hand, dies auch zu erreichen.

Nach meiner Erfahrung hat erfolgreiches Lernen auch damit zu tun, einen guten Lern- beziehungsweise Tagesrhythmus zu finden. Viele Menschen brauchen einen regelmäßigen Ablauf, um erfolgreich über längere Perioden lernen zu können. Wenn du dieses regelmäßige Lernen bereits vor Studienbeginn übst, hast du es später übrigens umso leichter!

Beispiel: Lern- bzw. Tagesrhythmus

Montags bis samstags hast du ein festes Programm. Sonntags ist frei.

07:00	Aufstehen
08:00–12:00	Selbststudium in der Bibliothek (z. B. Unibibliothek)
12:00–14:00	Mittagspause (z. B. Essen in der Mensa, Spaziergang, Mittagsschlaf)
14:00–15:00	Selbststudium
15:00–17:00	Einzelunterricht (Nachhilfe)
18:00–19:00	Sport
19:00–23:00	Freizeit
23:00–07:00	Schlafen

Ein solcher Rhythmus sollte dann über viele Wochen/Monate beibehalten werden. Am Anfang fällt es den meisten schwer, ist man aber erst einmal in dem Rhythmus, dann stellt sich der Körper darauf ein und man wird immer effizienter beim Lernen.

Natürlich vertragen sich aufwendige Nebenaktivitäten wie Nebenjobs oder ein Freiwilligendienst nicht mit einem solchen Rhythmus – vor allem, wenn sie den Tagesablauf zeitlich dominieren. Jeder, der z. B. einmal in der Krankenpflege oder im Rettungsdienst im Schichtdienst gearbeitet hat, weiß was wir meinen. Nach einer Acht-Stunden-Schicht, die einmal morgens um 6:00 Uhr, einmal nachmittags um 15:00 Uhr beginnt, schaffen es die wenigsten, sich regelmäßig an den Schreibtisch zu setzen und zu lernen.

Beispiel: Erstellung eines individuellen Lernplanes

Susi Sonnenschein hatte Biologie als Leistungskurs und Mathematik als Grundkurs in der Oberstufe belegt. In beiden Fächern hatte sie sehr gute Noten. Chemie und Physik hatte sie in der Oberstufe leider gar nicht. Für Chemie und Physik rechnet Susi, nachdem sie mit Hilfe dieses Buches ihren Leistungsstand ermittelt hat, mit insgesamt 8 Wochen und für Mathe und Bio mit insgesamt 2 Wochen Vorbereitungszeit. Macht insgesamt 10 Wochen Vorbereitungszeit. Wenn es schneller geht, umso besser, aber besser ist es hier vorsichtig zu rechnen (vgl. Abb. 1).

	1. Woche					2. Woche				
	Mo.	Di.	Mi.	Do.	Fr.	Mo.	Di.	Mi.	Do.	Fr.
Chemie	W	W	W	W	W	W	W	W	W	W
Physik										
Biologie										
Mathe										
Kopfrechnen										

	3. Woche					4. Woche				
	Mo.	Di.	Mi.	Do.	Fr.	Mo.	Di.	Mi.	Do.	Fr.
Chemie										T
Physik	W	W	W	W	W	W	W	W	W	T
Biologie										T
Mathe										T
Kopfrechnen										T

	5. Woche					6. Woche				
	Mo.	Di.	Mi.	Do.	Fr.	Mo.	Di.	Mi.	Do.	Fr.
Chemie	A	A	A	A	A	A	A	A	A	A
Physik	A	A	A	A	A	A	A	A	A	A
Biologie										
Mathe										
Kopfrechnen	A	A	A	A	A	A	A	A	A	A
	7. Woche					**8. Woche**				
	Mo.	**Di.**	**Mi.**	**Do.**	**Fr.**	**Mo.**	**Di.**	**Mi.**	**Do.**	**Fr.**
Chemie										T
Physik										T
Biologie	W	W	W	W	W	A	A	A	A	T
Mathe	W	W	W	W	W	A	A	A	A	T
Kopfrechnen						A	A	A	A	T
	9. Woche					**10. Woche**				
	Mo.	**Di.**	**Mi.**	**Do.**	**Fr.**	**Mo.**	**Di.**	**Mi.**	**Do.**	**Fr.**
Chemie	A	A	A	A	T	A	A	A	A	A
Physik	A	A	A	A	T	A	A	A	A	A
Biologie	A	A	A	A	T	A	A	A	A	A
Mathe	A	A	A	A	T	A	A	A	A	A
Kopfrechnen	A	A	A	A	T	A	A	A	A	A

Anmerkungen: W = Wissen aufbauen/wiederholen durch Selbststudium und Nachhilfe; A = Aufgaben lösen/trainieren im Selbststudium und in einer Lerngruppe; T = Testsimulation

Abbildung 1: Wochenübersicht – Lernplan Susi Sonnenschein

4 Naturwissenschaftlicher Teil

Der naturwissenschaftliche Abschnitt dieses Buches, der nun folgt, orientiert sich am Themenkatalog des HAM-Nat. An manchen Stellen geht der Inhalt etwas über den Themenkatalog hinaus, da aufgrund von Erfahrungen und Gedächtnisprotokollen von Teilnehmern klar geworden ist, dass der Test an manchen Stellen doch mehr Wissen erfordert.

Andere Themenkataloge, wie beispielsweise der des MedAT (vgl. hierzu auch Kapitel 5), können in kleinen Teilen von den hier aufgeführten Inhalten abweichen. Der Kern des hier vermittelten Wissens ist aber meist bei allen Testformen für die Auswahl zu medizinischen Studienfächern recht ähnlich.

4.1 Chemie

4.1.1 Periodensystem

Das Periodensystem der Elemente (PSE) stellt alle chemischen Elemente mit steigender Anzahl an Elektronen dar. Die Anzahl an Elektronen ist äquivalent zur Anzahl an Protonen und wird auch als Ordnungszahl beschrieben. Des Weiteren sind im PSE immer an signifikanten Stellen die relative Atommasse, das Elementsymbol und eventuell der Elementname dargestellt.

Zusätzlich wurde das PSE entsprechend der chemischen Eigenschaften der Elemente in Perioden (waagerecht) sowie Haupt- und Nebengruppen (senkrecht) eingeteilt. Für den HAM-Nat ist es extrem wichtig wenigstens einen Teil des PSE auswendig zu lernen. Das Minimum sollten die ersten drei Perioden sein. Um nicht alle Elemente stupide auswendig zu lernen, gibt es Merksätze, welche das Lernen vereinfa-

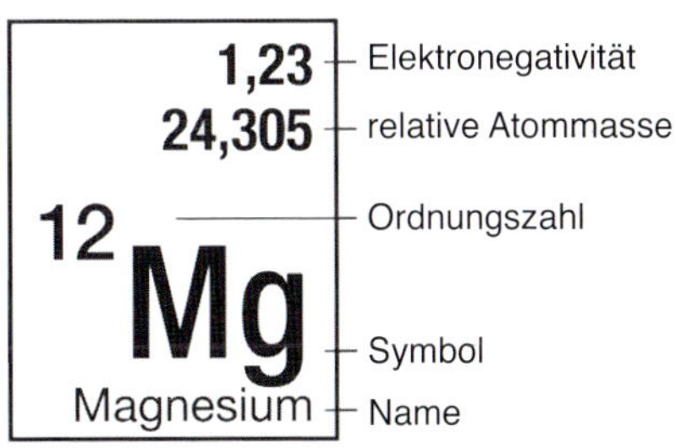

Abbildung 2: PSE-Legende

chen. Diese Merksätze sind leider rechtschreibtechnisch und grammatikalisch nicht immer ganz korrekt, erfüllen aber ihren Zweck.

Merksätze:

1. Periode: **He He** …
2. Periode: **Li**ebe **Be**rta **b**itte **c**omme **n**icht **o**hne **f**ünf **Ne**lken!
3. Periode: **Na**tascha **mg** **Al**ois, **Si**e **p**utzt **s**eine **cl**ebrigen **Ar**beitsschuhe.

Die einzelnen Hauptgruppen bekommen zusätzlich noch Namen, welche die Elemente in ihren Eigenschaften näher klassifizieren.

Hauptgruppen:

1. Hauptgruppe: Alkalimetalle
2. Hauptgruppe: Erdalkalimetalle
3. Hauptgruppe: Borgruppe
4. Hauptgruppe: Kohlenstoff-Silicium-Gruppe
5. Hauptgruppe: Stickstoff-Phosphor-Gruppe
6. Hauptgruppe: Chalkogene
7. Hauptgruppe: Halogene
8. Hauptgruppe: Edelgase

Für viele der folgenden Themen ist es unabdingbar die verschiedenen Elemente richtig im PSE einordnen zu können. Dazu kommen zwei Gesetzmäßigkeiten, welche aus dem PSE herzuleiten sind. Eine der Gesetzmäßigkeiten ist der Atomradius. Dieser nimmt innerhalb einer Hauptgruppe von oben nach unten zu und innerhalb einer Periode von links nach rechts ab. Der zweite Aspekt ist die Elektronegativität. Hierbei handelt es sich zwar um einen tabellierten Wert, welcher immer gegeben wird. Trotzdem kann man allein durch die Stellung im PSE Elemente miteinander vergleichen. Beachtet werden muss dafür, dass der Elektronegativitätswert innerhalb einer Hauptgruppe von oben nach unten abnimmt und innerhalb einer Periode von links nach rechts zunimmt.

4.1.2 Atommodelle

Atome sind die kleinsten Bausteine, aus denen alle Stoffe bestehen. Sie bestimmen die Materialeigenschaften dieser Stoffe sowie ihr chemisches Verhalten. Derzeit sind 118 Elemente bekannt, von denen etwa 90 natürlich auf der Erde vorkommen. Der Durchmesser eines Atoms liegt ca. bei 10^{-10} m. Deren Masse liegt im Bereich von 10^{-27} bis 10^{-25} kg. Wie Atome aussehen geht bis ca. 400 v. Chr. zurück und hat sich über die Jahrtausende stark verändert. Vom planetarischen Modell über das Schalen- und Kugelwolkenmodell bis zum Orbitalmodell gab es viele verschiedene Meinungen. Die wichtigsten Modelle werden im Folgenden beschrieben.

4.1.2.1 Das Atom

Ein Atom besteht aus einem Kern, in dem Protonen und Neutronen enthalten sind, und einem Aufenthaltsort für die Elektronen um den Kern herum. Die Anzahl an Protonen und Elektronen ist immer gleich und entspricht der jeweiligen Ordnungszahl des Atoms. Die Masse eines Atoms errechnet sich aus der Anzahl an Protonen und Neutronen.

4.1.2.2 Bohr'sches Atommodell

Elektronen können sich auf festgelegten Bahnen (Schalen) mit jeweils unterschiedlichen Energiestufen strahlungslos, das heißt ohne Energieverlust, bewegen. Diese Schalen werden K-Schale, L-Schale, M-Schale und N-Schale genannt (vgl. Abbildung 3). Für die Schalen gilt folgende Besetzung:

- K-Schale: 2 Elektronen
- L-Schale: 8 Elektronen
- M-Schale: 18 Elektronen
- N-Schale: 32 Elektronen … usw.

Eine vollbesetzte Schale bezeichnet man als gesättigt. Elektronen in der nicht gesättigten Schale (Außenschale), bezeichnet man als Valenzelektronen. Diese sind für chemische Reaktionen und Eigenschaften des Elements verantwortlich.

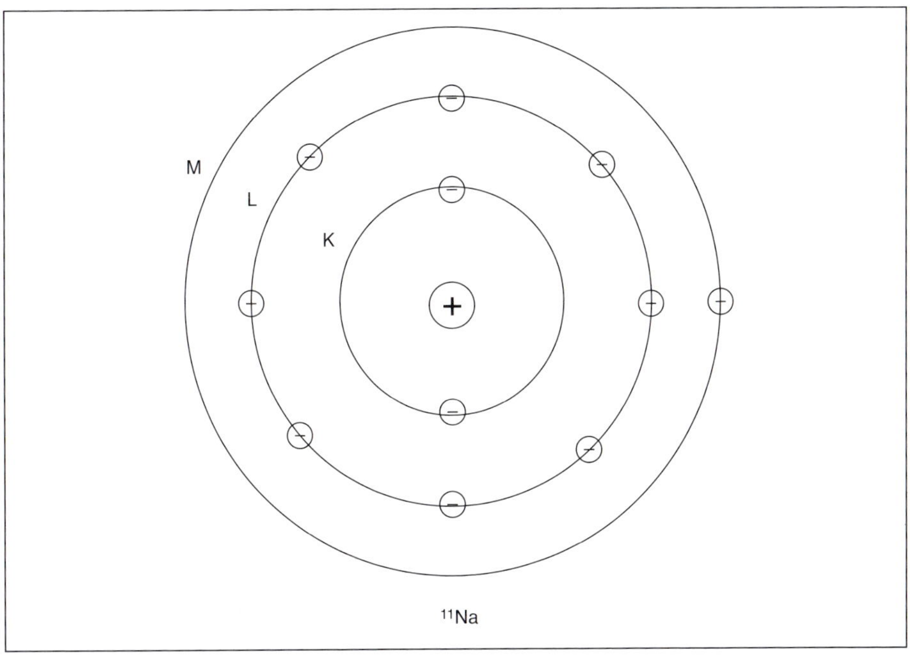

Abbildung 3: Bohr'sches Atommodell von Natrium

4.1.2.3 Orbitalmodell

Ein Orbital beschreibt den Aufenthaltsort eines Elektrons in einem 3-dimensionalen Körper. Das Elektron befindet sich dort zu 99 %. Man unterteilt sie in s-Orbitale, p-Orbitale, d-Orbitale und f-Orbitale (vgl. Abbildung 4).

In ein Orbital passen immer 2 Elektronen mit unterschiedlichem Spin. Dies bedeutet, dass sich die Elektronen innerhalb eines Orbitals jeweils einmal linksherum und einmal rechtsherum drehen.

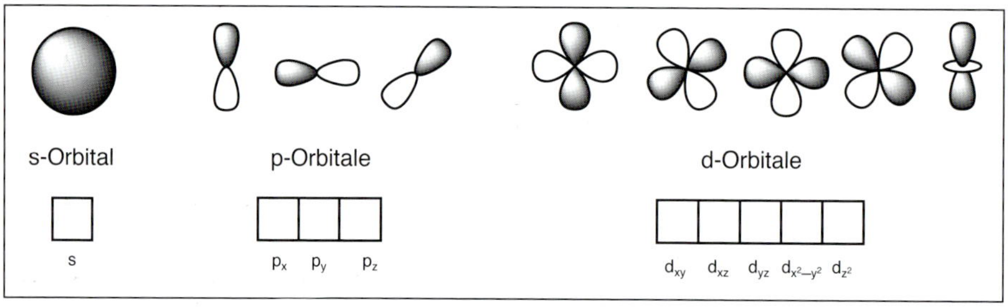

Abbildung 4: Darstellung von s-, p- und d-Orbitalen

4.1.2.4 Elektronenkonfiguration

Mit der Erkenntnis der Orbitale kann man beschreiben, wo welches Elektron genau sitzt. Um dies zu beschreiben, verwendet man die Elektronenkonfiguration.

Unter Zuhilfenahme des Periodensystems ergeben sich folgende Regeln für die Besetzung und Reihenfolge der Orbitale:

- 1. und 2. Hauptgruppe sind immer s-Orbitale.
  (Ausnahme: He beschreibt auch ein s-Orbital, obwohl es in der 8. Hauptgruppe steht)
- 3. bis 8. Hauptgruppe sind immer p-Orbitale.
- Die Nebengruppen werden immer durch ein d-Orbital beschrieben.
- Die Lanthanide und Actinoide werden durch f-Orbitale beschrieben.

Hier ein paar Beispiele für die Elektronenkonfiguration:

$$^{1}H : 1s^1 \qquad ^{2}He : 1s^2 \qquad ^{3}Li : 1s^2\,2s^1 \qquad ^{4}Be : 1s^2\,2s^2$$
$$^{15}P : 1s^2\,2s^2\,2p^6\,3s^2\,3p^3$$

Man kann die Elektronenschreibweise auch kürzen, in dem man einen abgeschlossenen Edelgaszustand als Start wählt. Hierfür wird immer das Edelgas, welches eine Periode höher steht, verwendet.

$$^{15}P : [Ne]\,3s^2\,3p^3$$

In den tieferen Perioden treten erstmals d- und f-Orbitale auf. Bei diesen muss bei der Beschreibung der Periode beachtet werden, dass diese sich energetisch eine Periode darüber befinden.

$$^{26}Fe : [Ar]\, 4s^2\, 3d^6$$

$$^{65}Tb : [Xe]\, 6s^2\, 5d^1\, 4f^8$$

4.1.2.5 Kästchenschreibweise

Die Überführung der Elektronenkonfiguration in die Kästchenschreibweise erfolgt nach den Regeln von Pauli und Hund. Diese besagen:

- in ein Kästchen passen nur 2 Elektronen, diese werden jeweils durch einen Halbpfeil symbolisiert,
- beide besitzen einen unterschiedlichen Spin (positiv und negativ),
- es wird erst halb- und danach vollbesetzt,
- halb- und vollbesetzte Orbitale sind energetisch am günstigsten und werden daher bevorzugt,
- der Spin, der eingesetzten Elektronen, kann während einer Reaktion nicht gedreht werden.

Die Regeln sollen am Beispiel von Schwefel verdeutlicht werden (vgl. Abbildung 5).

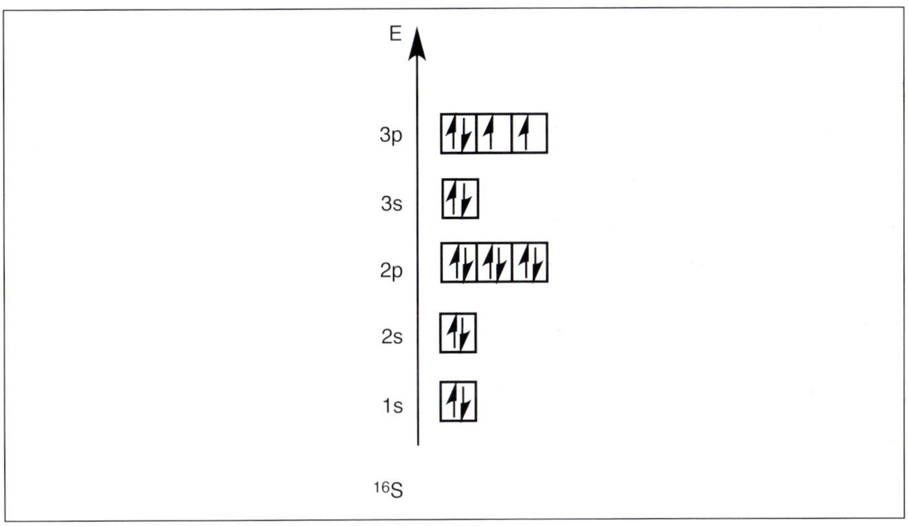

Abbildung 5: Kästchenschema von Schwefel

Man erkennt, dass in jedem Kästchen 2 Halbpfeile mit unterschiedlichem Spin dargestellt sind. In die s-Orbital passen immer 2 Elektronen und die p-Orbital 6 (vgl. Abbildung 4). Das letzte p-Orbital wurde mit 4 Elektronen besetzt, wobei die Kästchen erst halb- und danach vollbesetzt wurden. Aus dem Kästchenschema ist erkennbar, dass

Schwefel in Reaktionen noch 2 Elektronen aufnehmen kann und somit 2-wertig ist. Durch das Aufstellen eines Kästchenschemas, kann man die Wertigkeit eines Atoms leicht ermitteln. Dazu muss geschaut werden, wie viele Elektronen entfernt oder hinzugefügt werden können, damit ein halb- oder vollbesetztes Orbital entsteht.

4.1.2.6 Hybridisierungen

Beim Betrachten eines Elements der 4. Hauptgruppe fällt auf, dass dies laut Kästchenschreibweise entweder 1- oder 2-wertig wäre. Da aber Elemente der 4. Hauptgruppe immer 4-wertig sind, beschreibt man dort Hybridorbitale. Diese stellen einen neuen Aufenthaltsort für die Elektronen dar. Dabei werden die p-Orbitale energetisch abgesenkt und die s-Orbitale angehoben, sodass die Hybridorbitale energetisch zwischen den ehemaligen s- und p-Orbitalen liegen. Als Regel für die Hybridisierung gilt (am Beispiel von Kohlenstoff, vgl. Abbildung 6):

- Kohlenstoff der 4 Einfachbindungen eingeht, ist sp^3-hybridisiert.
- Kohlenstoff der mind. 1 Doppelbindung eingeht, ist sp^2-hybridisiert.
- Kohlenstoff der eine Dreifachbindung eingeht, ist *sp*-hybridisiert.

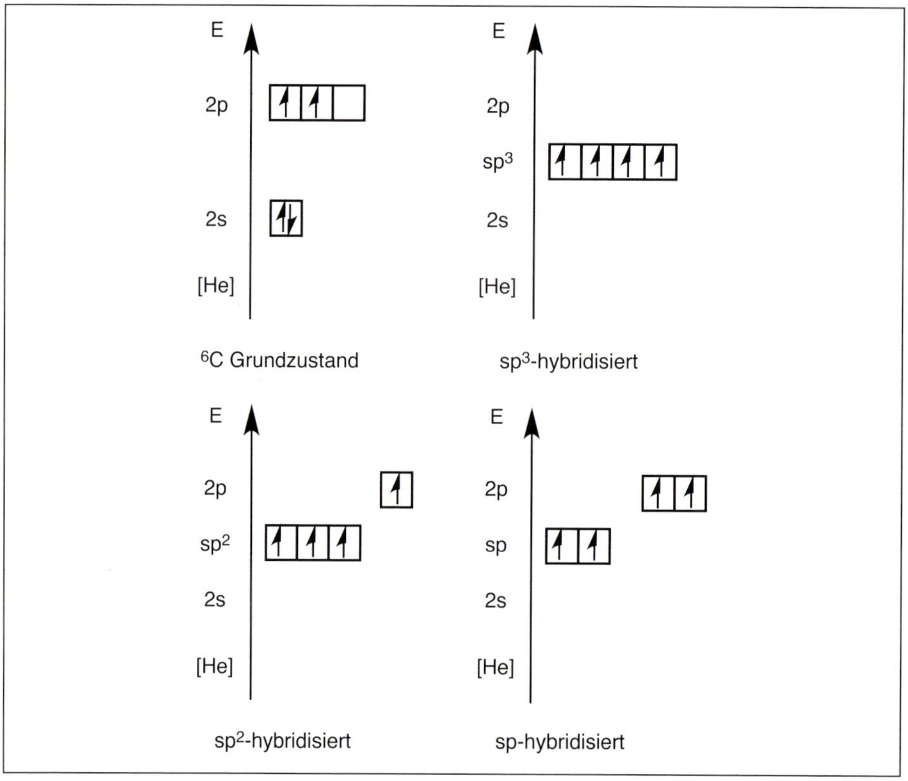

Abbildung 6: Hybridisierungszustände von Kohlenstoff

4.1.3 Bindungen

Für die Verbindung zweier Atome miteinander sind mindestens zwei Elektronen notwendig. Die Elektronen, welche an der Bindung beteiligt sind, teilen sich ab sofort beide Atome miteinander. Damit die entstandene Bindung stabil ist, existieren Wechselwirkungen innerhalb dieser Bindungen. Schlussendlich ergibt sich aus dem Zusammenspiel der Art der Bindung und Wechselwirkung die Ausrichtung des Moleküls im Raum.

4.1.3.1 Elektronenpaarbindungen

Die Atome in einem Molekül sind durch Elektronenpaarbindungen (kovalente Bindung) miteinander verbunden. Diese kann man unterteilen in:

- Einfachbindungen (σ-Bindung)
- Doppelbindungen (σ-π-Bindung)
- Dreifachbindungen (σ-π-π-Bindung)

Wenn man die Bindung genauer beschreiben möchte, muss man die Elektronen, die zur Bindung beitragen, betrachten. Dafür sind die Valenzelektronen der beteiligten Atome von belang. Hat man zum Beispiel ein H_2-Molekül, so sind diese durch eine s-s-σ-Bindung miteinander verbunden, da jeweils das Elektron von einen Wasserstoffatom aus einem s-Orbital bereitgestellt wurde.

Ein weiteres Beispiel wäre ein CH_4-Molekül, bei dem es sich um 4 s-sp^3-σ-Bindungen handelt. Dafür wird jeweils 1 Elektron aus dem s-Orbital vom Wasserstoff und ein Elektron aus dem sp^3-Hybridorbital vom Kohlenstoff verwendet. Zu beachten ist, dass bei Doppelbindungen (sp^2-Hybridisierung) immer das Elektron aus dem p-Orbital für die Ausbildung der Doppelbindung verwendet wird. Bei einer Dreifachbindung werden beide Elektronen aus den p-Orbitalen zur Ausbildung der Bindung benötigt.

Die in Abbildung 7 dargestellten Bindungen werden wie folgt beschrieben:

1. s-sp^3-σ-Bindung
2. p-sp^3-σ-Bindung
3. sp^3-sp^2-σ-Bindung
4. sp^2-p-σ-Bindung

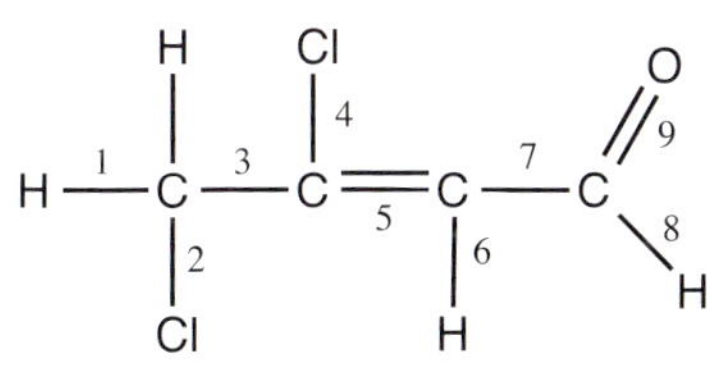

Abbildung 7: Beispiel für Bindungen

5. genau: sp^2-sp^2-σ-Bindung, p-p-π-Bindung
   gekürzt: p-p-π-Bindung
6. sp^2-s-σ-Bindung
7. sp^2-sp^2-σ-Bindung
8. sp^2-s-σ-Bindung
9. genau: sp^2-sp^2-σ-Bindung, p-p-π-Bindung
   gekürzt: p-p-π-Bindung

Eine weitere Möglichkeit der Unterteilung wäre, die Bindung nach ihren Wechselwirkungen untereinander einzuordnen. Dafür schaut man sich deren Elektronegativitätswert (EN) an. Der Elektronegativitätswert ist das Maß Bindungselektronen an sich zu ziehen. Man nimmt die Elektronegativitätswerte, der an einer Bindung beteiligten Atome, und bildet die Differenz:

- unpolare Bindung: $\Delta EN \leq 0{,}4$
- polare Bindung: $\Delta EN > 0{,}4$–$1{,}7$
- ionische Bindung: $\Delta EN > 1{,}7$

Ein Beispiel dafür wäre das Molekül H–Cl. Wasserstoff hat einen EN von 2,1 und Chlor hat einen EN von 3,0. Die Differenz aus beiden wäre 0,9. Somit wäre die Bindung polar.

4.1.3.2 Wechselwirkungen

Neben den Bindungen gibt es noch weitere Möglichkeiten, wie Moleküle stabil und kompakt werden (vgl. Abbildung 8).

Bei *unpolaren Verbindungen* sprechen wir immer von van-der-Waals-Kräften. Dies sind elektromagnetische Anziehungskräfte zwischen Atomen mit einer unpolaren Atombindung.

Bei *polaren Molekülen* gibt es zunächst immer die Dipol-Dipol-Wechselwirkung. Diese elektromagnetische Anziehungskraft entsteht durch die Umverteilung der Bindungselektronen in einer Atombindung. Zur Umverteilung der Elektronen kommt es durch eine große EN-Differenz. Dadurch entstehen sogenannte Partialladungen (δ^+ und δ^-), welche sich gegenseitig anziehen.

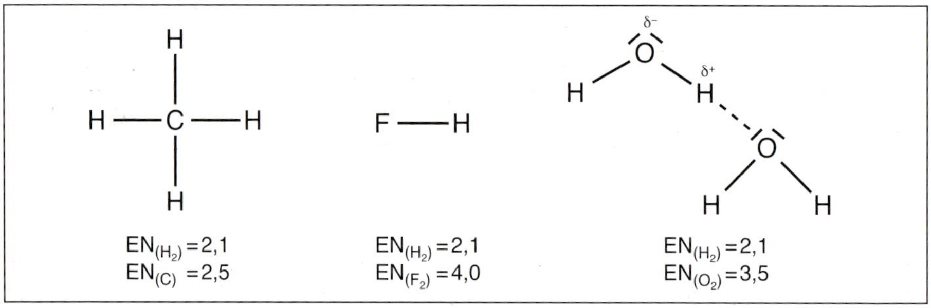

Abbildung 8: Unpolare Bindung, ionische Bindung und Wasserstoffbrückenbindung

Des Weiteren gibt es bei polaren Bindungen die Möglichkeit, *Wasserstoffbrückenbindungen* zu beschreiben. Hierzu benötigt es auf der einen Seite ein polarisiertes Wasserstoffatom (Bindungselektronen wurden abgeben) und auf der anderen Seite ein freies Elektronenpaar. Der Wasserstoff nähert sich dabei dem freien Elektronenpaar an, bis es eine Wechselwirkung zwischen dem Wasserstoff und dem freien Elektronenpaar gibt. Dabei wird aber keine neue Bindung ausgebildet.

4.1.3.3 Hydrophil und hydrophob

Hydrophile Moleküle lösen sich in polaren Lösungsmitteln (z. B. Wasser), da sie selbst polar oder ionisch sind. Zeitgleich sind diese Moleküle lipophob, da Fette unpolar sind. Hydrophobe Moleküle (z. B. Fette) lassen sich nicht mit polaren Lösungsmitteln mischen, sondern nur mit unpolaren. Solche Moleküle sind zugleich lipophil und lassen sich gut mit Fetten oder Ölen mischen.

Daraus ergibt sich folgender Merksatz:

Gleiches löst sich in Gleichem. Damit ist gemeint, dass sich polare Moleküle in polaren Lösungsmitteln lösen und unpolare Moleküle sich in unpolaren Lösungsmitteln lösen.

4.1.3.4 Phasen und Phasenübergänge

Moleküle können nicht nur unterschiedliche Wechselwirkungen zueinander haben, sondern auch in unterschiedlichen Phasen vorliegen. Es gibt drei unterschiedliche Phasen: fest (s), flüssig (l) und gasförmig (g). Die sechs verschiedenen Übergänge zwischen den genannten drei Phasen sind in Abbildung 9 dargestellt. Sollten zwei Phasen miteinander gemischt werden, ist es wichtig in welcher Phase die einzelnen Komponenten vorliegen. In Tabelle 6 sind die einzelnen Varianten der Gemische dargestellt.

Tabelle 6: Gemische aus unterschiedlichen Phasen

Grundphase / Mischphase	fest	flüssig	gasförmig
fest	Feststoffgemisch	Suspension	Staub
flüssig	Suspension	Lösung oder Emulsion	Aerosol
gasförmig	Rauch	Schaum	Gasgemisch

4.1.3.5 räumliche Anordnung

Die Anordnung der Moleküle im Raum verläuft normalerweise nach einem einfachen Prinzip, dem VSEPR-Modell. Bei diesem geht es um die Valenzelektronenabstoßung. Hierbei wird gesagt, dass freie Elektronen sich stärker abstoßen, als gebun-

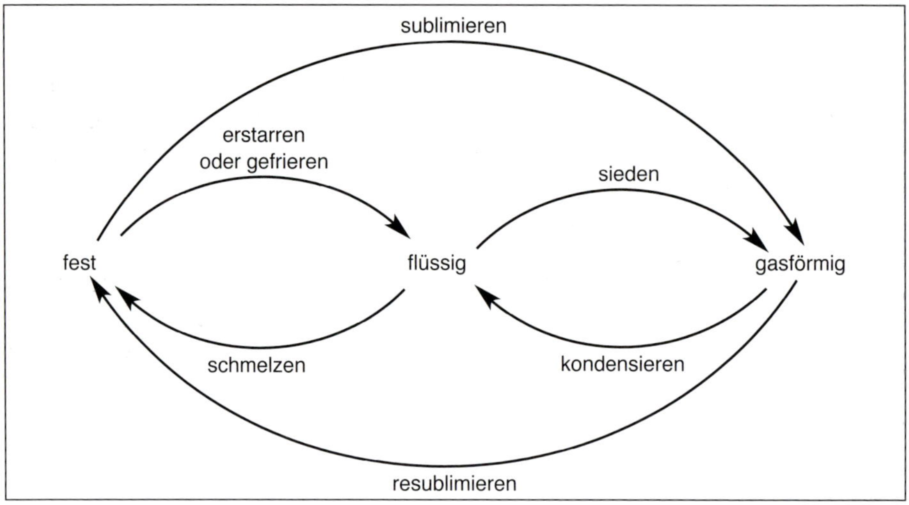

Abbildung 9: Phasenübergänge

dene. Somit benötigen freie Elektronen auch mehr Platz als gebundene. Daher teilt man die Moleküle nach der Anzahl ihrer Bindungspartner ein und prüft, ob das Zentralatom freie Außenelektronen besitzt oder nicht. Daraus ergibt sich die räumliche Anordnung des Moleküls (vgl. Abbildung 10).

Struktur	Zentralatom ohne Außenelektron	Zentralatom mit Außenelektron
AB	H−H linear	
AB_2	O=C=O linear	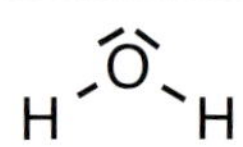 gewinkelt
AB_3	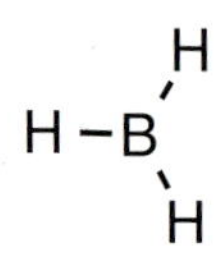 trigonal planar	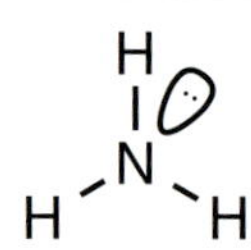 tetraedrisch
AB_4	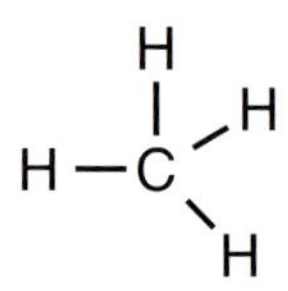 tetraedrisch	

Abbildung 10: Möglichkeiten der räumlichen Darstellung von Molekülen

4.1.3.6 Mesomerie

Bei der Mesomerie geht es um die Elektronenverteilung in einem Molekül. Durch eine Umverteilung der Elektronen kann es zu Ionenladungen oder Doppelbindungsverlagerungen innerhalb eines Moleküls kommen. Trotz der Umlagerung bleibt es das gleiche Molekül und hat auch die identischen Eigenschaften. Das Molekül kommt aber in mehreren Grenzstrukturen vor (vgl. Abbildung 11).

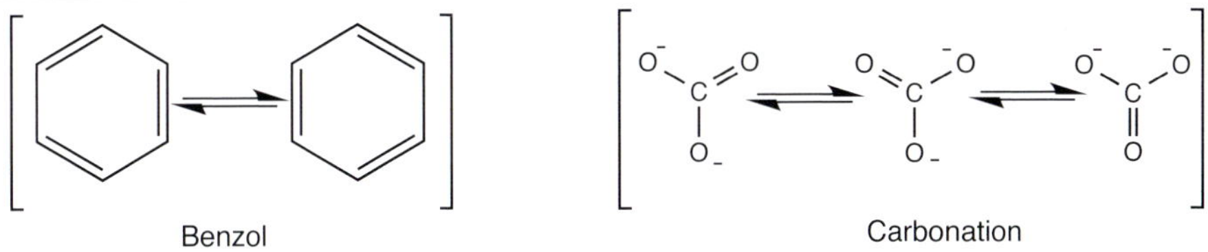

Abbildung 11: Mesomere Grenzstrukturen

4.1.4 Organische Verbindungen

Die organische Chemie ist die Chemie der Kohlenwasserstoffe. Das heißt, dass das Grundgerüst der Moleküle immer eine Kohlenstoffkette mit gebundenen Wasserstoffatomen ist. Alle Veränderungen an dieser Grundstruktur werden als Substituenten bezeichnet. Dabei können auch Atome wie Sauerstoff, Stickstoff oder Schwefel öfter eingebaut werden. Für den Menschen sind die wichtigsten organischen Verbindungen die Kohlenhydrate, Proteine und Fette.

4.1.4.1 Einteilung der Kohlenwasserstoffe

Die Kohlenwasserstoffe werden wie folgt eingeteilt. Zu Beginn werden sie in aliphatische (kettenförmige) und cyclische (ringförmige) Kohlenwasserstoffe eingeteilt. Danach kann man sowohl die aliphatischen, als auch die cyclischen Verbindungen, in Alkane (C-Atome mit Einfachbindungen verbunden), Alkene (C-Atome mit mind. einer Doppelbindung verbunden) und Alkine (C-Atome mit einer Dreifachbindung verbunden) unterteilen. Soll es nun noch genauer werden, schaut man sich die Substituenten der einzelnen Verbindungen an und unterteilt alle dann nochmal. Welche einzelnen Verbindungen möglich sind, ist in Abbildung 12 dargestellt.

Alkane

Alkane sind die einfachsten Kohlenwasserstoffe (vgl. Abbildung 13). Sie bestehen nur aus Kohlenstoff und Wasserstoff. Die einzelnen Kohlenstoffatome sind immer durch Einfachbindungen miteinander verbunden. Alle Bindungen innerhalb eines einfachen Alkans sind unpolar. Somit ist das ganze Molekül hydrophob. Je länger die Kohlenstoffketten werden, desto größer werden auch die van-der-Waals-Kräfte. Durch die ansteigenden van-der-Waals-Kräfte, steigt auch der Siedepunkt. Alkane treten sowohl aliphatisch, als auch cyclisch auf.

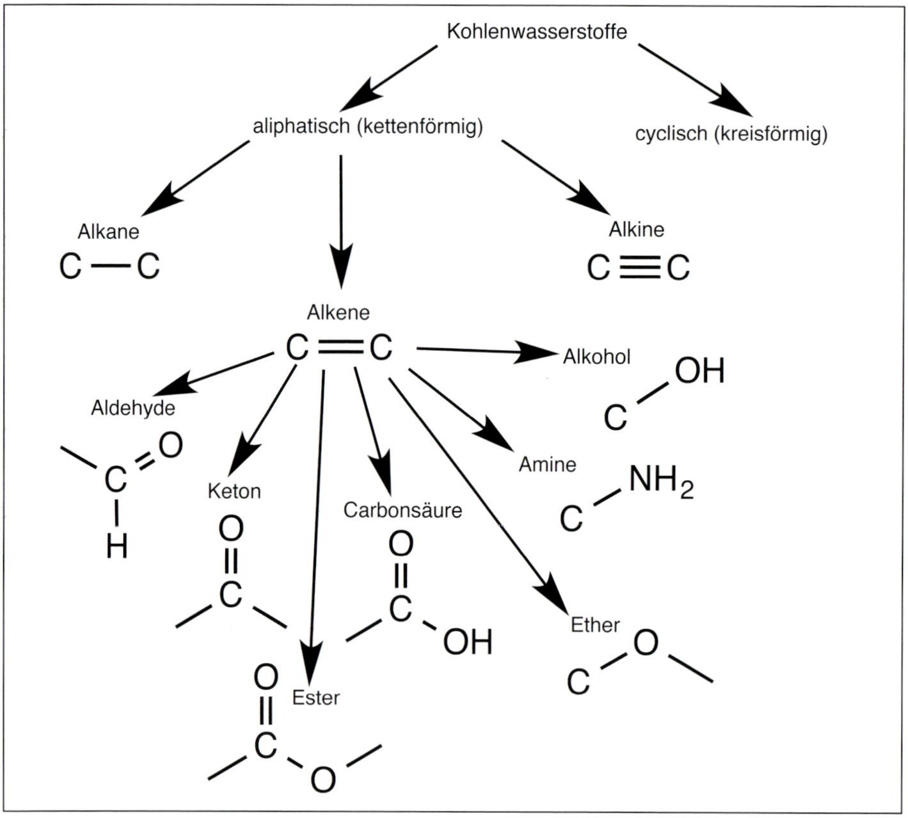

Abbildung 12: Nomenklatur

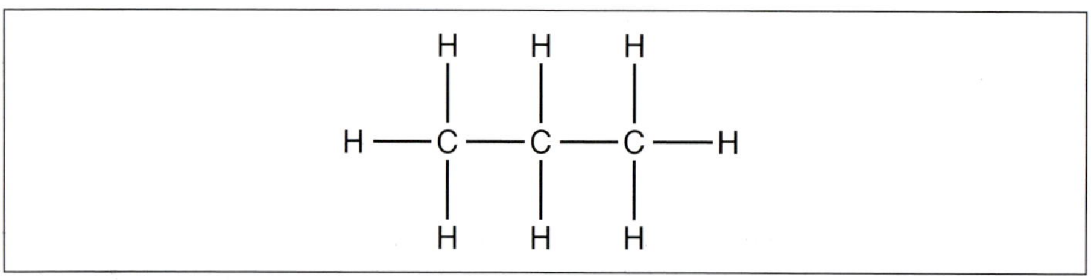

Abbildung 13: Propan als Beispiel für Alkane

Alkene

Alkene sind ähnlich wie Alkane einfache Kohlenwasserstoffketten (vgl. Abbildung 14). Der einzige Unterschied ist, dass Alkene mindestens eine Doppelbindung zwischen zwei Kohlenstoffatomen besitzen. Durch das Auftreten der Doppelbindung, haben Alkene einen niedrigeren Siedepunkt als Alkane. Die restlichen Eigenschaften sind identisch.

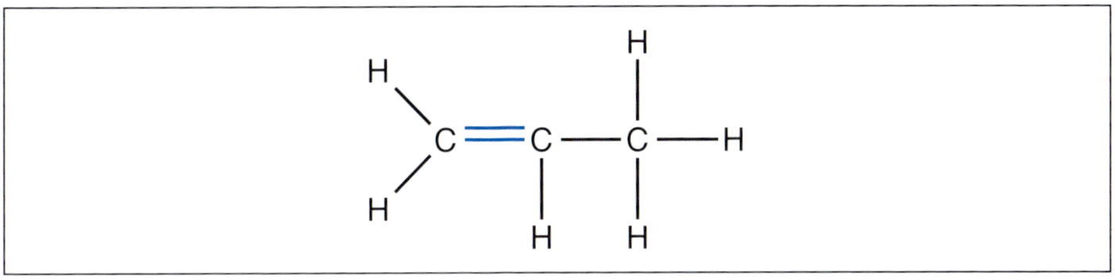

Abbildung 14: Propen als Beispiel für Alkene

Alkine

Die Alkine stellen die letzte große Gruppe der Kohlenwasserstoffketten dar (vgl. Abbildung 15). Charakterisiert werden sie durch das Auftreten von mindestens einer Dreifachbindung. Durch den Einbau der Dreifachbindung sinkt der Siedepunkt der Alkine im Verhältnis zu den anderen Ketten am weitesten ab. Alle restlichen Eigenschaften stimmen mit denen der Alkane und Alkene überein.

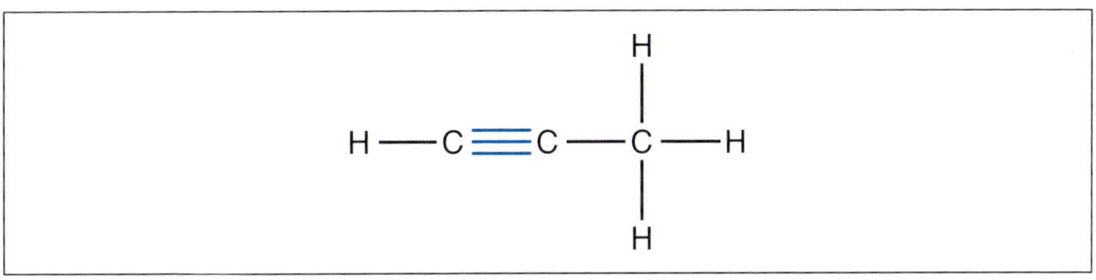

Abbildung 15: Propin als Beispiel für Alkine

Alkohole

Alkohole sind Kohlenwasserstoffe, welche mindestens an einem Kohlenstoffatom eine Alkohol-/Hydroxygruppe (-OH) als funktionelle Gruppe besitzen (vgl. Abbildung 16).

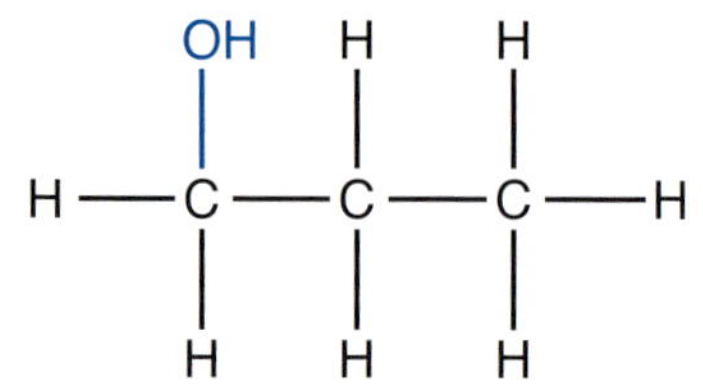

Abbildung 16: Propan-1-ol als Beispiel für Alkohole

Die Hydroxygruppe besitzt eine polare Bindung. Somit bekommt das Molekül einen hydrophilen Charakter. Sollte die hydrophobe Kette nicht zu lang werden, lösen sich die Alkohole auch in hydrophilen Lösemitteln. Der Siedepunkte der Alkohole nimmt mit steigender Anzahl der Hydroxygruppe zu.

Aldehyde

Als Aldehyde bezeichnet man Kohlenwasserstoffe, welche mindestens eine Aldehydgruppe (-CHO) als funktionelle Gruppe besitzen (vgl. Abbildung 17). Die Aldehydgruppe ist in der Kohlenstoffkette immer randständig zu finden.

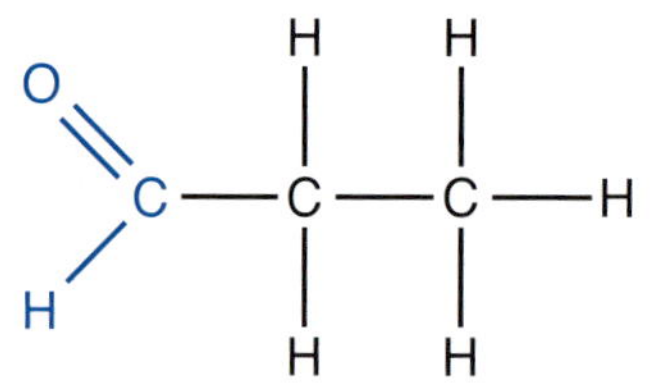

Abbildung 17: Propanal als Beispiel für Aldehyde

Aldehyde besitzen durch ihre funktionelle Gruppe ein Carbonylkohlenstoffatom (-C=O). Dieses macht die Aldehyde zu sehr reaktiven Molekülen, welche sowohl hydrophil als auch hydrophob wechselwirken können. Der Siedepunkt der Aldehyde ist um vieles niedriger, als der Siedepunkt der Alkohole.

Ketone

Alle Kohlenwasserstoffe, welche mindestens eine Ketogruppe (-C=O) besitzen, werden als Ketone bezeichnet (vgl. Abbildung 18). Die Ketogruppe ist immer an ein Kohlenstoffatom im Inneren der Kette gebunden, niemals randständig.

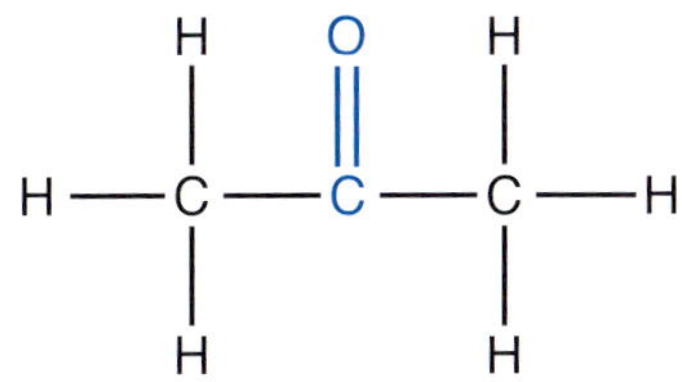

Abbildung 18: Propanon als Beispiel für Ketone

Die Ketone besitzen auch ein Carbonylkohlenstoffatom. Durch dieses sind Ketone in der Lage, sich in polaren und unpolaren Lösemitteln zu lösen. Ketone haben einen niedrigeren Siedepunkt als Alkohole, aber einen höheren als Aldehyde.

Carbonsäuren

Carbonsäuren sind organische Verbindungen, die eine oder mehrere Carboxylgruppen (-COOH) besitzen (vgl. Abbildung 19). Die Carboxylgruppe wirkt als Protonendonator (sauer). Die Salze der Carbonsäuren werden Carboxylate genannt.

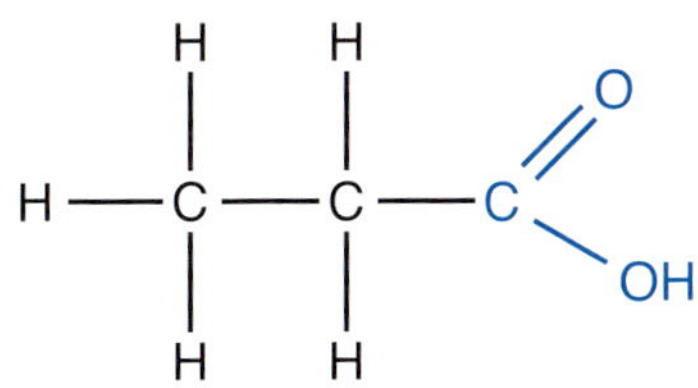

Abbildung 19: Propansäure als Beispiel für Carbonsäuren

Durch den Carbonylkohlenstoff in der funktionellen Gruppe, sind Carbonsäuren in der Lage sich in polaren und unpolaren Lösemitteln zu lösen. Ihr Siedepunkt liegt im Verhältnis zu den Alkoholen, Aldehyden und Ketonen, am höchsten.

Amine

Als Amine bezeichnet man organische Derivate (Abkömmlinge) des Ammoniaks (vgl. Abbildung 20). Sie besitzen daher mindestens eine Aminogruppe als funktionelle Gruppe.

Eine der wichtigsten Stoffklassen, welche eine Aminogruppe besitzen, sind die Proteine. Durch das freie Elektronenpaar am Stickstoff wirkt die Aminogruppe als Protonenakzeptor (basisch).

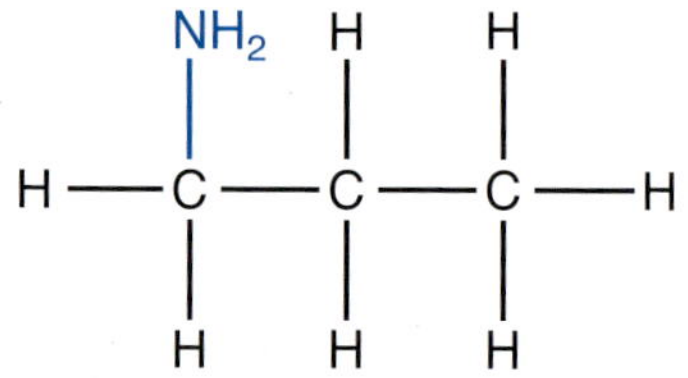

Abbildung 20: 1-Aminopropan als Beispiel für Amine

Ester

Ester sind organische Verbindungen, die durch die Reaktion von Carbonsäuren und Alkoholen entstehen. Dabei entsteht eine Esterbindung, die in Abbildung 21 blau markiert ist. Diese entsteht in einer Kondensationsreaktion unter Abspaltung von Wasser.

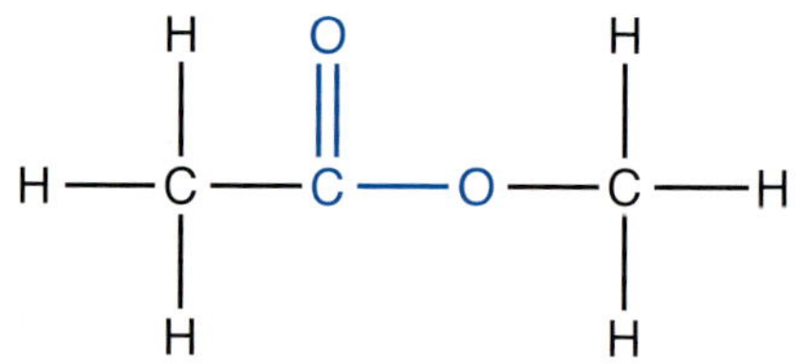

Abbildung 21: Ethansäuremethylester als Beispiel für Ester

4.1.4.2 Nomenklatur nach IUPAC

Die IUPAC-Regeln geben den Namen für eine organische Verbindung vor. So erhält man einen eindeutigen Namen für jede Verbindung. Um den Namen zu erhalten, muss man immer nach der gleichen Reihenfolge vorgehen (vgl. Abbildung 22). Der vollständige Name setzt sich immer aus dem Stamm, der Art der Bindung, dem Suffix und dem Präfix zusammen. Es ist nicht immer zwingend notwendig, dass ein Präfix oder Suffix vorhanden ist. Aber man muss immer die Position und Anzahl der jeweiligen Bindung, Suffix oder Präfix mit angeben. Die Anzahl wird durch Zahlwörter (di-, tri-, tetra-, …) angegeben.

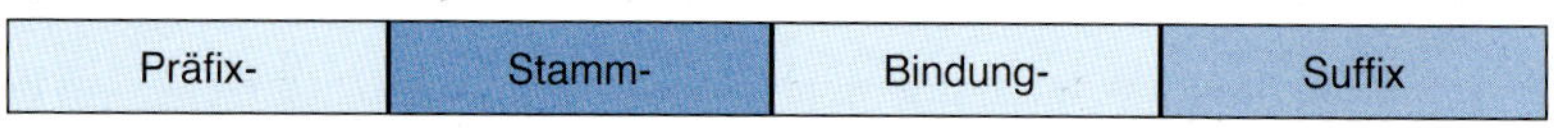

Abbildung 22: IUPAC-Reihenfolge

Die IUPAC-Regeln lauten:

1. Man sucht die längste zusammenhängende C-Atomkette. Die Anzahl stellt den Wortstamm dar.
2. Das C-Atom, welches den kürzesten Weg zum 1. Fremdsubstituenten beschreibt, ist das erste C-Atom.
3. Wie sind die C-Atome miteinander verbunden? Einfachbindungen bekommen die Endung -an, Doppelbindungen bekommen die Endung -en und Dreifachbindungen bekommen die Endung -in.
4. Alle Substituenten werden unterteilt in Prä- und Suffixe. Diese müssen immer mit der Position und Anzahl angeben werden. Dabei müssen deren Prioritäten beachtet werden.
5. Die Bindungen, Prä-, und Suffixe müssen alphabetisch sortiert werden.

Der Stamm, die Anzahl an Kohlenstoffatomen, wird wie in Tabelle 7 dargestellt, angegeben.

Tabelle 7: Wortstämme

Anzahl der C-Atome	Wortstamm
1	Meth
2	Eth
3	Prop
4	But
5	Pent
6	Hex
7	Hept
8	Oct
9	Non
10	Dec

In der Regel sind die in Tabelle 8 dargestellten funktionellen Gruppen ein Suffix:

Tabelle 8: Reguläre Suffixe

Gruppe	Suffix
Aldehyde	-al
Ketone	-on
Alkohole	-ol
Carbonsäure	-säure
Ester	-säure/-ylester

Alle weiteren Gruppen stellen Präfixe dar. Desweiteren ist zu beachten, wenn mehrere funktionelle Gruppen an einem C-Atom oder am ersten und letzten gleichzeitig vorhanden sind, muss die Reihenfolge der Prioritäten eingehalten werden. Das bedeutet, dass die funktionelle Gruppe mit der höchsten Priorität die niedrigste Positionsziffer erhält. In der Liste in Tabelle 9 werden alle funktionellen Gruppen absteigend ihrer Priorität dargestellt. Fettgedruckt sind dabei die Prä- oder Suffixe, welche für den HAM-Nat relevant sind.

Tabelle 9: Prioritätenliste für IUPAC-Nomenklatur

Gruppe	Suffix	Präfix
Carbonsäuren	**-säure**	Carboxy-
Ester	**-säure-**<Aryl>**-ester**	–
Aldehyde	**-al**	Formyl-
Ketone	**-on**	Oxo-
Alkohole	**-ol**	Hydroxy-
Amine	-ylamin	**Amino-**
Alkene	**-en**	-enyl-
Alkinc	**-in**	-inyl-
Halogene	–	**Halogen-**
Aryle	–	<Stamm>**-yl**
Alkane	**-an**	–

Die Regeln sollen an einem Beispiel verdeutlicht werden. Es soll um das Molekül in Abbildung 23 gehen.

Die längste Kohlenstoffkette sind 5 C-Atome, also ist der Wortstamm *pent*. Das erste Kohlenstoffatom ist das linke, da Chlor an diesem direkt gebunden ist und somit der kürzeste Weg zum 1. Fremdsubstituenten eins ist. Am dritten Kohlen-

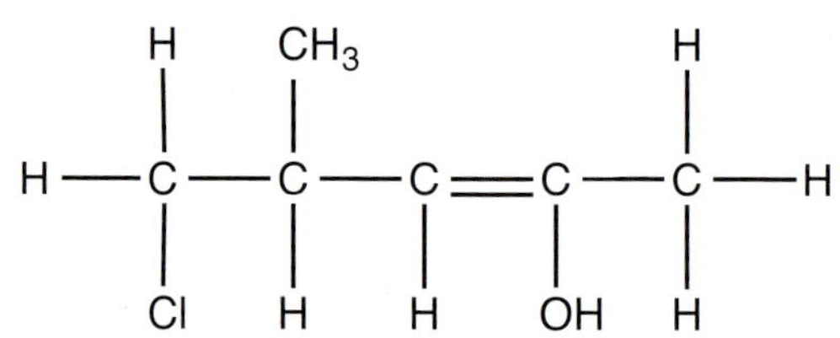

Abbildung 23: Beispiel IUPAC

stoffatom ist eine Doppelbindung, also 3-en. Am vierten Kohlenstoffatom ist eine Alkoholgruppe, also 4-ol. Am ersten Kohlenstoffatom ist ein Chloratom und am zweiten eine Methylgruppe, also 1-Chlor; 2-Methyl. Wenn wir alles zusammensetzten und auch die Chronologie beachten, kommen wir auf: 1-Chlor-2-methylpent-3-en-4-ol.

4.1.4.3 Trivialnamen einzelner Verbindungen

Es gibt viele Verbindungen bei denen man den IPUC-Namen im täglichen Gebrauch einfach weglässt und sich mit einem Trivialnamen behilft. Die wichtigsten Trivialnamen der organischen Chemie sind in Tabelle 10 und 11 dargestellt.

Tabelle 10: Trivialnamen Teil 1

IUPAC-Name	Trivialname	Strukturformel
Methansäure	Ameisensäure	HCOOH
Ethansäure	Essigsäure	CH_3COOH
Propansäure	Propionsäure	CH_3-CH_2-COOH
Butansäure	Buttersäure	CH_3-$(CH_2)_2$-COOH
Propan-2-on	Aceton	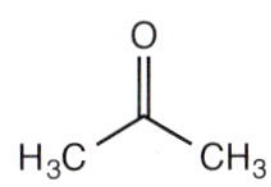
Methanal	Formaldehyd	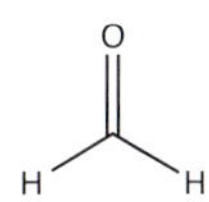
Kohlensäurediamid	Harnstoff	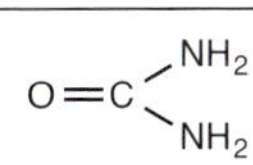
Cyclohex-1,3,5-trien	Benzol	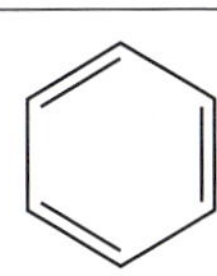
Cyclohex-1,3,5-trien-1-ol	Phenol	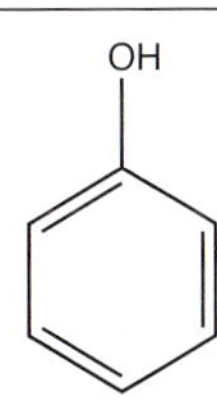

Tabelle 11: Trivialnamen Teil 2

IUPAC-Name	Trivialname	Strukturformel
1-Amino-cyclohex-1,3,5-trien	Anilin	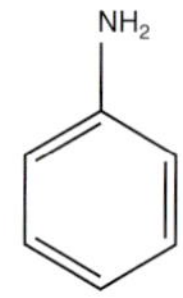
Phenylmethansäure	Benzoesäure	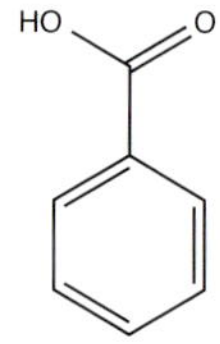
1-Methyl-cyclohex-1,3,5-trien	Toluol	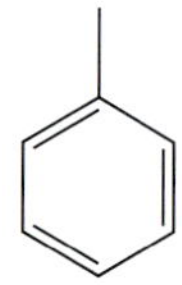
Phenylmethanal	Benzaldehyd	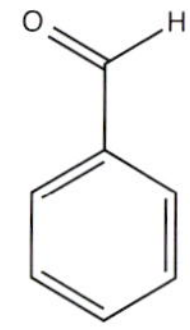
Oxacyclopentadien	Furan	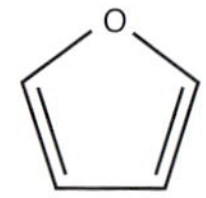
Thiocyclopentien	Thiophen	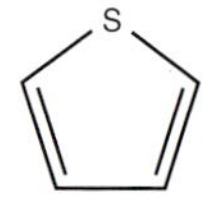
Azol	Pyrrol	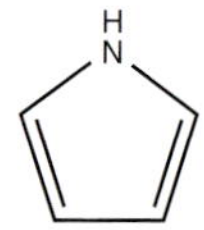

4.1.4.4 Einteilung von Kohlenstoffatomen

Kohlenstoffatome können eingeteilt werden, je nachdem wie viele Substituenten an einem Kohlenstoffatom gebunden sind. Sollte nur ein Substituent binden, nennt man das ein primäres Kohlenstoffatom. Hängen zwei Substituenten am Kohlenstoff nennt man dieses sekundär. Bei drei Substituenten bezeichnet man den Kohlenstoff als tertiäres Kohlenstoffatom. Der letztmögliche Fall sind vier Substituenten und dieses Kohlenstoffatom ist ein quartäres (vgl. Abbildung 24).

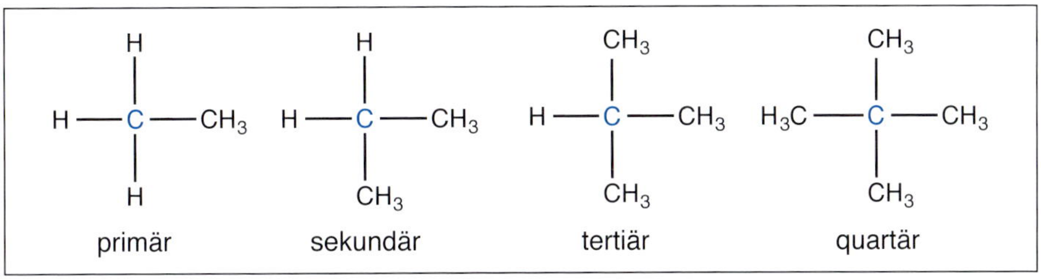

Abbildung 24: Einteilung der C-Atome

Die Einteilung ist nicht nur für Kohlenstoffatome möglich, sondern auch für Stickstoffatome. Bei Kohlenstoffatomen wird diese Art der Einteilung für Alkohole und Ketone benutzt. Stickstoffatome sind gerade bei Amin-Verbindungen nach diesem Mechanismus eingeteilt (vgl. Abbildung 25).

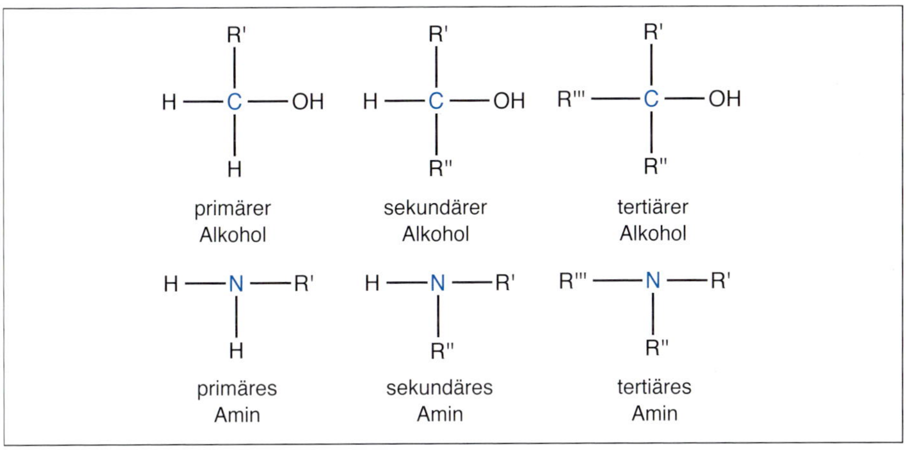

Abbildung 25: Beispiele für Einteilungen

4.1.4.5 Isomerie

In der organischen Chemie gibt es den Fall, dass mehrere Verbindungen die gleiche Summenformel haben, aber komplett unterschiedliche Strukturformeln. Dadurch verändern sich die physikalischen und chemischen Eigenschaften der Verbindungen.

Die Verbindungen selbst bezeichnet man als Isomere. Unterteilen kann man die Isomerie in:

- Strukturisomerie (Konstitutionsisomerie) – Substituenten oder Bindungen oder Substituenten liegen an unterschiedlichen Stellen vor (z. B. Hex-2-en und Hex-3-en).
- Stereoisomerie – unterschiedliche räumliche Anordnung durch Rotation im Molekül (z. B. *cis*- und *trans*-Stellung oder L- und D-Form).

4.1.4.6 Aromaten und Antiaromaten

Aromatische Verbindungen sind cyclische Verbindungen, die konjugierte Doppelbindungen besitzen (vgl. Abbildung 26).

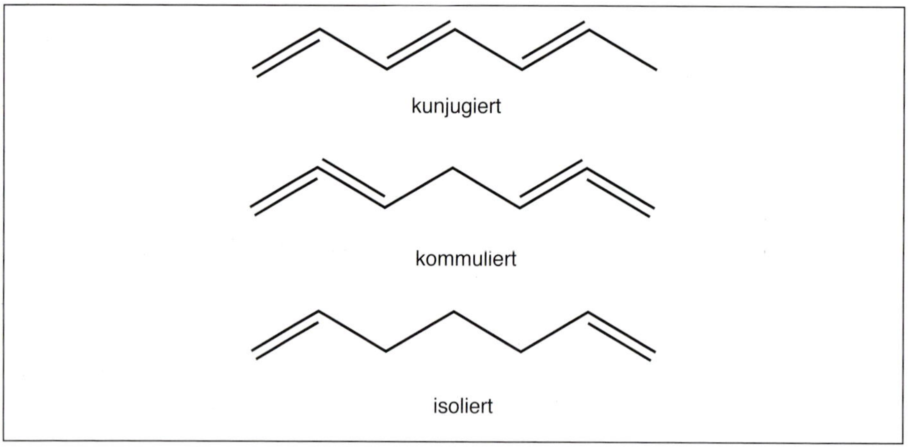

Abbildung 26: Konjugierte, kommulierte und isolierte Bindungen

Die Doppelbindungen müssen nach der Hückel-Regel folgende Bedingung erfüllen: Anzahl der π-Elektronen = 4n + 2 (n = 0, 1, 2, 3, …). Sobald die Hückel-Regel erfüllt ist, spricht man von Aromaten. Wenn der Ring diese Regel nicht erfüllt, so spricht man von einem Nichtaromat.

Das Pendant zu den Aromaten sind die Antiaromaten. Die Anzahl der Doppelbindungen muss folgende Regel erfüllen: Anzahl der π-Elektronen = 4n (n = 1, 2, 3, …). Die Antiaromaten sind sehr instabil, verhalten sich aber sonst ähnlich wie Aromaten.

In der Abbildung 27 sind Benzol, Cyclobutadien und Cyclohex-1,4-dien abgebildet. Für Benzol rechnen wir laut Hückel-Regel 6 = 4n + 2. Da diese Gleichung mit n = 1 erfüllt ist, ist Benzol ein Aromat. Cyclobutadien erfüllt die Hückel-Regel nicht, aber die Regel der Antiaromaten. Hierfür rechnen wir 4 = 4n. Da die Gleichung mit n = 1

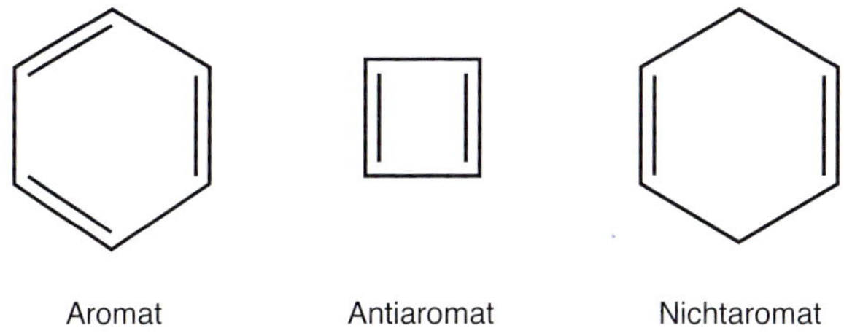

Abbildung 27: Aromat, Antiaromat und Nichtaromat

erfüllt ist, sprechen wir bei Cyclobutadien von einem Antiaromaten. Das Cyclohex-1,4-die entspricht weder der Hückel-Regel für Aromaten, noch der für Antiaromaten. Somit ist Cyclohex-1,4-die ein Nichtaromat.

4.1.4.7 Kohlenhydrate

Allgemein

Bei Kohlenhydraten oder Sacchariden handelt es sich allgemein um Polyhydroxycarbonylverbindungen, die zu den wichtigsten Naturstoffen zählen. Neben dem Energiegewinn im Metabolismus, durch den Abbau von Sacchariden zu Kohlenstoffdioxid, werden Kohlenhydrate beispielsweise als Reservestoffe (z. B. Glykogen und Stärke) oder als Stützsubstanzen in Zellwänden (z. B. Pektin und Cellulose) verwendet. Kohlenhydrate lassen sich allgemein in Monosaccharide, Oligosaccharide (2 bis 10 Monosaccharideinheiten) und Polysaccharide (mehr als 10 Monosaccharideinheiten) einteilen.

Monosaccharide

Die Monosaccharide folgen immer dem gleichen strukturellen Muster: $C_nH_{2n}O_n$. Sie werden nach der Anzahl der Kohlenstoffe in Tetrosen, Pentosen, Hexosen usw. eingeteilt. Eine weitere Möglichkeit ist sie nach ihren funktionellen Gruppen einzuteilen. Es gibt Aldosen (Monosaccharide mit einer Aldehyd-Gruppe) und Ketose (Monosaccharide mit einer Keto-Gruppe). Die bekanntesten Vertreter sind die D-Glucose, D-Galactose und die D-Fructose (vgl. Abbildung 28). Alle Monosaccharide kommen in der Fischer-Projektion (offenkettige Form) und in der Haworth-Projektion (Ringform) vor, wobei die Haworth-Projektion in der Natur überwiegt.

Jede Projektion enthält verschiedene Informationen. In der Fischer-Projektion ist es möglich die Stereoisomerie, ob es sich um eine L- oder D-Konfiguration handelt, abzulesen. Ob es sich um die L- oder D-Form handelt, ist immer an dem C-Atom

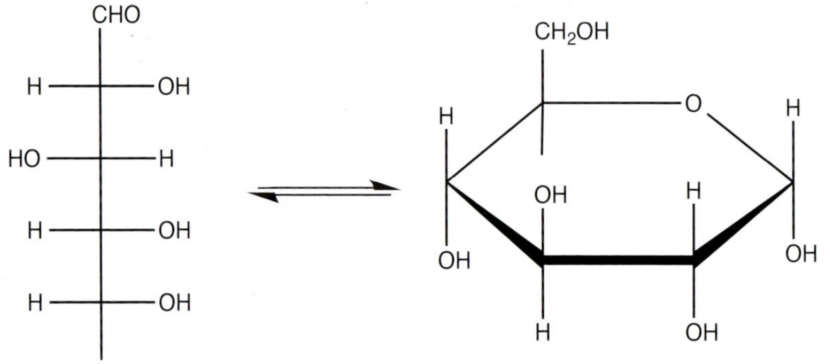

α-D-Glucose

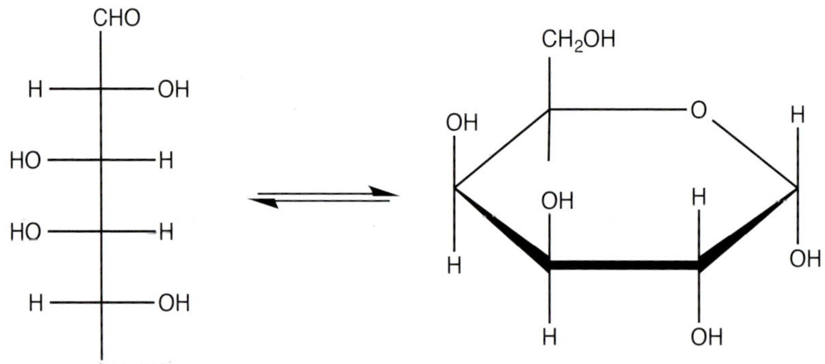

α-D-Galactose

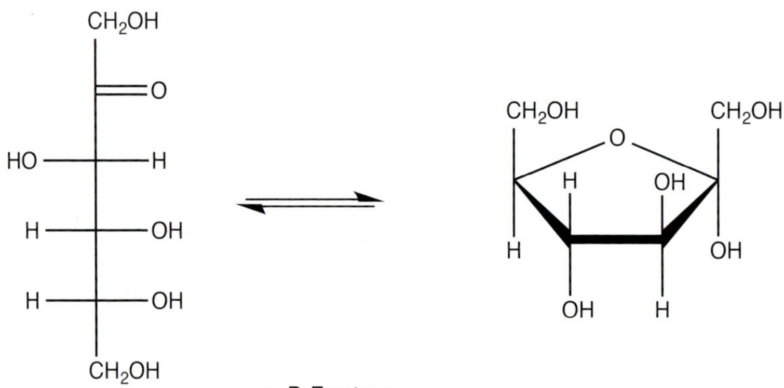

α-D-Fructose

Abbildung 28: Monosaccharide

abzulesen, welches chiral/asymmetrisch ist und vom höchstoxidiertesten C-Atom am weitesten entfernt ist. Ein chirales oder asymmetrisches C-Atom, ist ein Kohlenstoffatom, welches 4 unterschiedliche Bindungspartner hat. Aufgrund des chiralen C-Atoms sind Monosaccharide optisch aktiv. Das heißt sie können linear polarisiertes Licht nach links oder rechts in der Polarisationsebene drehen. In der L-Konfiguration wird das Licht nach links gedreht und in der D-Konfiguration nach rechts. Die D-Konfiguration ist die natürlich vorkommende (vgl. Abbildung 29).

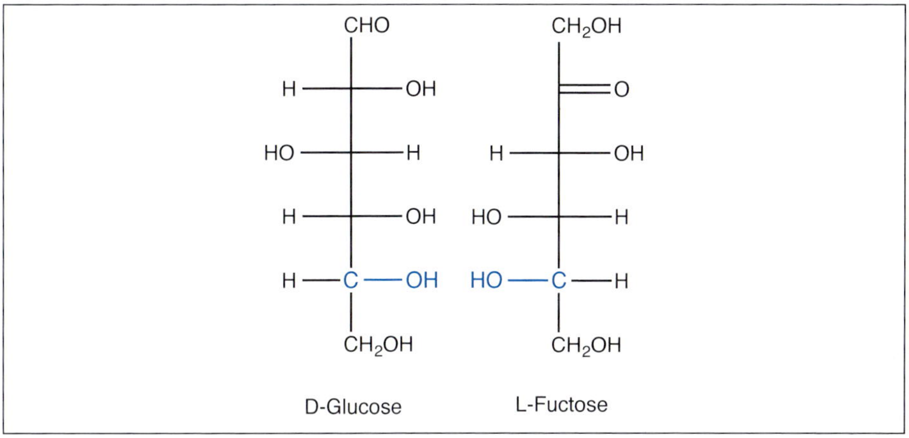

Abbildung 29: L- und D-Konfiguration

In der Haworth-Projektion liegt eine andere Stereoisomerie vor, die α- oder β-Form. Ob es sich um die α- oder β-Konfiguration handelt, kann man am anomeren C-Atom ablesen (vgl. Abbildung 30). Das anomere C-Atom beschreibt das C-Atom, welches

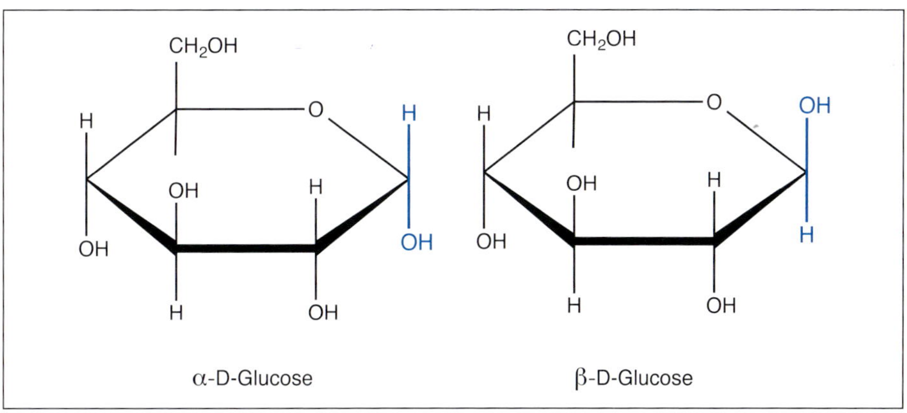

Abbildung 30: α- und β-Konfiguration

den Lactonring schließt. Ein Lactonring ist ein ringförmiger Ester. In Abbildung 30 ist das anomere C-Atom blau markiert und die Lactongruppe besteht aus dem Sauerstoffatom, dem anomeren C-Atom und dessen OH-Gruppe.

Isomerie bei Monosacchariden

Durch das mehrfache Auftreten von chiralen Kohlenstoffatomen in Monosacchariden kommt es zu besonderen Formen der Stereoisomerie. Bei dieser Form der Isomere bleibt die Konstitution gleich, die Konfiguration ändert sich aber. Betrachtet man das Molekül Glucose, besitzt dieses vier chirale Kohlenstoffatome (Chiralitätszentren). Diese sind bei der Betrachtung der verschiedenen Isomere ausschlaggebend. Glucose selbst kann in zwei verschiedenen Konfigurationen auftreten, in der L-Konfiguration oder der D-Konfiguration (vgl. Abbildung 31).

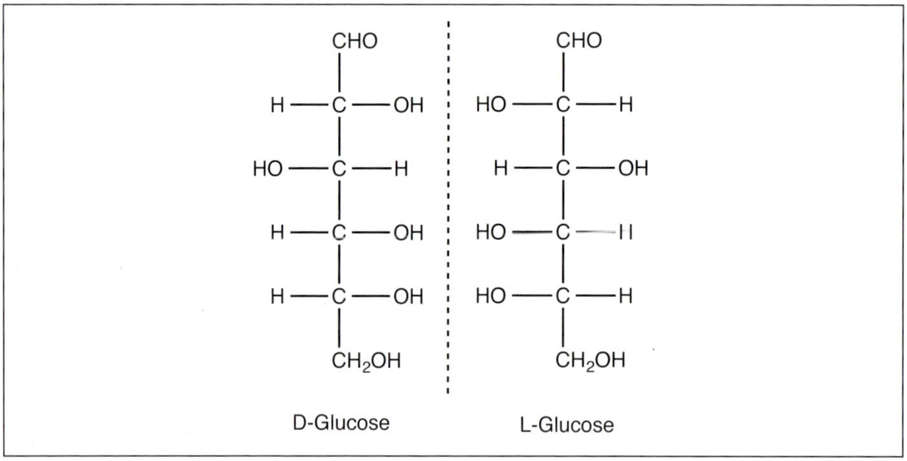

Abbildung 31: Enantiomere

Zwischen diesen beiden Konfigurationen liegt eine Spiegelebene, durch welche alle vier Chiralitätszentren gedreht werden. Diese Isomere bezeichnet man als Enantiomere (vom griech. enantios = entgegengesetzt). Sollten in einer Lösung ein Gemisch aus beiden Enantiomeren vorliegen, so spricht man von einem Racemat.

Es müssen sich aber nicht immer gleich alle vier Chiralitätszentren ändern. Bei einer weiteren Form der Stereoisomerie ändert sich nur ein einziges der chiralen Kohlenstoffatome. Als Beispiel hier betrachtet man D-Glucose und D-Galactose. Bei diesen beiden Isomeren dreht sich nur das Chiralitätszentrum am vierten Kohlenstoffatom (vgl. Abbildung 32).

In diesem Fall spricht man von Diastereomrie oder Epimerie. Damit zwei Moleküle Diasteromere zueinander sind, dürfen sie sich nur in ihren Chiralitätszentren unter-

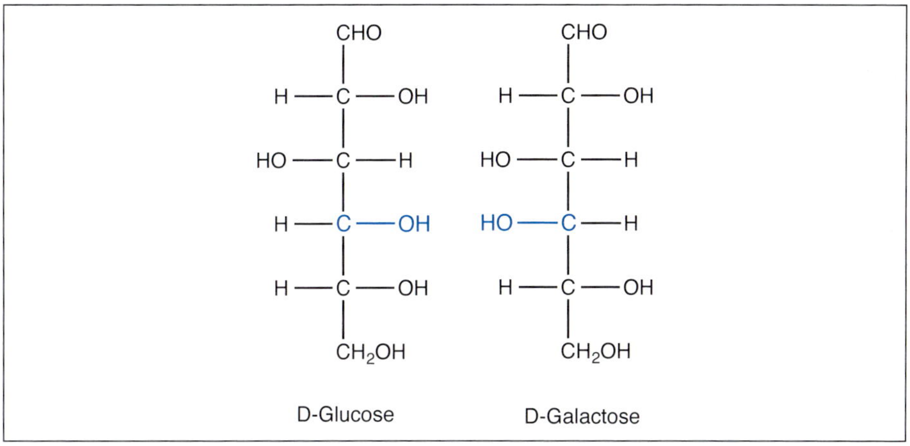

Abbildung 32: Diastereomer

scheiden und müssen sonst gleich sein. Somit sind beispielweise D-Glucose und D-Fructose zueinander keine Diastereomere, da sich die funktionellen Gruppen am ersten und zweiten Kohlenstoffatom unterscheiden.

Nachweis

Kohlenhydrate kann man auf verschiedene Arten quantitativ nachweisen. Dabei macht man sich die reduzierende Wirkung vieler Zucker zunutze. Reduzierend sind Zucker, welche am anomeren C-Atom eine freie OH-Gruppe besitzen.

Die erste Nachweisreaktion ist die Fehling'sche Probe. Sie ist ein Nachweis für Aldosen. Dafür reagieren Fehling I, Fehling II und die Aldose bei über 60 °C von einem blauen Gemisch zu einem ziegelroten Niederschlag. Fehling I und Fehling II sind zwei Lösungen, welche aus Cu^{2+}-Ionen und einem alkalischen Millieu bestehen. Diese Cu^{2+}-Ionen werden von der Aldose zu Cu^{+}-Ionen reduziert und selbst zu Carbonsäuren oxidiert (vgl. Abbildung 33). Die Cu^{+}-Ionen reagieren an der Luft mit O_2 zu Cu_2O, welches den roten Niederschlag darstellt.

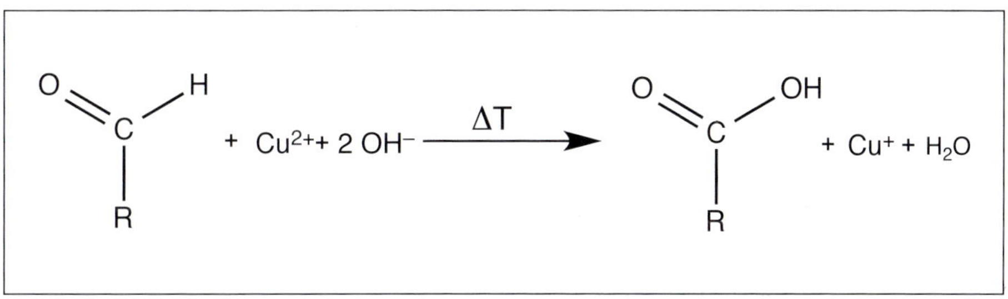

Abbildung 33: Fehling-Probe

Die zweite Nachweisreaktion ist die Tollens-Probe. Auch sie ist ein Nachweis für Aldosen. Dabei reagieren das Tollens-Reagenz, eine ammoniakalische Silbernitrat-Lösung, mit der Probe bei über 60 °C, von durchsichtig zu komplett verspiegelt. Während der Reaktion wird Ag^+ zu Ag reduziert und die Aldose selbst zu einer Carbonsäure oxidiert (vgl. Abbildung 34).

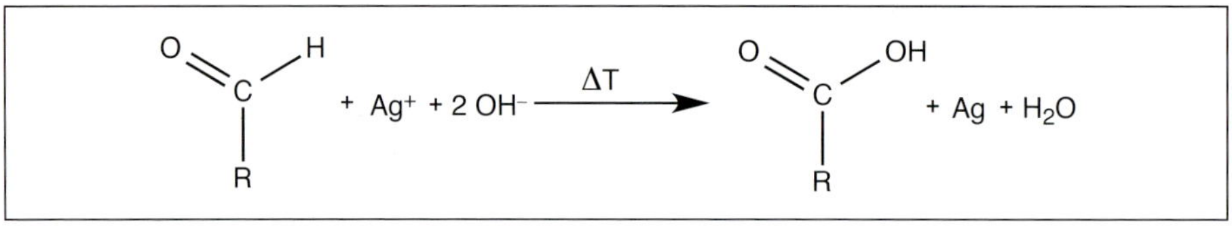

Abbildung 34: Tollens-Probe

Das Problem beider Reaktionen ist, dass Ketosen, welche eigentlich negativ reagieren bei Fehling und Tollens, positiv reagieren. Denn bei Temperaturen von über 60 °C findet eine Keto-Enol-Tautomerie statt (vgl. Abbildung 35). Dabei wandelt sich die Ketose in eine Aldose um.

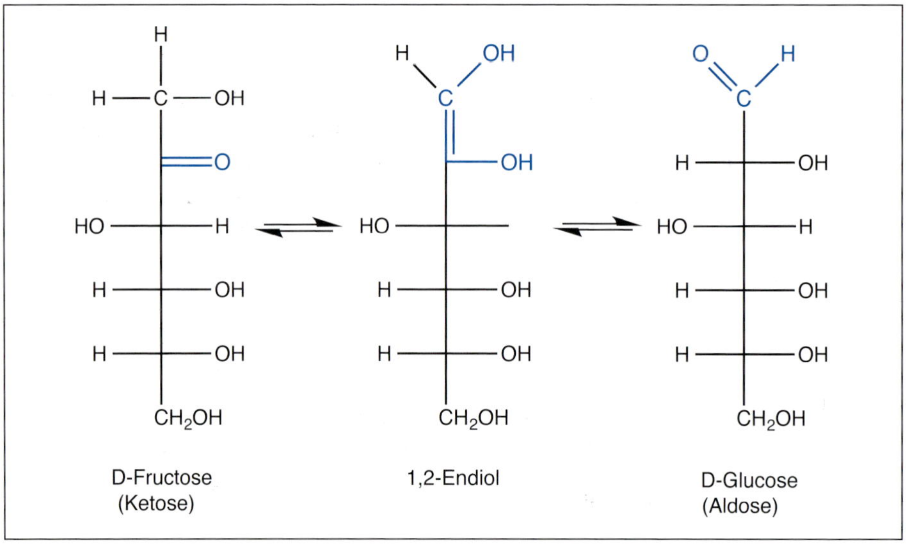

Abbildung 35: Keto-Enol-Tautomerie

Dafür gibt es die dritte Nachweisreaktion, die Seliwanow-Reaktion. Diese ist ein reiner Nachweis für Ketosen. Dabei wird die Ketose mit HCl und Resorcinkristallen vermischt und es kommt zu einer blutroten Färbung. Aldosen reagieren bei diesem Nachweis nicht und die Lösung würde farblos bleiben.

Disaccharide

Disaccharide bestehen immer aus 2 Monosacchariden, welche über eine glykosidische Bindung miteinander verbunden sind. Die wichtigsten Vertreter stellen die Maltose, Saccharose (Haushaltszucker) und Lactose (Milchzucker) dar. Die Maltose besteht aus 2 α-D-Glucoseeinheiten, die 1-4-α-glycosidisch miteinander verbunden sind (vgl. Abbildung 36).

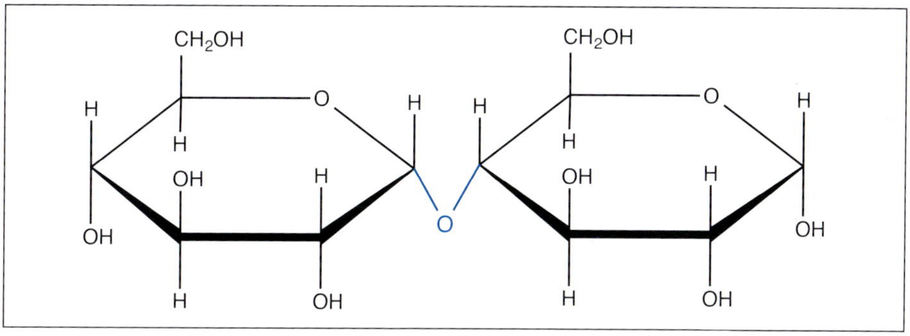

Abbildung 36: Maltose

Die Saccharose, auch Haushaltszucker genannt, besteht aus einer α-D-Glucoseeinheit und einer β-D-Fructoseeinheit, welche 1-2-α,β-glycosidisch miteinander verbunden sind (vgl. Abbildung 37). Durch die Verbindung sind beide anomeren C-Atome miteinander verbunden. Aufgrund dessen sind die Ringe nicht mehr im Stande sich zu öffnen und damit geht ihre reduzierende Eigenschaft verloren.

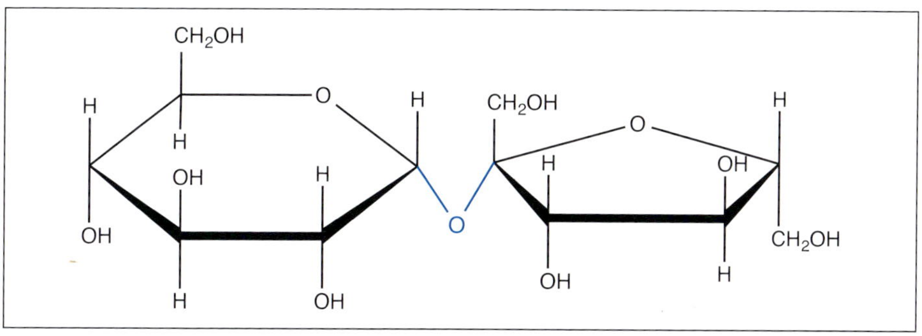

Abbildung 37: Saccharose

Übrig bleibt dann noch die Lactose. Sie besteht aus einer β-D-Galactoseeinheit und einer α-D-Glucoseeinheit (vgl. Abbildung 38). Die Monomere sind 1-4-β-glycosidisch miteinander verbunden.

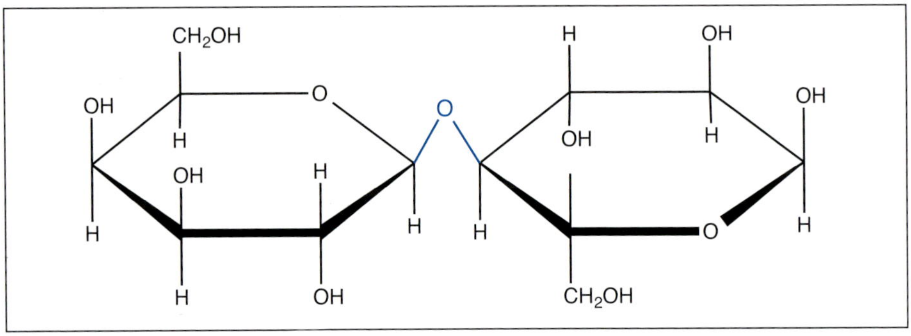

Abbildung 38: Lactose

Polysaccharide

Polysaccharide sind aus mehr als zehn Monosaccharideinheiten aufgebaut. Sie werden je nach Art der Monosaccharide in Homo- und Heteroglykane eingeteilt. Homoglykane sind Polysaccharide, die nur aus einer Art von Monosacchariden aufgebaut sind. Hierzu zählen Stärke, Glykogen und Cellulose, die ausschließlich D-Glucoseeinheiten besitzen. Im Gegensatz dazu stehen die Heteroglykane, die aus mehreren Arten von Monosacchariden aufgebaut sind. Bcispielsweise ist Pektin und Murein zu nennen.

Für den HAM-Nat-Test ist es notwendig, die Bestandteile der drei bekanntesten Polysaccharide zu kennen. Diese sind Stärke, Cellulose und Glykogen.

Die Stärke, welche ausschließlich von Pflanzen produziert wird, stellt ein Gemisch aus Molekülen dar, die Amylose und das Amylopektin. Die Amylose besteht aus aneinandergereihten α-D-Glucose Molekülen, welche immer 1,4-α-glykosidisch miteinander verknüpft sind. Durch diese Art der Verknüpfung entsteht eine helicale Struktur. Das Molekül Amylopektin ist ganz ähnlich aufgebaut. Dieses besteht aus α-D-Glucose Molekülen, welche immer 1,4-α-glykosidisch und zusätzlich alle 12–25 Moleküle 1,6-α-glykosidisch miteinander verknüpft. Durch die Quervernetzungen entsteht eine Art Astgabelstruktur.

Das Molekül *Cellulose* findet man in Zellwänden von Pflanzen. Es besteht aus β-D-Glucose-Einheiten, welche immer 1,4-β-glykosidisch miteinander verknüpft sind. Diese β-glykosidischen Bindungen können menschliche Enzyme nicht spalten. Daher spricht man bei Cellulose auch von Ballaststoffen, da diese nicht verdaut werden können.

Das letzte Molekül ist das *Glykogen*. Das Glykogen stellt den Glucosespeicher von tierischen, eukaryotischen Zellen dar. Es besteht aus α-D-Glucose-Einheiten, welche immer 1,4-α-glykosidisch und zusätzlich alle 12–25 Moleküle 1,6-α-glykosidisch miteinander verknüpft sind. Somit ist das Glykogen dem Amylopektin sehr ähnlich, aber in den Verzweigungen nicht ganz so regelmäßig.

Der Großteil der Polysaccharide wird in eukaryotischen Organismen enzymatisch in Di- oder Monosaccharide gespalten. Eine weitere Möglichkeit die glykosidschen Bindungen zu spalten, wäre eine saure Spaltung (Hydrolyse) in Gegenwart von Wasser.

4.1.4.8 Proteine

Proteine oder auch Eiweiße genannt, bestehen aus aneinander gereihten Aminosäuren. Aminosäuren sind immer gleich aufgebaut. Sie bestehen aus einer Amino-Gruppe, einer Carboxyl-Gruppe und einem variablen Rest. Aminosäuren sind amphotere Moleküle. Somit können sie als Protonendonator und -akzeptor gleichzeitig reagieren (vgl. 4.1.8.1.1, S. 82).

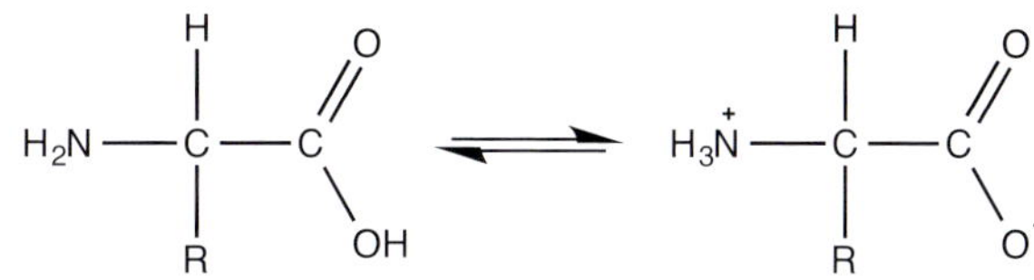

Abbildung 39: Grundstruktur der Aminosäuren

Der variable Rest der Aminosäure gibt sehr viel Aufschluss über deren Reaktivität mit anderen Molekülen. Man kann sie unterteilen in unpolare, polare, saure und basische Aminosäuren.

Die Aminosäuren in Abbildung 40, welche ein * besitzen, sind essenziell für den Menschen. Desweiteren sind alle Aminosäuren (außer Glycin) optisch aktiv. Das heißt es gibt sie in L- oder D-Konfiguration. Die natürlich vorkommende ist die L-Konfiguration.

Möchte man ein Protein beschreiben, dann gibt es dafür 4 verschiedene Strukturen, welche ein Protein besitzt. Es werden immer alle vier dabei betrachtet:

1. *Primärstruktur:* Die Primärstruktur beschreibt die Reihenfolge der einzelnen Aminosäuren, die Aminosäuresequenz (z. B.: Asp-Gly-His-Ser-Leu-...).
2. *Sekundärstruktur:* Die Sekundärstruktur beschreibt die räumliche Anordnung des Moleküls. Es kann entweder in einer α-Helix oder β-Faltblatt Struktur angeordnet sein.
3. *Tertiärstruktur:* Die Tertiärstrukrur beschreibt die intramolekulare Wechselwirkung im Molekül. Es können je nach Rest an der Aminosäure folgende Wechselwirkungen auftreten: van-der-Waals-Kräfte, Dipol-Dipol-Wechselwirkungen, Wasserstoffbrückenbindungen, Disulfidbrücken (S-S-Brücke) und Ionenwechselwirkungen.
4. *Quatärstruktur:* Die Quatärstruktur beschreibt intermolekulare Wechselwirkung zwischen mindestens 2 Molekülen. Es können je nach Rest an der Aminosäure folgende Wechselwirkungen auftreten: van-der-Waals-Kräfte, Dipol-Dipol-Wechselwirkungen, Wasserstoffbrückenbindungen, Disulfidbrücken und Ionenwechselwirkungen.

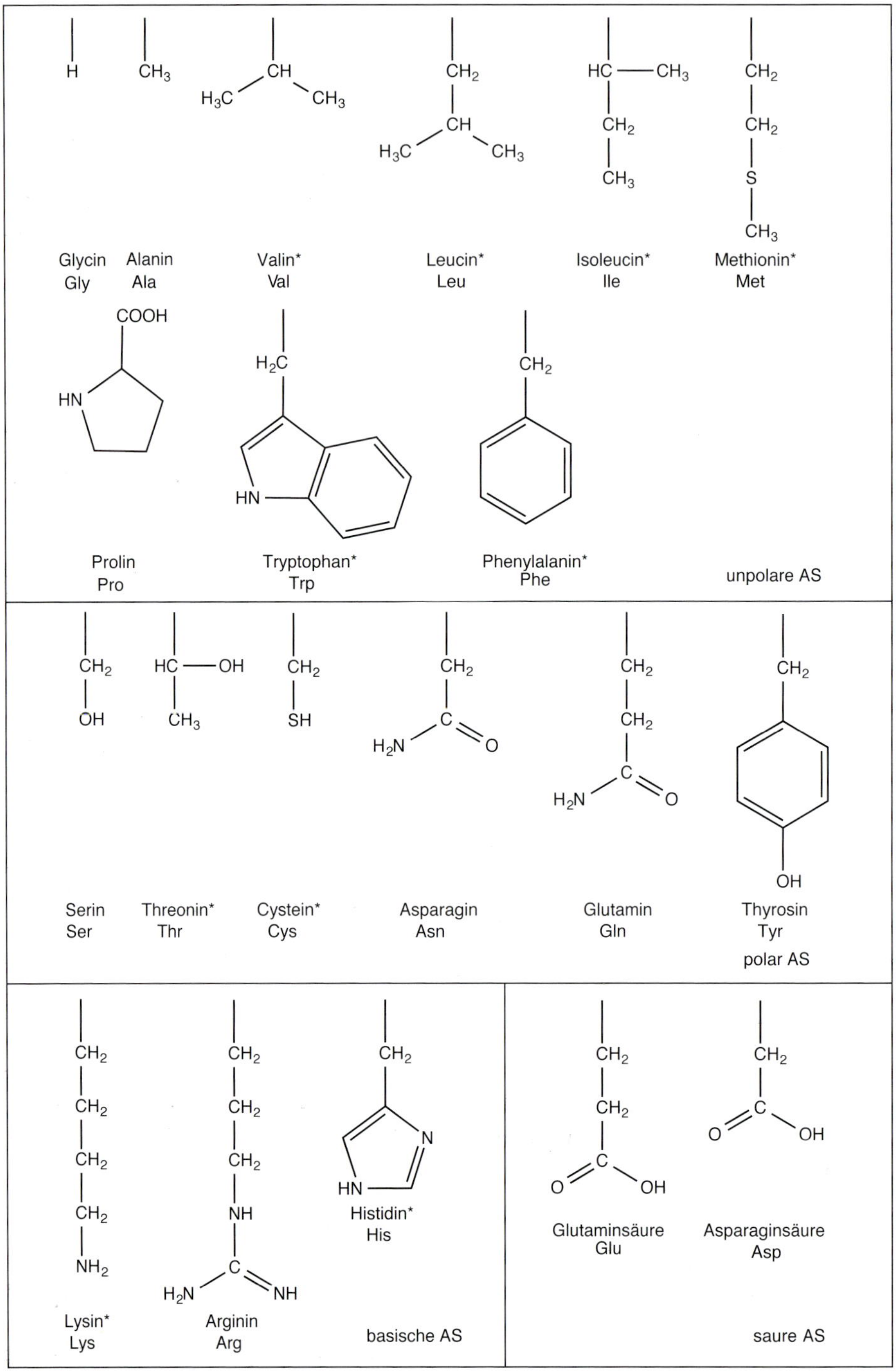

Abbildung 40: Einteilung der Aminosäuren

4.1.4.9 Fette

Aufbau von Fetten

Fette oder Lipide sind neutrale Naturstoffe, die aus dem Tier- und Pflanzenreich stammen, hydrophob und lipophil sind. Der größte Teil der Lipide besteht aus Fettsäuren, langen Monocarbonsäureketten und einem Glycerinmolekül. Diese nennt man auch Triglyceride. Dabei werden die OH-Gruppen vom Glycerin mittels der Carbonsäure unter Abspaltung von Wasser verestert. Dies kann dreimal passieren und es muss nicht immer die gleiche Fettsäure verestert werden (vgl. Abbildung 41).

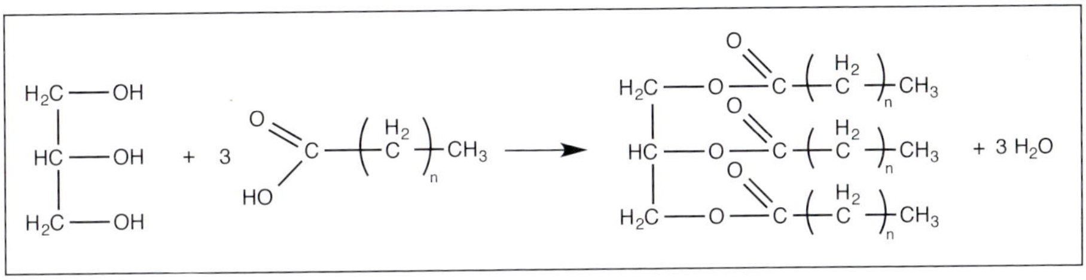

Abbildung 41: Fette

Lipide unterscheidet man in Öle und Fette, also in flüssige und feste Lipide. Die festen Lipide enthalten sogenannte gesättigte Fettsäuren, ohne Doppelbindungen. Ein Beispiel dafür ist die Stearinsäure (vgl. Abbildung 42).

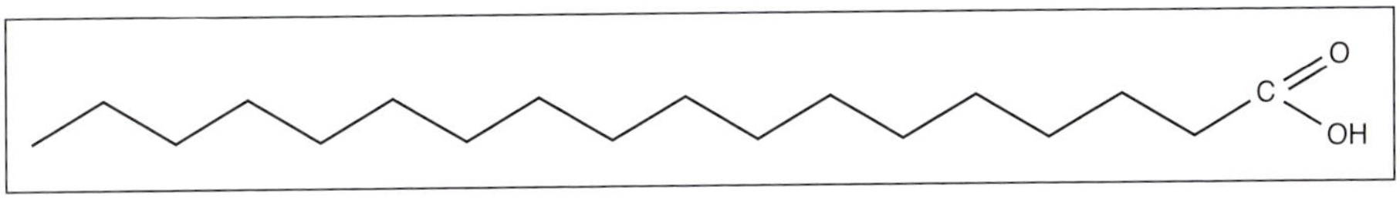

Abbildung 42: Stearinsäure, C_{18}-Carbonsäure

Die flüssigen Lipide enthalten ungesättigte Fettsäuren, mit Doppelbindungen. Je mehr Doppelbindungen vorhanden sind, desto flüssiger ist das Fett. Ein Beispiel dafür ist die Linolensäure (vgl. Abbildung 43).

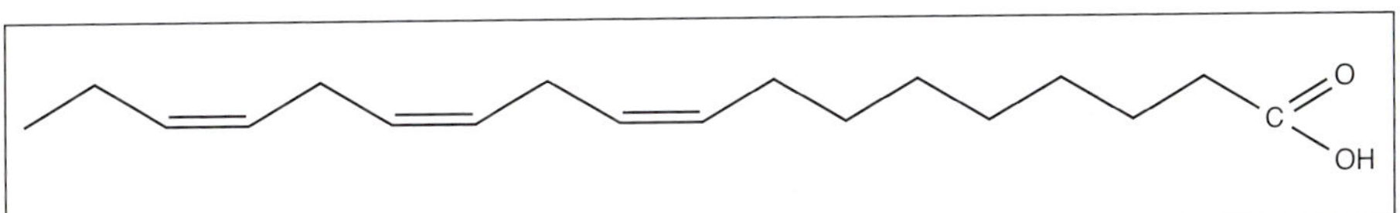

Abbildung 43: Linolensäure, C_{18}-Carbonsäure mit 3 Doppelbindungen

Verseifung

Unter Verseifung versteht man, dass Fette hydrolytisch gespalten werden (vgl. Abbildung 44). Dafür gibt man zu dem Fett eine Lauge. Diese spaltet die Esterbindung im Fett auf, lässt Glycerin wieder entstehen und das Salz der Fettsäure. Das Salz der Fettsäure bezeichnet man als Seife.

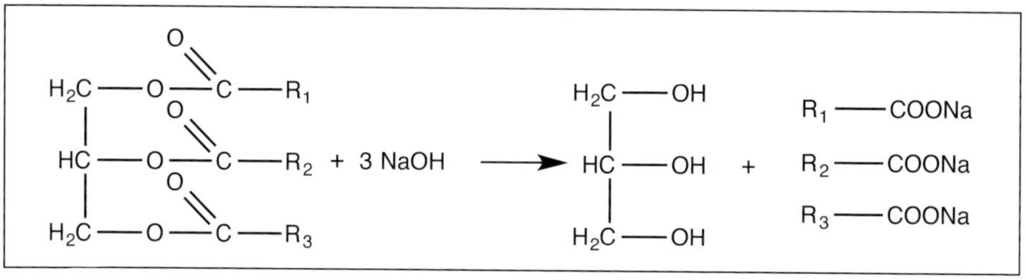

Abbildung 44: Verseifung

Hydrierung

Die Hydrierung von Fetten beschreibt den katalytischen Einbau von Wasserstoff. Dadurch ist es möglich aus ungesättigten gesättigte Fettsäuren herzustellen. Es ist auch möglich mehrfachungesättigte Fettsäuren selektiv zu hydrieren, also nur bestimmte Doppelbindungen zu entfernen.

4.1.5 Rechnen in der Chemie

Für das Rechnen in der Chemie gibt es fünf wichtige Größen, die immer wiederkehren. Das sind die Masse, die molare Masse, die Stoffmenge, das Volumen und die Konzentration. Alle diese Größen werden in den folgenden Kapiteln die Grundlage darstellen. Zu beachten sind immer die Einheiten der jeweiligen Größen, damit diese miteinander verrechnet werden können. Sollten die Einheiten nicht in der richtigen Dimension vorliegen, müssen diese zu Beginn umgerechnet werden.

4.1.5.1 Masse

Als Masse bezeichnet man in der Chemie die eingesetzte Menge an Stoff. Die Masse bekommt die Variable m und die Einheit Gramm (g). Sollte die Masse nicht gegeben sein, so ist es möglich sie über das Volumen V und die Dichte ρ zu berechnen.

$$m = V \cdot \rho$$

4.1.5.2 Stoffmenge

Die Stoffmenge beschreibt, wie viele Teilchen in der eingesetzten Masse enthalten sind. Die Stoffmenge bekommt die Variable n und die Einheit Mol. Dabei beschreibt 1 Mol $6{,}022 \cdot 10^{27}$ Teilchen. Um die Stoffmenge zu berechnen wird die eingesetzte Masse m durch die molare Masse M geteilt. Die molare Masse stellt das Gewicht eines Atoms oder Moleküls pro 1 Mol dar und ist ein tabellierter Wert. Die Einheit der molaren Masse ist $\frac{g}{mol}$.

$$\mathrm{n} = \frac{m}{M}$$

4.1.5.3 Konzentration

Die Konzentration gibt an, wie viele Teilchen in einem bestimmten Volumen enthalten sind. Sie bekommt die Variable c und die Einheit $\frac{mol}{L}$. Um die Konzentration zu berechnen, bildet man den Quotienten aus der Stoffmenge und dem eingesetzten Volumen.

$$\mathrm{c} = \frac{n}{V}$$

4.1.6 Thermodynamik

Die Thermodynamik, auch als Wärmelehre bezeichnet, beschäftigt sich mit der Möglichkeit, durch die Umwandlung von Energie Arbeit zu verrichten. Zu beachten ist dabei immer, dass nach dem Energieerhaltungssatz die Summe aller Energieformen konstant bleibt. Wichtig bei der Berechnung sind die intensiven Zustandsgrößen (Temperatur, Druck, und Konzentration) und extensiven Zustandsgrößen (Enthalpie, Entropie, Volumen und Teilchenzahl).

4.1.6.1 Exotherme und endotherme Reaktionen

Betrachtet man eine chemische Reaktion nach ihrem Energieumsatz, so kann man sie in exotherme und endotherme Reaktionen unterteilen. Zunächst verlaufen beide Reaktionen gleich. Man beginnt auf einem bestimmten Energieniveau, dass der Edukte. Damit jetzt eine Reaktion starten kann, muss man erst einmal Energie hinzufügen. Diese Energie bezeichnet man als Aktivierungsenergie E_A. Die Aktivierungsenergie muss erst vollständig überwunden werden, damit eine Reaktion ablaufen kann. Durch die Aktivierungsenergie werden Bindungsbrüche in den Molekülen hervorgerufen. Bis zu diesem Punkt unterscheiden sich endo- und exotherme Reaktionen nicht.

Wie in Abbildung 45 zu erkennen ist, sind bei einer exothermen Reaktion nach der Reaktion die Produkte energieärmer, als die Edukte zu Beginn.

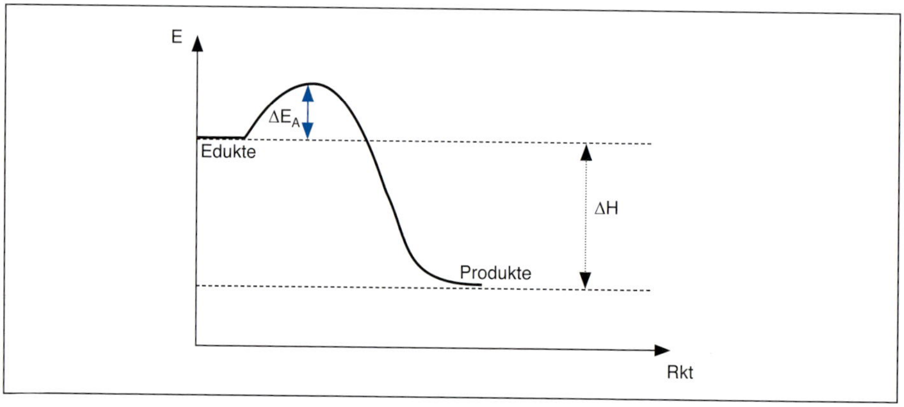

Abbildung 45: Exotherme Reaktion

Da keine Energie verloren gehen kann, wird sie als Wärme an die Umgebung abgegeben. Im Gegensatz dazu steht die endotherme Reaktion, bei der die Produkte energiereicher sind, als die Edukte. Die benötige Energie wird der Umgebung als Wärme entzogen (vgl. Abbildung 46).

Der blaue Pfeil stellt in beiden Abbildungen die Aktivierungsenergie dar. Der gepunktete Pfeil stellt die ab- oder aufgenommene Energie dar, die Reaktionsenthalpie ΔH_R. Die Reaktionsenthalpie stellt demnach die Energie dar, welche pro Teilchen umgesetzt wird. Die Einheit dafür lautet $\frac{kJ}{mol}$. Bei einer exothermen Reaktion hat ΔH_R immer ein negatives (–) Vorzeichen. Endotherme Reaktionen hingegen haben immer ein positives (+) Vorzeichen. Die Reaktionsenthalpie ist ein tabellierter Wert. Dieser lässt sich aber auch berechnen, wenn er nicht gegeben ist. Dafür benötigt man die jeweiligen Standartbildungsenthalpien ΔH_B^0 aller an der Reaktion beteiligten Stoffe. Die Bildungsenthalpie ist je nach Stoff ein feststehender Wert, welcher die Energie beschreibt, die nötig ist, um den Stoff zu bilden. Berechnen lässt sich die Reaktionsenthalpie wie folgt:

$$\Delta H_R^0 = \Sigma \Delta H_B^0(\text{Produkte}) - \Sigma \Delta H_B^0(\text{Edukte})$$

Die letzte wichtige Energie ist die freie Enthalpie ΔG, auch Gibbs-Energie genannt. Die freie Enthalpie gibt an, ob eine Reaktion spontan oder nicht spontan abläuft. Berechnen lässt sich die freie Enthalpie folgendermaßen:

$$\Delta G = \Delta H_R - T \cdot \Delta S$$

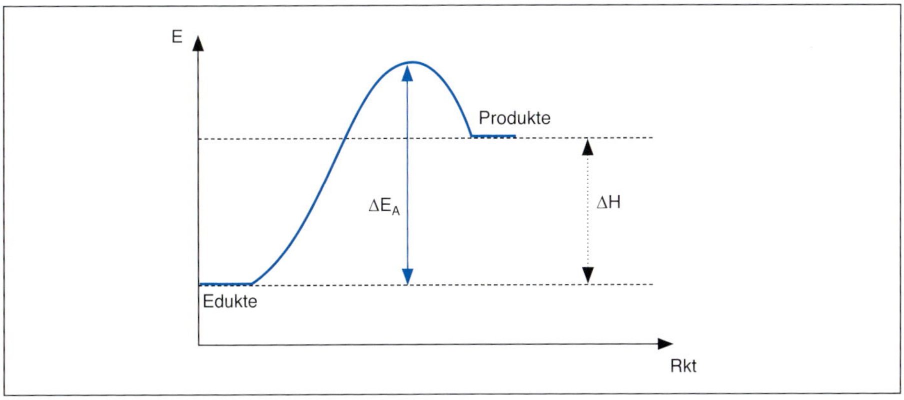

Abbildung 46: Endotherme Reaktion

Nach der Berechnung der freien Enthalpie kann man folgende Aussagen treffen:

$\Delta G < 0$; Reaktion verläuft exergonisch (spontan)

$\Delta G = 0$; Reaktion liegt im Gleichgewicht (nicht spontan)

$\Delta G > 0$; Reaktion verläuft endergonisch (nicht spontan)

Dabei ist die Temperatur T in Kelvin (K) und ΔS die Entropie. Die Entropie beschreibt die Unordnung der Moleküle im Raum. Je größer die Unordung, desto besser läuft die Reaktion ab. Üblicherweise wird die Entropie in $\frac{J}{mol \cdot K}$ angegeben. Die Entropie ist ein tabellierter Wert, welcher aber aus der Differenz von Produkt und Edukt berechnet werden kann.

$$\Delta S = \Sigma\Delta S\,(\text{Produkte}) - \Sigma\Delta S\,(\text{Edukte})$$

Daher ist es immer wichtig bei der Berechnung der freien Enthalpie, dass entweder die Reaktionsenthalpie oder die Entropie umgerechnet werden muss, da es sonst Probleme mit den Einheiten gibt.

Ziel sollte es sein, seine Bedingungen immer so zu wählen, dass es sich um eine exergonische Reaktion handelt. Ist die Reaktion endergonisch, so muss noch Energie hinzugefügt werden, damit die Reaktion überhaupt ablaufen würde.

Als Beispiel für die Berechnung der freien Enthalpie, bei 25 °C, wird folgende Reaktion betrachtet: $3H_2 + N_2 \rightarrow 2NH_3$. Die Reaktionsenthalpie soll $-46\,\frac{kJ}{mol}$ und die Entropie $193\,\frac{J}{mol \cdot K}$ entsprechen. Daraus ergibt sich:

$$\Delta G = -46\,\frac{kJ}{mol} - (298\,K \cdot (0{,}193\,\frac{kJ}{mol \cdot K})).$$

Am Ende kommt man auf eine freie Enthalpie von $-105{,}004\,\frac{kJ}{mol}$. Dies würde bedeuten, dass die Reaktion exergonisch ist.

4.1.6.2 Reaktionsgeschwindigkeit

Die Reaktionsgeschwindigkeit beschreibt, wie viele Edukte sich in einer bestimmten Zeit in Produkte umgesetzt haben. Die Variable der Reaktionsgeschwindigkeit ist v und die Einheit ist immer unterschiedlich. Zum Berechnen der Reaktionsgeschwindigkeit muss man zuerst die Ordnung der jeweiligen Reaktion bestimmen. Die Reaktionsordnung wird durch die Anzahl der Mol der Konzentration (Konzentration des Stoffes in [...] angeben) der Edukte die miteinander reagieren bestimmt.

0. Ordnung: $A \rightarrow B$ $v = k$

Eine Reaktion 0. Ordnung ist eine konzentrationsunabhängige Reaktion. Das bedeutet, dass egal wie viel eingesetzt wird, immer die gleiche Menge an Produkten entsteht. Ein Beispiel für diese Art von Reaktion ist der atomare Zerfall in einem definierten Zeitintervall.

1. Ordnung:	$A \rightarrow B$	$v = k \cdot [A]$
2. Ordnung:	$2A \rightarrow B$	$v = k \cdot [A]^2$
oder	$A + B \rightarrow C$	$v = k \cdot [A] \cdot [B]$
3. Ordnung:	$3A \rightarrow B$	$v = k \cdot [A]^3$
oder	$2A + B \rightarrow C$	$v = k \cdot [A]^2 \cdot [B]$
oder	$A + B + C \rightarrow D$	$v = k \cdot [A] \cdot [B] \cdot [C]$

... usw.

Der Faktor k stellt die Geschwindigkeitskonstante dar. Die Geschwindigkeitskonstante ist ein tabellierter Wert, welcher bei jeder Reaktion variiert.

4.1.7 Chemisches Gleichgewicht

Ein chemisches Gleichgewicht ist eine Reaktion bei der Hin- und Rückreaktion gleichzeitig ablaufen. Das bedeutet, sollte sich das chemische Gleichgewicht einmal eingestellt haben, kann man die Reaktion noch tagelang ablaufen lassen, aber es wird kein weiteres Produkt mehr gebildet, da das entstandene Produkt immer wieder zurück reagiert.

4.1.7.1 Massenwirkungsgesetz

Reaktionen, die ein chemisches Gleichgewicht darstellen, folgen immer dem gleichen Muster:

$$aA + bB \rightleftharpoons cC + dD$$

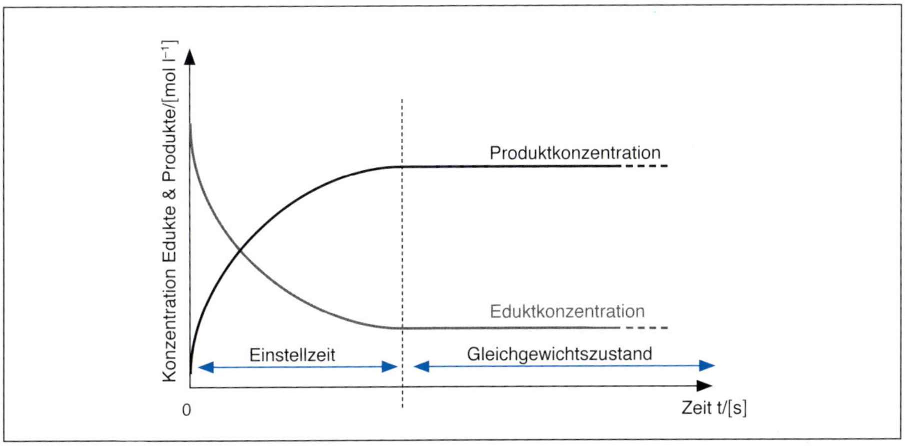

Abbildung 47: Reaktionsverlauf eines chemischen Gleichgewichts

Es ist nicht zwingend notwendig, dass immer Stoff A und B zu C und D reagieren. Möglich ist sowohl für die Hin- als auch die Rückreaktion, die Gleichgewichtskonstante K zu berechnen. Dafür bildet man den Quotienten aus dem Produkt der Konzentrationen der Produkte und dem Produkt der Konzentrationen der Edukte. Für die Hinreaktion lautet die Gleichung:

$$K = \frac{[C]^c [D]^d}{[A]^a [B]^b}$$

Je nach dem welchen Wert K annimmt, kann man folgende Aussage treffen:

$K > 1$; bei der Reaktion entstehen mehr Produkte

$K = 1$; Reaktion liegt im Gleichgewicht

$K < 1$; bei der Reaktion entstehen mehr Edukte

4.1.7.2 Prinzip von Le Chatelier

Das Prinzip von Le Chatelier besagt, dass ein chemisches Gleichgewicht immer dem kleinsten Zwang entgegen wirkt. Das bedeutet, dass man durch äußere Einflüsse das Gleichgewicht in eine bestimmte Richtung leiten kann. Dies kann man sich zunutze machen, um mehr Produkte zu erhalten. Es gibt drei Möglichkeiten ein chemisches Gleichgewicht zu beeinflussen.

Temperatur: Wie man die Temperatur regeln muss, sagt einem die Reaktionsenthalpie. Sollte es eine exotherme Reaktion sein ($\Delta H = (-) \frac{kJ}{mol}$), dann muss man kühlen. Ist es eine endotherme Reaktion ($\Delta H = (+) \frac{kJ}{mol}$), muss man die Reaktion erwärmen, um mehr Produkte zu erhalten.

Druck: Bei einem chemischen Gleichgewicht kann man den Druck nur ändern, wenn die Anzahl der eingesetzten Teilchen der Edukte (Mol) nicht der Anzahl der entstehenden Teilchen der Produkte (Mol) entspricht.

$$aA + bB \rightleftharpoons cC + dD; \qquad a + b \neq c + d$$

Wenn mehr Mol Edukt, als Produkt vorhanden ist, muss der Druck erhöht werden. Sollten aber mehr Mol Produkt, als Edukte vorhanden sein, dann muss der Druck gesenkt werden, um mehr Produkt zu erhalten. Ist die Anzahl der Mol gleich, ist eine Druckänderung zwecklos.

Konzentration der Produkte: Bei einem normalen Verlauf eines chemischen Gleichgewichts entstehen nach einer gewissen Zeit nicht mehr Produkte, da diese immer wieder zurück reagieren. Wenn man aber immer wieder die Konzentration der Produkte verringert, dann kann man die Edukte fast vollständig umsetzen.

4.1.7.3 Katalysatoren

Katalysatoren sind Stoffe, welche die Aktivierungsenergie einer Reaktion senken und vor beziehungsweise nach der Reaktion gleich vorliegen. Man unterscheidet sie in homogene und heterogene Katalysatoren. Von einem homogene Katalysatoren spricht man, wenn bei einer chemischen Reaktion der Katalysator und die Edukte in derselben Phase vorliegen. Sollten der Katalysator und das Edukt zwei unterschiedliche Phasen darstellen, so spricht man von einem heterogenen Katalysator. Vereinfacht sieht das Energiediagramm wie in Abbildung 48 dargestellt aus.

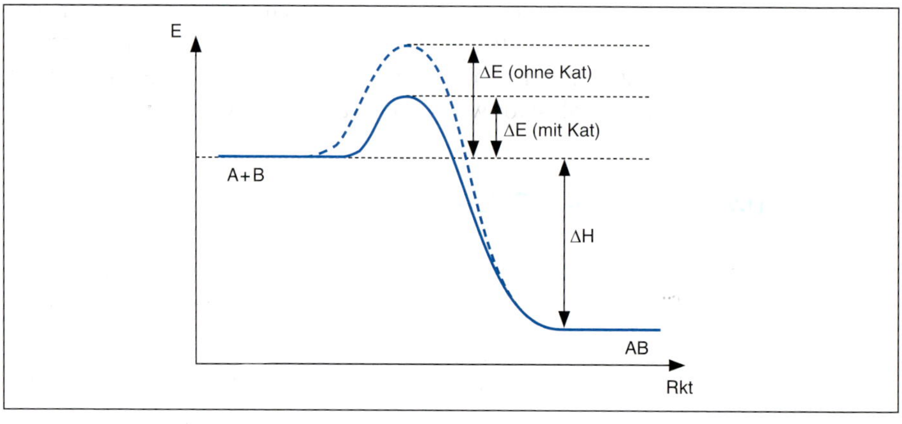

Abbildung 48: Energiediagramm mit und ohne Katalysator

Der genaue Reaktionsverlauf sieht aber ganz anders aus, da der Katalysator erst mit einem Stoff reagiert und somit dessen energetischen Grundzustand erhöht.

In Abbildung 49 sind zwei Grafen dargestellt. Der schwarze stellt den Reaktionsverlauf ohne Katalysator und der blaue Graf mit Katalysator.

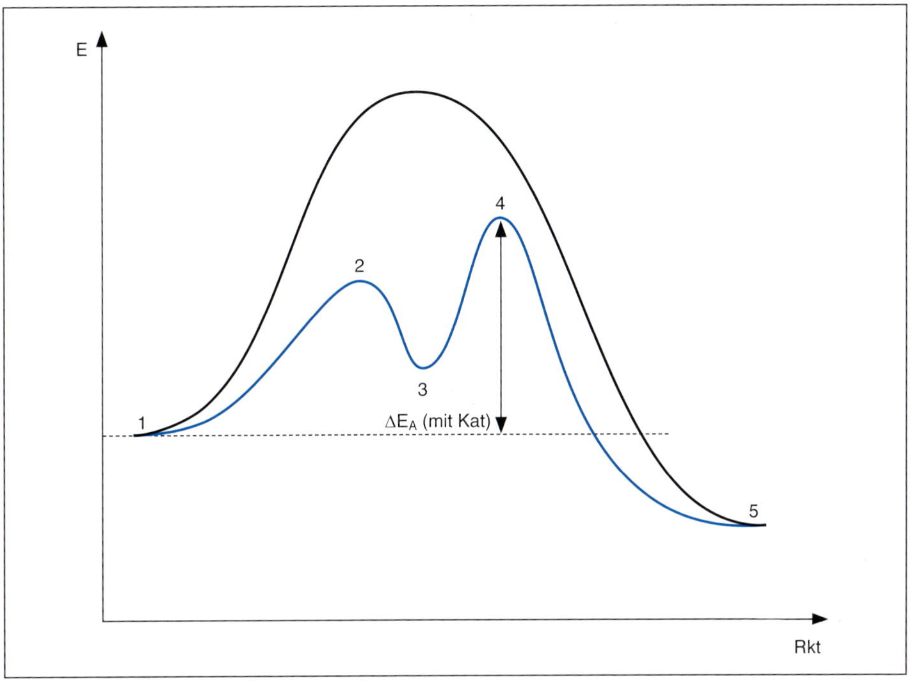

Abbildung 49: Genauer Reaktionsverlauf mit Katalysator

Beim Reaktionsverlauf mit Katalysator, hat man zu Beginn die Edukte, beispielsweise A + B, und den Katalysator [Kat] (Schritt 1). Im weiteren Reaktionsverlauf reagiert A mit dem [Kat] zu A-[Kat] (Schritt 2). Danach reagiert B mit A-[Kat] (Schritte 3) und es entsteht B-A-[Kat] (Schritt 4). Dieses reagiert dann zu AB + [Kat] (Schritt 5). Somit liegt am Ende der Katalysator wieder wie zu Beginn der Reaktion vor.

4.1.8 Säuren, Basen und Salze

Säuren und Basen sind Flüssigkeiten oder Gase, welche den pH-Wert beeinflussen. Beide sind ätzend für die menschliche Haut. Für eine genauere Definition können verschiedene Theorien benutzt werden.

Die Theorien, welche am meisten verwendet werden, sind in diesem Kapitel erläutert.

4.1.8.1 Definitionen

Die modernen Definitionen von Säure und Basen lassen sich in zwei Varianten unterteilen. Zum Einen gibt es die Theorie nach Brønsted, zum Anderen die nach Lewis. Beide Theorien sind als richtig anzusehen, aber meistens wird die Theorie von Brønsted bevorzugt.

4.1.8.1.1 Säure-Base-Theorie nach Brønsted

Nach Brønsted sind Säuren Protonendonatoren. Das heißt sie können ein Proton (H^+) abgeben. Basen bezeichnet er als Protonenakzeptoren. Das heißt sie können ein Proton aufnehmen. Hat man in einer Reaktion einen Protonendonator und -akzeptor, dann bilden diese beiden ein korrespondierendes Säure-Base-Paar. Hierbei nimmt die Base das Proton der Säure auf (vgl. Abbildung 50).

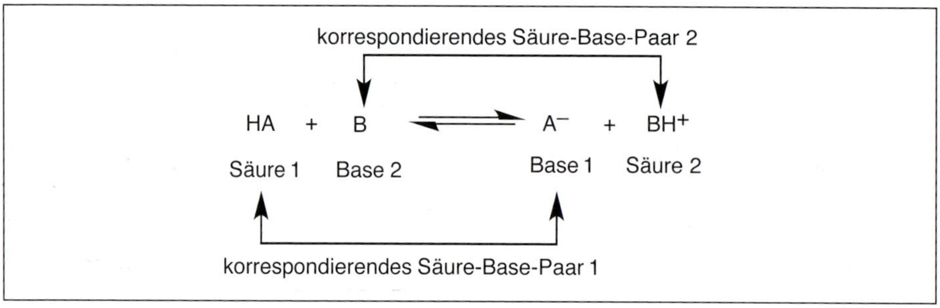

Abbildung 50: Korrespondierende Säure-Base-Paare

4.1.8.1.2 Säure-Base-Theorie nach Lewis

Nach Lewis sind Säuren (Lewis-Säuren genannt), Moleküle oder Ionen mit einer nicht vollbesetzten äußeren Elektronenschale, die ein Elektronenpaar von einer Base zur Bildung einer kovalenten Bindung aufnehmen können. Lewis-Basen sind Moleküle, die über ein freies Elektronenpaar verfügen und mit Säuren durch Bereitstellung dieses Elektronenpaares eine kovalente Bindung eingehen können. Das daraus entstehende Molekül nennt man Säure-Base-Komplex (vgl. Abbildung 51).

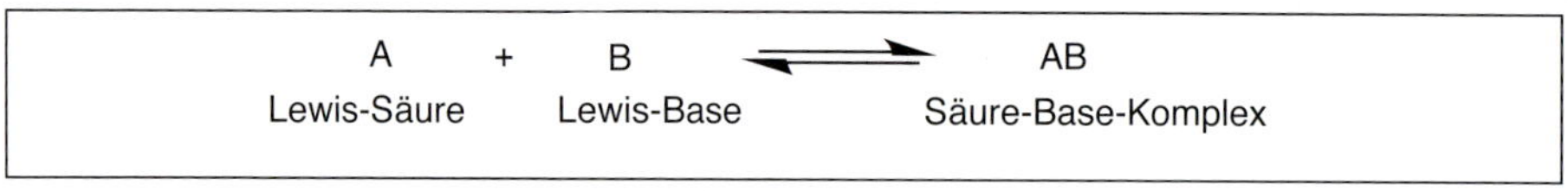

Abbildung 51: Säure-Base-Komplex nach Lewis

4.1.8.2 Säuren und Basen

Säuren und Basen sind wichtige Grundlagen der Chemie. Säuren bestehen immer aus einem Wasserstoffatom und einem Nichtmetall. Das Nichtmetall kann in einigen Fällen auch noch oxidiert vorliegen. In der folgenden Tabelle alle wichtigen Säuren dargestellt und müssen auswendig gelernt werden, vorallem deren Säurerestionenname.

Tabelle 12: Wichtige Säuren

Name	Formel	Dissoziation	Säurerestion
Salzsäure	HCl	$HCl \rightarrow H^+ + Cl^-$	Chloridion
Flourwasserstoff	HF	$HF \rightarrow H^+ + F^-$	Fluoridion
Bromwasserstoff	HBr	$HBr \rightarrow H^+ + Br^-$	Bromidion
Iodwasserstoff	HI	$HI \rightarrow H^+ + I^-$	Iodidion
Salpetersäure	HNO_3	$HNO_3 \rightarrow H^+ + NO^{3-}$	Nitration
salpetrige Säure	HNO_2	$HNO_2 \rightarrow H^+ + NO^{2-}$	Nitrition
Cyanwasserstoff	HCN	$HCN \rightarrow H^+ + CN^-$	Cyanidion
Ameisensäure	$HCOOH$	$HCOOH \rightarrow H^+ + HCOO^-$	Formation
Essigsäure	CH_3COOH	$CH_3COOH \rightarrow H^+ + CH_3COO^-$	Acetation
Schwefelsäure	H_2SO_4	$H_2SO_4 \rightarrow 2H^+ + SO_4^{2-}$	Sulfation
schweflige Säure	H_2SO_3	$H_2SO_3 \rightarrow 2H^+ + SO_3^{2-}$	Sulfition
Schwefelwasserstoff	H_2S	$H_2S \rightarrow 2H^+ + S^{2-}$	Sulfidion
Kohlensäure	H_2CO_3	$H_2CO_3 \rightarrow 2H^+ + CO_3^{2-}$	Carbonation
Phosphorsäure	H_3PO_4	$H_3PO_4 \rightarrow 3H^+ + PO_4^{3-}$	Phosphation
Phosphonsäure	H_3PO_3	$H_3PO_3 \rightarrow 3H^+ + PO_3^{3-}$	Phosphition

In der Tabelle 12 sind die wichtigsten Säuren und deren Anionen abgebildet. Dort zu sehen sind unter anderem die Halogensäuren. Die Halogensäuren können zusätzlich auch oxidiert werden. In Tabelle 13 wird dies am Beispiel von Chlor vorgemacht. Um auf die anderen oxidierten Halogensäuren zu kommen, muss jeweils nur das Chlor durch ein anderes Halogen ersetzt werden.

Tabelle 13: Oxidierte Halogensäuren

Name	Formel	Dissoziation	Säurerestion
hypochlorige Säure	$HClO$	$HClO \rightarrow H^+ + ClO^-$	Hypochlorition
chlorige Säure	$HClO_2$	$HClO_2 \rightarrow H^+ + ClO_2^-$	Chlorition
Chlorsäure	$HClO_3$	$HClO_3 \rightarrow H^+ + ClO_3^-$	Chloration
Perchlorsäure	$HClO_4$	$HClO_4 \rightarrow H^+ + ClO_4^-$	Perchloration

Eine Base besteht aus einem Metall und Hydroxidionen. Die Anzahl der Hydroxidionen ist abhängig von der Wertigkeit des Metalls. Es gibt eine Ausnahme bei den Basen und das ist der Ammoniak (vgl. Tabelle 14). Dieser kann nur als Protonenakzeptor reagieren und lässt daher auch keine Hydroxidionen entstehen. Das so entstandene Kation heißt Ammoniumion (NH_4^+).

Tabelle 14: Aufbau von Basen

Name	Formel	Dissoziation
Natriumhydroxid	$NaOH$	$NaOH \rightarrow Na^+ + OH^-$
Calciumhydroxid	$Ca(OH)_2$	$Ca(OH)_2 \rightarrow Ca^{2+} + 2OH^-$
Aluminiumhydroxid	$Al(OH)_3$	$Al(OH)_3 \rightarrow Al^{3+} + 3OH^-$
Germaniumhyroxid	$Ge(OH)_4$	$Ge(OH)_4 \rightarrow Ge^{4+} + 4OH^-$
Ammoniak	NH_3	$NH_3 + H^+ \rightarrow NH_4^+$

4.1.8.3 Salze

Lässt man eine Säure und eine Base miteinander reagieren, so entsteht immer ein Salz und Wasser (vgl. Tabelle 15). Die Ausnahme besteht auch hier im Ammoniak. Wenn Ammoniak mit einer Säure reagiert, entsteht nur das Salz und kein Wasser. Salze können im wässrigen Milieu dissoziieren (Zerfallen in Ionen).

Tabelle 15: Beispiele für Salze

Reaktionsgleichung	Dissoziation
$HCl + NaOH \rightarrow NaCl + H_2O$	$NaCl \rightarrow Na^+ + Cl^-$
$H_2SO_4 + Mg(OH)_2 \rightarrow MgSO_4 + 2H_2O$	$MgSO_4 \rightarrow Mg^{2+} + SO_4^{2-}$
$H_3PO_4 + Al(OH)_3 \rightarrow AlPO_4 + 3H_2O$	$AlPO_4 \rightarrow Al^{3+} + PO_4^{3-}$
$3H_2CO_3 + 2Ga(OH)_3 \rightarrow Ga_2(CO_3)_3 + 6H_2O$	$Ga_2(CO_3)_3 \rightarrow 2Ga^{3+} + 3CO_3^{2-}$
$4H_3PO_3 + 3Ge(OH)_4 \rightarrow Ge_3(PO_3)_4 + 12H_2O$	$Ge_3(PO_3)_4 \rightarrow 3Ge^{4+} + 4PO_3^{3-}$
$NH_3 + HNO_3 \rightarrow NH_4NO_3$	$NH_4NO_3 \rightarrow NH_4^+ + NO_3{}^-$
$2NH_3 + H_2SO_3 \rightarrow (NH_4)_2SO_3$	$(NH_4)_2SO_3 \rightarrow 2NH_4^+ + SO_3^{2-}$
$3NH_3 + H_3PO_4 \rightarrow (NH_4)_3PO_4$	$(NH_4)_3PO_4 \rightarrow 3NH_4^+ + PO_4^{3-}$

4.1.8.4 pH-Wert

Der pH-Wert gibt an, ob eine Lösung sauer, neutral oder basisch ist. Dabei haben neutrale Lösungen den pH-Wert von genau 7, saure Lösungen einen pH-Wert von < 7 und basische einen pH-Wert von > 7. Definiert ist der pH-Wert als negativ dekadischer Logarithmus der Konzentration der Hydroniumionen.

$$\mathrm{pH} = -\lg(c_{(H^+/H_3O^+)})$$

Diese Gleichung gilt für starke Säuren. Für schwache Säuren gilt folgende Gleichung:

$$\mathrm{pH} = \frac{1}{2}(pks - \lg(c_{(Säure)}))$$

Dabei ist der pK_S-Wert die negativ dekadisch logarithmierte Säurekonstante. Dieser Wert ist tabelliert und immer vorgegeben. Der pK_S-Wert gibt Aussage darüber, ob eine Säure stark oder schwach ist.

starke Säure: $pK_S \leq 4{,}5$

schwache Säure: $pK_S > 4{,}5$

Beide Gleichungen können durch das Lösemittel ein falsches Ergebnis liefern, daher gibt es eine Gleichung für den exakten pH-Wert. Um den exakten pH-Wert zu berechnen, gibt es noch eine weitere Gleichung. Diese kann man sich auf einfachstem Wege herleiten. Man geht von einer allgemeinen Gleichung aus, bei der HA eine beliebige Säure und A^- das Säurerestion darstellt.

$$HA \rightleftharpoons H^+ + A^-$$

Jetzt berechnet man die Gleichgewichtskonstante K. Da man eine Säure hat, wird diese als Säurekonstante K_S bezeichnet.

$$K_S = \frac{[H^+][A^-]}{[HA]}$$

Jetzt kann man $[H^+]$ vor den Bruch ziehen, damit es allein steht.

$$K_S = [H^+] \cdot \frac{[A^-]}{[HA]}$$

Danach zieht man auf beiden Seiten den negativen dekadischen Logarithmus. Dadurch wird aus dem K_S der pK_S und aus $[H^+]$ der pH-Wert.

$$pK_S = \mathrm{pH} - \lg\frac{[A^-]}{[HA]}$$

Als letztes muss man die Gleichung nur noch nach dem pH-Wert umstellen.

$$pH = pK_S + \lg\frac{[A^-]}{[HA]}$$

So erhält man die exakte Gleichung zur Berechnung des pH-Werts (Henderson-Hasselbach-Gleichung), wobei der K_S (die Säurekonstante) und pK_S tabellierte Werte darstellen (sind immer gegeben). Sollte der K_S gegeben sein, muss man den negativen dekadischen Logarithmus ziehen, um auf den pK_S zu kommen. Möchte man aus dem pK_S den K_S berechnen, so muss der Wert in die folgende Gleichung eingesetzt werden: $K_S = 10^{-pk_S}$.

Analog dazu gibt es bei Basen den K_B und pK_B Wert. Berechnet wird dann die Konzentration der Hydroxidionen, der pOH-Wert. Dabei sind folgende Aussagen zu beachten:

$$K_S \cdot K_B = 10^{-14}$$

$$pK_S + pK_B = 14$$

$$pH + pOH = 14$$

4.1.8.5 Autoprotolyse des Wassers

Da Wasser ein amphoteres Molekül (Protonendonator und -akzeptor gleichzeitig) ist, kann es mit sich selbst reagieren. So entstehen zwei korrespondierende Säure-Base-Paare, bei dem das eine Molekül die Säure und das andere die Base darstellt. Es entsteht ein Gleichgewicht, welches aber stark auf der Seite des Wassers und nicht auf der Seite der Hydroniumionen und Hydroxidionen liegt.

$$H_2O + H_2O \rightleftharpoons H_3O^+ + OH^-$$

Aus diesem Gleichgewicht, welches sehr stark auf der Seite des Wassers liegt, ergibt sich folgende Beziehung:

$$K_W = \frac{[H_3O^+][OH^-]}{[H_2O]^2}$$

Dabei ist der K_W die Gleichgewichtskonstante des Wassers, welche 10^{-14} ist. Zusätzlich ist zu beachten, dass auf Grund der Gleichgewichtslage die Konzentrationen von H_3O^+ und OH^- jeweils $10^{-7}\,\frac{mol}{L}$ ist und die Konzentration von H_2O immer $1\,\frac{mol}{L}$ ist. Daraus folgt:

$$10^{-14} = [H_3O^+][OH^-] = 10^{-7}\,\frac{mol}{L} \cdot 10^{-7}\,\frac{mol}{L}$$

Danach zieht man auf beiden Seiten den negativen dekadischen Logarithmus ergibt sich Folgendes:

$$14 = pH + pOH = 7 + 7$$

4.1.8.6 Puffer

Puffer sind Lösungen, welche sowohl sauer, als auch basisch reagieren können. Sie bestehen entweder aus einer schwachen Säure und deren Salz oder aus einer mehrwertigen Säure und deren Salz (es reicht das Anion zu betrachten). Für die schwachen Säuren werden organische Säuren und Säuren, deren pK_S-Wert größer als 4,75 ist, gewählt. Ganz wichtig ist dabei, dass es sich um einen einprotonigen Übergang handeln muss. Nur so entsteht ein korrespondierendes Säure-Base-Paar. Die Lösung, in der der Puffer enthalten ist, wird so lange abgepuffert (der pH-Wert wird konstant gehalten), bis der Puffer verbraucht ist. Im Folgenden sind jeweils ein Beispiel für einen Puffer dargestellt:

$$CH_3COOH / CH_3COONa \text{ oder } H_2PO_4^-/HPO_4^{2-}$$

4.1.9 Redox-Chemie

Eine Redoxreaktion ist eine Reaktion, bei der gleichzeitig oxidiert und reduziert wird. Bei einer Oxidation werden Elektronen abgegeben. Die Anzahl der Elektronen entspricht immer der Differenz der Oxidationszahlen. Während der Oxidation nimmt die Oxidationszahl zu. Bei einer Reduktion werden Elektronen aufgenommen. Die Anzahl der Elektronen entspricht immer der Differenz der Oxidationszahlen. Während der Reduktion nimmt die Oxidationszahl ab.

4.1.9.1 Oxidationszahlen

Die Oxidationszahl ist eine formale Größe und wird für die Betrachtung von Redoxreaktionen benötigt. Sie wird immer mit römischen Zahlen angegeben. Zur Bestimmung einer Oxidationszahl gibt es folgende Regeln:

1. Fluor hat in einer Verbindung immer die Oxidationszahl: –I
2. Wasserstoff hat in einer Verbindung fast immer die Oxidationszahl: +I (Ausnahme Metallhydride: –I)
3. Sauerstoff hat in einer Verbindung fast immer die Oxidationszahl: –II (Ausnahme Peroxide: –I)
4. Elemente/Atome haben immer die Oxidationszahl: 0
5. Moleküle haben immer insgesamt die Oxidationszahl: 0
6. Ionen haben immer ihre Ladung als Oxidationszahl
7. zwei gleiche, miteinander verbundene Atome, in einem Molekül, haben zueinander die Oxidationszahl: 0

Alle anderen Atome in einem Molekül müssen immer mit Hilfe der Regeln berechnet werden. Atome können immer unterschiedliche Oxidationszahlen haben.

In Abbildung 52 ist das Molekül Methan dargestellt. Dieses besteht aus 4 Wasserstoffatomen und einem Kohlenstoffatom. Da Moleküle immer insgesamt die Oxidations-

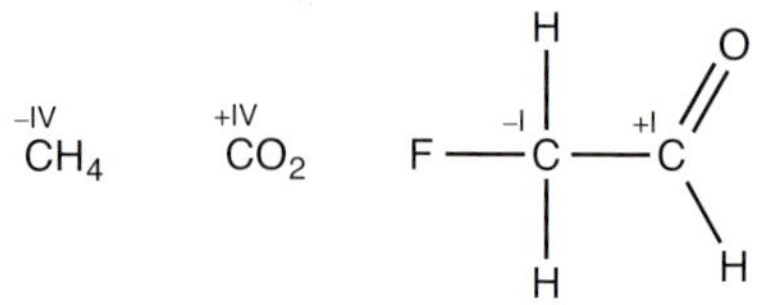

Abbildung 52: Beispiele für Oxidationszahlen

zahl 0 haben, muss die Oxidationszahl von Kohlenstoff berechnet werden. Dafür betrachtet man die Oxidationszahl von H, welche +I ist. Da Wasserstoff vier mal vorhanden ist, ist die Oxidationszahl von Kohlenstoff –IV. Analog dazu kann man jetzt auch das C-Atom im Kohlenstoffdioxid berechnen. Durch die 2 Sauerstoffatome, mit jeweils einer Oxidationszahl von –II, ergibt sich für den Kohlenstoff eine Oxidationszahl von +IV. Das letzte Beispiel in Abbildung 52 ist das 2-Fluorethanal. Dadurch, dass die beiden Kohlenstoffatomen miteinander verbundenen sind, müssen diese separat voneinander betrachtet werden. Am ersten C-Atom hängt ein Sauerstoffatom und ein Wasserstoffatom. Daher muss das C-Atom, um insgesamt auf 0 zu kommen, +I haben. An das zweite C-Atom sind zwei mal Wasserstoff und einmal Fluor gebunden. Durch das verwenden der Regeln, muss das C-Atom die Oxidationszahl von –I haben.

4.1.9.2 Redoxreaktionen

Eine Redoxreaktion ist eine Reaktion, bei der gleichzietig eine Oxidation und eine Reduktion stattfinden. Bei einer Oxidation werden Elektronen abgegeben (die Oxidationszahl wird größer) und bei einer Reduktion Elektronen aufgenommen (die Oxidationszahl wird kleiner). Für die Aufstellung einer Redoxreaktion geht man immer nach folgendem Muster vor.

1. Gegebene Wortgleichung in Formelschreibweise wiedergeben. Dabei aber nur die einzelnen Bestandteile überführen.
   Beispiel: Kupfer reagiert mit Salpetersäure zu Kupferionen und Stickstoffmonoxid.

$$Cu + HNO_3 \rightarrow Cu^{2+} + NO$$

$$Cu + H^+ + NO_3^- \rightarrow Cu^{2+} + NO$$

2. Bestimmen der Redox-Paare:

$$\text{Redoxpaar 1: } Cu \rightarrow Cu^{2+}$$

$$\text{Redoxpaar 2: } NO_3^- \rightarrow NO$$

3. Bestimmen der Oxidationszahl:

$$\text{Redoxpaar 1: } Cu\ (0) \rightarrow Cu^{2+}\ (+II)$$

$$\text{Redoxpaar 2: } (+V)\ NO_3^- \rightarrow (+II)\ NO$$

4. Hinzufügen der Elektronen, je nach Änderung der Oxidationszahl:

Oxidation: $Cu \rightarrow Cu^{2+} + 2e^-$

Reduktion: $NO_3^- + 3e^- \rightarrow NO$

5. Ausgleichen der Ladungsbilanz: Dazu ist es möglich entweder H^+, H_3O^+, OH^- oder H_2O hinzuzufügen, ohne die Reaktionsgleichung zu verändern.

Oxidation: $Cu \rightarrow Cu^{2+} + 2e^-$ $(0 \rightarrow 0)$

Reduktion: $NO_3^- + 3e^- \rightarrow NO$ $(-4 \rightarrow 0)$

daher, $NO_3^- + 3e^- + 4H^+ \rightarrow NO$

6. Ausgleichen der Stoffbilanz:

Oxidation: $Cu \rightarrow Cu^{2+} + 2e^-$ (ausgeglichen)

Reduktion: $NO_3^- + 3e^- + 4H+ \rightarrow NO$ (nicht ausgeglichen)

daher, $NO_3^- + 3e^- + 4H^+ \rightarrow NO + 2H_2O$

7. Beide Reaktionen so vervielfältigen, dass die Anzahl der Elektronen bei beiden gleich ist. Danach die Elektronen kürzen. Alles andere, was auch gleich ist, kann – wie die Elektronen über Kreuz – gekürzt werden.

Oxidation: $Cu \rightarrow Cu^{2+} + 2e^- \quad |\cdot 3$

Reduktion: $NO_3^- + 3e^- + 4H^+ \rightarrow NO + 2H_2O |\cdot 2$

8. Nach dem Kürzen beide Gleichungen zusammenfassen.

Gesamt: $3Cu + 2NO_3^- + 8H^+ \rightarrow 3Cu^{2+} + 2NO + 4H_2O$

4.1.10 Elektrochemie

Die Elektrochemie bezeichnet chemische Reaktionen, bei denen durch Redoxreaktionen elektrische Energie entsteht oder verbraucht wird. Dabei wird in galvanisches Element oder Elektrolyse unterschieden. Das galvanische Element beschreibt die Reaktion, bei der elektrische Energie entsteht. Hingegen wird bei der Elektrolyse Strom verbraucht. Ausschlaggebend für die Energie, sind die Potenziale der beteiligten Elemente.

4.1.10.1 Galvanische Zelle

Als eine galvanische Zelle bezeichnet man die Summe zweier Halbzellen, bei denen Redoxreaktionen, Strom erzeugen. Hierfür benötigt man im Idealfall ein edles und ein unedles Metall.

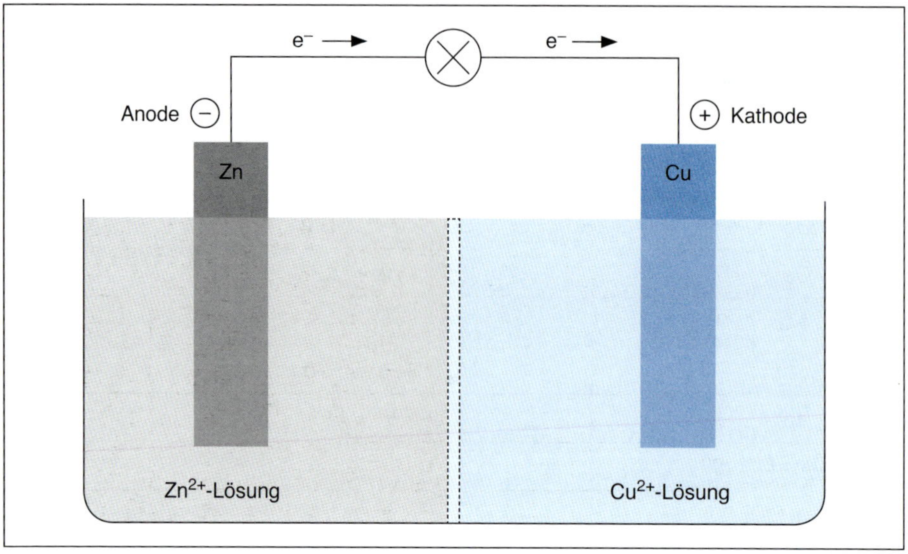

Abbildung 53: Galvanische Zelle

Wie in Abbildung 53 dargestellt, sind die beiden Halbzellen durch eine semipermeable Membran voneinander getrennt und können daher auch einzeln betrachtet werden. Auf der Seite der Kathode findet immer die Reduktion des edlen Metalls statt. Dies hat zur Folge, dass die Elektrode nach einer gewissen Zeit immer dicker wird, da das gelöste Ion wieder elementar wird ($Cu^{2+} + 2e^- \rightarrow Cu$). Die Seite der Anode stellt immer die Oxidation des unedlen Metalls dar. Hierbei wird die Elektrode, sich nach einer gewissen Zeit, aufgelöst haben, da das Element in Ionenform übergeht ($Zn \rightarrow Zn^{2+} + 2e^-$). Solange sich die Anode nicht vollständig aufgelöst hat, bleibt die entstandene Spannung konstant. Diese erzeugte Spannung, das Potential der Zelle, kann man mit folgender Gleichung errechnen:

$$\Delta E = E^0(\text{Reduktion}) - E^0(\text{Oxidation})$$

Die Standardpotentiale (E^0) der einzelnen Zellen sind tabellierte Werte, bei 25°C, und sind in einer chemischen Spannungsreihe zu finden (vgl. Tabelle 16 und 17).

Je edler ein Element, desto größer ist dessen Standardpotential in der elektrochemischen Spannungsreihe. Demnach ist Lithium das unedelste und Fluor das edelste Element.

Tabelle 16: Elektrochemische Spannungsreihe Teil 1

Redoxpaar		Halbzellenreaktion	E^0 [V]
Li^{+I}	Li^0	$Li^+ + e^- \rightleftharpoons Li$	–3,04
K^{+I}	K^0	$K^+ + e^- \rightleftharpoons K$	–2,93
Ba^{+II}	Ba^0	$Ba^{2+} + 2e^- \rightleftharpoons Ba$	–2,91
Ca^{+II}	Ca^0	$Ca^{2+} + 2e^- \rightleftharpoons Ca$	–2,87
Na^{+I}	Na^0	$Na^+ + e^- \rightleftharpoons Na$	–2,71
Mg^{+II}	Mg^0	$Mg^{2+} + 2e^- \rightleftharpoons Mg$	–2,37
Be^{+II}	Be^0	$Be^{2+} + 2e^- \rightleftharpoons Be$	–1,85
Al^{+III}	Al^0	$Al^{3+} + 3e^- \rightleftharpoons Al$	–1,66
Ti^{+III}	Ti^0	$Ti^{3+} + 3e^- \rightleftharpoons Ti$	–1,21
Mn^{+II}	Mn^0	$Mn^{2+} + 2e^- \rightleftharpoons Mn$	–1,18
V^{+II}	V^0	$V^{2+} + 2e^- \rightleftharpoons V$	–1,17
Se^0	Se^{-II}	$Se + 2e^- \rightleftharpoons Se^{-2}$	–0,92
H^{+I}	$H_2{}^0$	$2H_2O + 2e^- \rightleftharpoons H_2 + OH^-$	–0,83
Zn^{+II}	Zn^0	$Zn^{2+} + 2e^- \rightleftharpoons Zn$	–0,76
Cr^{+III}	Cr^0	$Cr^{3+} + 3e^- \rightleftharpoons Cr$	–0,74
S^0	S^{-II}	$S + 2e^- \rightleftharpoons S^{-2}$	–0,48
Fe^{+II}	Fe^0	$Fe^{2+} + 2e^- \rightleftharpoons Fe$	–0,41
Cd^{+II}	Cd^0	$Cd^{2+} + 2e^- \rightleftharpoons Cd$	–0,40
Co^{+II}	Co^0	$Co^{2+} + 2e^- \rightleftharpoons Co$	–0,28
Ni^{+II}	Ni^0	$Ni^{2+} + 2e^- \rightleftharpoons Ni$	–0,23
Sn^{+II}	Sn^0	$Sn^{2+} + 2e^- \rightleftharpoons Sn$	–0,14
Cr^{+VI}	Cr^{+III}	$CrO_4^{2+} + 3e^- + 4H_2O \rightleftharpoons Cr(OH)_3 + 5OH^-$	–0,13
Pb^{+II}	Pb^0	$Pb^{2+} + 2e^- \rightleftharpoons Pb$	–0,13
Fe^{+III}	Fe^0	$Fe^{3+} + 3e^- \rightleftharpoons Fe$	–0,04
H^{+I}	$H_2{}^0$	$2H^+ + 2e^- \rightleftharpoons H_2$	0,00

Tabelle 17: Elektrochemische Spannungsreihe Teil 2

Redoxpaar		Halbzellenreaktion	E^0 [V]
H^{+I}	H_2^0	$2H^+ + 2e^- \rightleftharpoons H_2$	0,00
Sn^{+IV}	Sn^{+II}	$Sn^{4+} + 2e^- \rightleftharpoons Sn^{2+}$	+0,15
S^{+VI}	S^{+IV}	$SO_4^{2-} + 2e^- + 4H^+ \rightleftharpoons H_2SO_3 + H_2O$	+0,17
Cu^{+II}	Cu^0	$Cu^{2+} + 2e^- \rightleftharpoons Cu$	+0,35
Cu^{+I}	Cu^0	$Cu^+ + e^- \rightleftharpoons Cu$	+0,52
I_2^0	I^{-I}	$I_2 + 2e^- \rightleftharpoons 2I^-$	+0,54
Mn^{+VII}	Mn^{+IV}	$MnO_4^- + 3e^- + 2H_2O \rightleftharpoons MnO_2 + 4OH^-$	+0,60
O_2^0	O^{-I}	$O_2 + 2e^- + 2H_3O^+ \rightleftharpoons H_2O_2 + 2H_2O$	+0,70
Fe^{+III}	Fe^{+II}	$Fe^{3+} + e^- \rightleftharpoons Fe^{2+}$	+0,77
Ag^{+I}	Ag^0	$Ag^+ + e^- \rightleftharpoons Ag$	+0,80
Hg^{+II}	Hg^0	$Hg^{2+} + 2e^- \rightleftharpoons Hg$	+0,85
N^{+V}	N^{+III}	$NO_3^- + 2e^- + 3H^+ \rightleftharpoons HNO_2 + H_2O$	+0,93
N^{+V}	N^{+II}	$NO_3^- + 3e^- + 4H^+ \rightleftharpoons NO + 2H_2O$	+0,96
Br_2^0	Br^{-I}	$Br_2 + 2e^- \rightleftharpoons 2Br^-$	+1,09
Cl^{+VII}	Cl^{+V}	$ClO_4^- + 2e^- + 2H^+ \rightleftharpoons ClO_3^- + H_2O$	+1,19
Pt^{+II}	Pt^0	$Pt^{2+} + 2e^- \rightleftharpoons Pt$	+1,20
O_2^0	O^{-II}	$O_2 + 4e^- + 4H^+ \rightleftharpoons 4H_2O$	+1,23
Cr^{+VI}	Cr^{+III}	$Cr_2O_7^{2-} + 6e^- + 14H^+ \rightleftharpoons 2Cr^{3+} + 7H_2O$	+1,23
Cl_2^0	Cl^{-I}	$Cl_2 + 2e^- \rightleftharpoons 2Cl^-$	+1,36
Au^{+III}	Au^0	$Au^{3+} + 3e^- \rightleftharpoons Au$	+1,50
Mn^{+VII}	Mn^{+II}	$MnO_4^- + 5e^- + 8H^+ \rightleftharpoons Mn^{2+} + 4H_2O$	+1,51
O^{-I}	O^{-II}	$H_2O_2 + 2e^- + 2H^+ \rightleftharpoons 4H_2O$	+1,78
F_2^0	F^{-I}	$F_2 + 2e^- \rightleftharpoons 2F^-$	+2,87

4.1.10.2 Elektrolyse

Eine Elektrolyse stellt eine Redoxreaktion, die unter Anlegen von Gleichspannung abläuft, dar. Dabei werden 2 Elektroden in eine Elektrolytenlösung getaucht und durch das Anlegen von Gleichspannung wird der Elektrolyt oxidiert und reduziert. Die Elektrodenreaktionen laufen nur solange ab, wie die Gleichspannung angelegt ist.

Ein Beispiel wäre, dass der Elektrolyt eine $ZnBr_2$-Lösung ist. In diese Lösung werden 2 Elektroden getaucht und eine Gleichspannung angelegt. Das Salz liegt natürlich in Ionen-Form vor, sodass Zn^{2+} reduziert und Br^- oxidiert werden kann.

$$\text{Reduktion: } Zn^{2+} + 2e^- \rightarrow Zn$$
$$\text{Oxidation: } 2Br^- \rightarrow Br_2 + 2e^-$$
$$\text{Gesamt: } Zn^{2+} + 2Br^- \rightarrow Zn + Br_2$$

Während der Reaktion wird sich das elementare Zink an der einen Elektrode abscheiden und an der anderen Elektrode bildet Brom Gasbläschen aus. Die Mindestmenge an Strom, damit die endergonische Reaktion abläuft, berechnet sich wie folgt:

$$\Delta E = E^0(\text{Reduktion}) - E^0(\text{Oxidation})$$

Das entstehende Ergebnis hat immer ein negatives Vorzeichen, da Strom hinzugefügt werden muss.

Wenn man die Reaktion abrupt unterbricht, dann bildet sich mit dem elementaren Zink und Brom eine galvanische Zelle. Diese wird solange Strom produzieren, wie Brombläschen an der Elektrode haften. Sind diese verbraucht, findet keine weitere Reaktion mehr statt.

4.1.10.3 Nernst-Gleichung

Die Nernst-Gleichung benötigt man, um ein exaktes Halbzellenpotential zu berechnen. Bei der exakten Berechnung werden außer den Standardpotentialen auch die Konzentrationen der einzelnen Komponenten betrachtet. Dabei ist immer zu beachten, dass Feststoffe und Gase immer die Konzentration von 1 $\frac{mol}{L}$ haben. Alle anderen Konzentrationen sind variabel. Außer den Konzentrationen ist es auch möglich das Potential bei unterschiedlichen Temperaturen zu betrachten. Daher ergibt sich die folgende Gleichung:

$$E = E^0 + \frac{R \cdot T}{z \cdot F} \ln \frac{[Oxidation]}{[Reduktion]}$$

Die Variable z stellt die Anzahl der übertragenen Elektronen bei der Redoxreaktion dar. Bei Standardbedingungen ist es möglich die relative Gaskonstante R, Temperatur T, Faraday-Konstante F und den natürlichen Logarithmus gegeneinander zu kürzen. Dabei erhält man folgende Gleichung:

$$E = E^0 + \frac{0{,}059\,V}{z} \log \frac{[Ox]}{[Red]}$$

Sollte keine Temperatur gegeben sein, kann immer mit der gekürzten Nernst-Gleichung gerechnet werden. Für die Berechnung des Gesamtpotentials der Zelle ist es von Nöten immer beide Halbzellen zu berechnen und dann die Differenz aus Reduktion und Oxidation zu bilden. Betrachten wir hierfür ein Beispiel. Gegeben sei die Halbzelle Ca^{2+} | Ca, mit $E^0_{(Ca/Ca^{2+})} = -2{,}87$ V und einer Konzentration von $c_{(Ca^{2+})} =$ 0,01 mol/L. Die Anzahl der übertragenen Elektronen wäre bei dieser Halbzelle zwei. Eingesetzt in die Nernst-Gleichung ergibt sich folgender Term.

$$E = -2{,}87\ V + \frac{0{,}059\,V}{2}\ \lg\frac{[0{,}01\,mol/L]}{[1\,mol/L]} = -2{,}929\ V$$

Dabei muss beachtet werden, dass die Konzentration von Calcium 1 mol/L ist, da es sich hierbei um einen Feststoff handelt. Als Oxidation wird hierbei immer der Stoff angesehen, welcher die größere Oxidationszahl besitzt. Bei diesem Beispiel hat Ca^{2+} die größere Oxidationszahl als Ca.

4.1.11 Radioaktivität

Die Radioaktivität bezeichnet die Eigenschaft instabiler Atomkerne, sich spontan in andere Atomkerne umzuwandeln. Dabei wird ionisierende Strahlung frei. Dieser Umwandlungsprozess wird auch als radioaktiver Zerfall oder Kernzerfall bezeichnet. Atomsorten mit instabilen Kernen werden als Radionuklide bezeichnet. Jede der bekannten Strahlungsarten ist für den Menschen ab einer bestimmten Dosis gefährlich und nicht direkt wahrnehmbar. Nach einer für den jeweiligen Stoff spezifischen Zeit, halbiert sich dessen Menge. Die Zeit wird als Halbwertszeit bezeichnet und kann im Bereich von Sekundenbruchteilen bis hin zu Millionen von Jahren liegen.

4.1.11.1 Radioaktiver Zerfall

Die Zerfallsprozesse instabiler Atomkerne werden nach der freiwerdende Energie in α-, β- oder γ-Zerfall unterteilt. Die Art der emittierten Strahlung, ihre Energie und die spezifische Aktivität sind für das jeweilige Radionuklid spezifisch und experimentell bestimmbar.

Der α-Zerfall beschreibt eine Umwandlung, bei der ein Heliumteilchen (^4_2He) abgespalten wird und α-Stahlen freigesetzt werden.

$$^{240}_{94}Pu \rightarrow\ ^{236}_{92}U + \alpha\text{-Strahlen}\ (^4_2He)$$

Den β-Zerfall unterteilt man in β^--Zerfall und β^+-Zerfall. Beim β^--Zerfall wird ein Neutron in ein Proton umgewandelt und dabei ein Elektron abgespalten.

$$^{14}_{6}C \rightarrow\ ^{14}_{7}N +\ ^{0}_{-1}e$$

Beim β^+-Zerfall wird ein Proton in ein Neutron umgewandelt und dabei ein Positron abgespalten.

$$^{13}_{7}N \rightarrow ^{13}_{6}C + ^{0}_{+1}e$$

Beim γ-Zerfall hat man zu Beginn ein reaktives Teilchen, welches γ-Strahlen freisetzt.

$$^{240}_{94}Pu^* \rightarrow ^{240}_{94}Pu + \gamma\text{-Strahlen}$$

4.1.11.2 Halbwertszeit

Die Halbwertszeit stellt die Zeitspanne dar, nach der die Hälfte des radioaktiven Stoffes zerfallen ist. Dieser Verlauf ist exponentiell und kann allgemein folgendermaßen berechnet werden:

$$T_{1/n} = \frac{ln(n)}{\lambda}$$

Im speziellen Fall, dass 50 % der Ausgangsmasse zerfallen sind, gilt folgende Bedingung:

$$T_{1/2} = \frac{ln(2)}{\lambda} \approx \frac{0{,}7}{\lambda}$$

Wobei $T_{1/2}$ die Halbwertszeit und λ die Zerfallskonstante darstellt. Da die Zerfallskonstante tabelliert und bei jedem Atom anderes ist, wird diese immer gegeben sein.

Um die exakte Masse zu errechnen, welche bereits zerfallen ist, ist folgende Formel notwendig:

$$N = N_0 \cdot e^{-\lambda \cdot t}$$

Dabei ist N die Anzahl der vorhandenen Atomkerne zum Zeitpunkt t und N_0 die Anzahl an Atomkernen zu Beginn.

4.2 Biologie

4.2.1 Prokaryoten, Eukaryoten und Viren

Alle auf der Erde lebenden Lebewesen lassen sich in *Prokaryoten, Eukaryoten* und *Viren* unterteilen. Dabei sind die Prokaryoten und Eukaryoten Organismen und die Viren stellen eine eigene Lebensform dar. In den folgenden Kapiteln wird auf alle Lebewesen näher eingegangen.

4.2.1.1 Stammbaum des Lebens

Der Stammbaum des Lebens stellt die Unterteilung aller Organismen dar. Alle Organismen haben ihren Ursprung in einer Lebensform. Diese stellen eine Art Urzelle dar, welche weder Pro- noch Eukaryoten sind. Aus den Urzellen haben sich die Urprokaryoten, die Archaen und die Ureukaryoten entwickelt, wie in Abbildung 54 dargestellt.

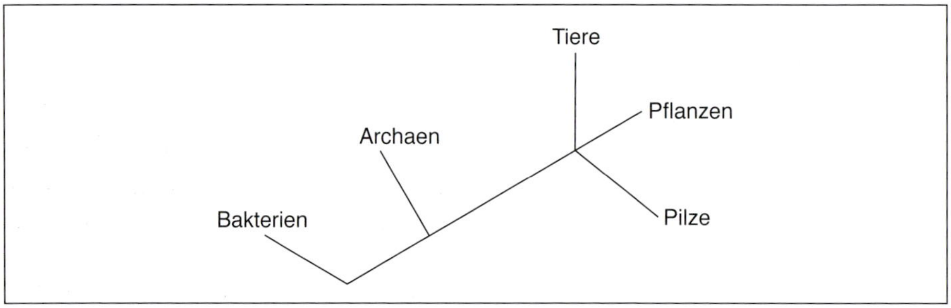

Abbildung 54: Stammbaum des Lebens

4.2.1.2 Prokaryoten

Die Prokaryoten, auch Einzeller genannt, sind einzellige Organismen, welche keinen Zellkern besitzen. Sie werden in Archaen und Bakterien unterteilt. Der zelluläre Aufbau eines Prokaryoten ist in Abbildung 55 dargestellt.

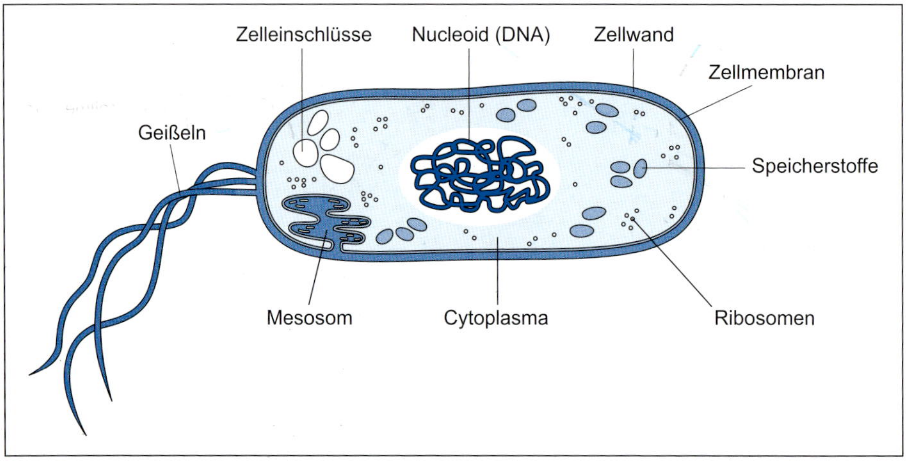

Abbildung 55: Prokaryotische Zelle

Prokaryotische Zellen besitzen keine membranbegrenzten Organellen, wie Mitochondrien und Chloroplasten. Ebenso besitzen sie auch keinen Golgi-Apparat, Zentriolen, Vakuolen und kein endoplasmatisches Retikulum.

Die DNA befindet sich frei im Cytoplasma. Diese besteht aus einem einzelnen doppelsträngigen DNA-Molekül, das in sich geschlossenen ist, also keine freien Enden besitzt. Manche Bakterien verfügen außerdem noch über kleinere doppelsträngige, geschlossene DNA-Moleküle, die als Plasmide bezeichnet werden. Im Allgemeinen liegt der Durchmesser von Prokaryoten zwischen 0,2 und 20 µm.

4.2.1.3 Eukaryoten

Die Eukaryoten, auch Mehrzeller genannt, sind mehrzellige Organismen, welche sich in folgende drei Arten unterteilen lassen: Tiere, Pflanzen und Pilze. Die wichtigsten zellulären Bestandteile sind in Abbildung 56 dargestellt. Der Aufbau einer Pilzzelle, ist der einer pflanzlichen sehr ähnlich. Pilze besitzen aber keine Plastiden, ihre Zellwand besteht aus Chitin und sie ernähren sich wie tierische Zellen von organischen Verbindungen.

Das Hauptmerkmal einer eukaryotischen Zelle ist die Anwesenheit eines Zellkerns. In dessen Inneren befindet sich die DNA. Typische Zellorganellen für Eukaryoten sind außerdem die Mitochondrien, das endoplasmatische Retikulum und der Golgi-Apparat. Tierische und pflanzliche Zellen unterscheiden sich durch den Besitz von Zellwand, Vakuole und Chloroplast (vgl. Abbildung 56). Im Allgemeinen liegt der Durchmesser von Eukaryoten zwischen 10 und 50 µm.

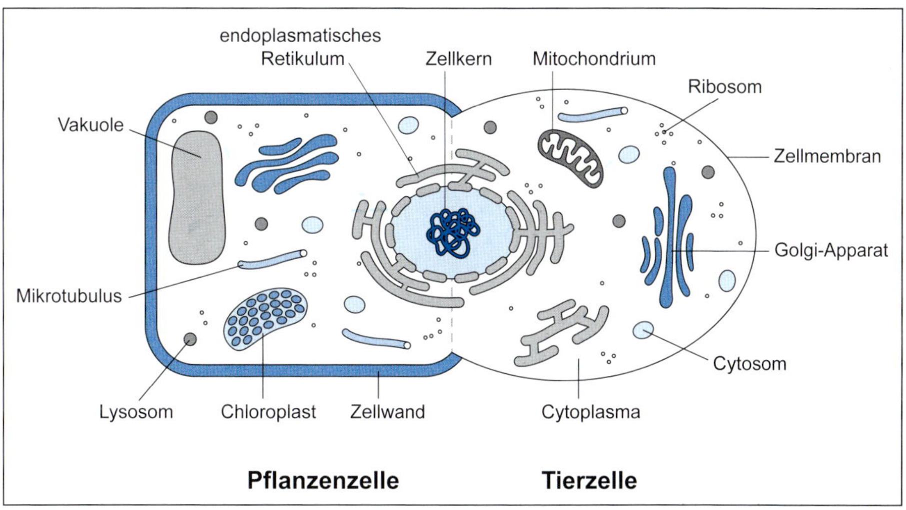

Abbildung 56: Eukaryotische Zellen

4.2.1.4 Zellkompartimente und deren Funktionen

Im Folgenden werden alle wichtigen Zellkompartimente, deren Funktion und Auftreten bei Prokaryoten und Eukaryoten beschrieben.

Cytoplasma

Jeder Zelltyp enthält das Cytoplasma. Dieses umgibt alle in der Zelle befindlichen Zellorganellen. Es besteht zu einem großen Teil aus Wasser, in dem Kohlenhydrate, Proteine, Ionen und Nukleinsäuren enthalten sind. Nur die wässrige Lösung mit den darin enthaltenen Makromolekülen bezeichnet man als Cytosol. Des Weiteren werden viele Moleküle im Cytoplasma gespeichert, damit diese immer schnell und einfach zur Verfügung stehen. Cytoplasma dient zum Stofftransport zwischen den einzelnen Zellorganellen.

Zellkern

Der Nucleus (Zellkern) ist ein Kompartiment, welches nur Eukaryoten besitzen. Dieser enthält die DNA, welche in Form von Chromosomen vorliegt. Unterteilen kann man den Zellkern in den Nucleolus (Zellkernkörperchen) und die Zellkernhülle mit den Kernporen (vgl. Abbildung 57). Der Nucleolus ist der eigentliche Ort an dem die DNA gespeichert ist. Die Kernmembran ist eine doppelschichtige Membran, die den Stoffaustausch zwischen Kernplasma und Cytoplasma reguliert. Die in der Kernmembran enthaltenen Kernporen sind für den Transport der RNA vom Inneren des Zellkerns ins Cytoplasma verantwortlich.

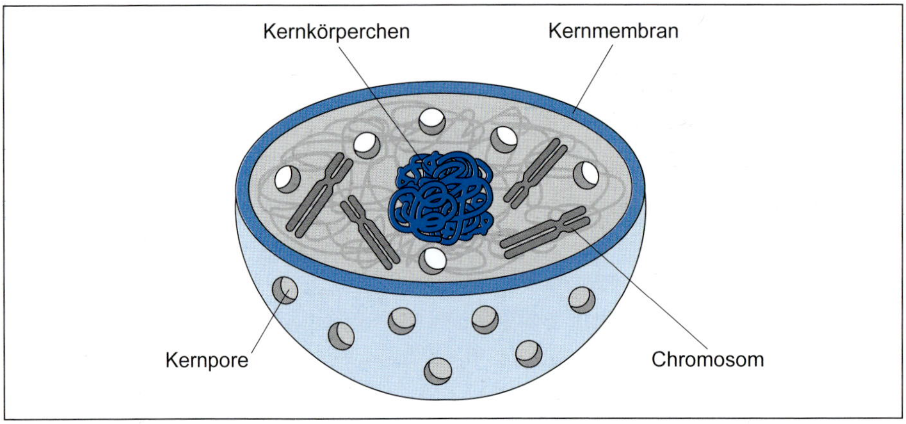

Abbildung 57: Zellkern

DNA

Die Desoxyribonukleinsäure (DNA) ist der Träger der Erbinformationen. Sowohl Prokaryoten als auch Eukaryoten besitzen ein solches Molekül. Der Unterschied zwischen Pro- und Eukaryoten ist, dass Auftreten von Introns bei Eukaryoten. Introns sind nichtcodierte DNA-Abschnitte. Jene DNA-Abschnitte, die etwas codieren, werden als Exons definiert.

Plasmid

Plasmide sind kleine, in der Regel ringförmige, doppelsträngige DNA-Moleküle, die in Prokaryoten vorkommen können, aber nicht zur eigentlichen prokaryotischen DNA gehören. Der Plasmidring kann unabhängig von der normalen DNA verdoppelt werden.

Es gibt zwei Gruppen von Plasmiden, konjugierende und nichtkonjugierende. Konjugierende Plasmide enthalten ein sogenanntes tra-Gen, das die Konjugation, den Austausch von Plasmiden durch direkten Zellkontakt zwischen zwei Bakterien, auslösen kann (vgl. Abbildung 58). Dafür wird zwischen den beiden Prokaryoten eine Plasmabrücke für den Plasmidaustausch gebildet. Am Ende besitzen beide Zellen so die identische Information. Nichtkonjugierende Plasmide haben diese Fähigkeit nicht, sie können aber zusammen mit konjugierenden Plasmiden während der Konjugation übertragen werden.

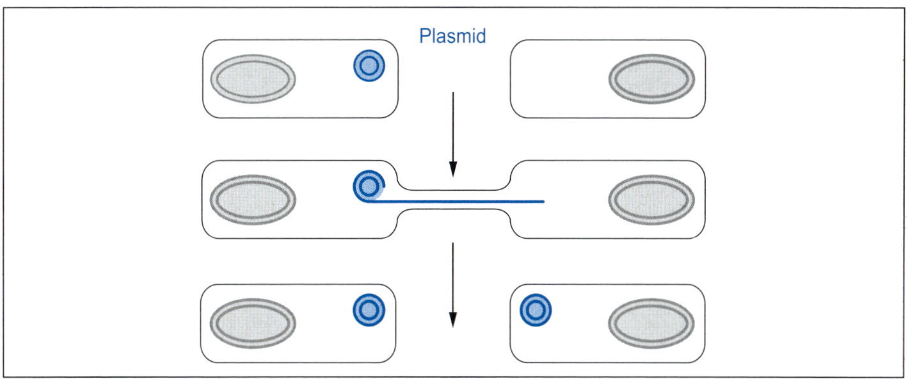

Abbildung 58: Konjugation von Plasmiden

Mitochondrium

Das Mitochondrium ist ein Zellorganell, welches von einer Doppelmembran umschlossen ist. Mitochondrien kommen in den Zellen der Eukaryoten vor. Prokaryoten besitzen keine Mitochondrien. Stattdessen haben Einzeller mehrere Mesosome, welches aber ähnliche Aufgaben erfüllt.

Mitochondrien werden auch als „Kraftwerke“ der Zellen bezeichnet, weil in ihnen Adenosintriphosphat synthetisiert wird. Adenosintriphosphat (ATP) ist ein energiereiches Molekül. Des Weiteren sind Mitochondrien für die Harnstoffsynthese und den Abbau von Fettsäuren verantwortlich.

Aufgebaut ist das Mitochondrium aus einer äußeren Membran, einer inneren Membran, der Matrix mit Ribosomen und der DNA (vgl. Abbildung 59).

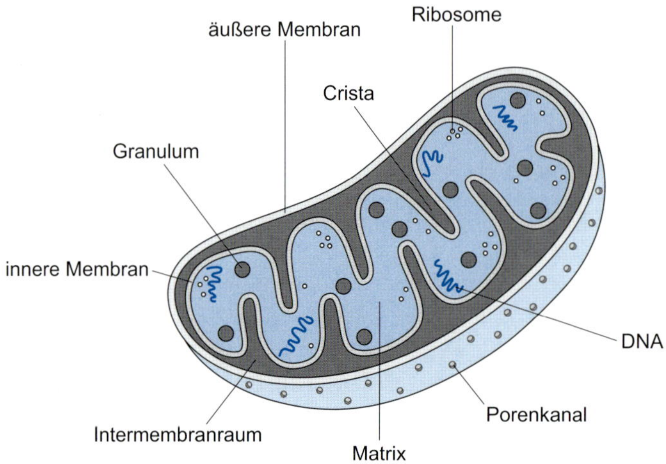

Abbildung 59: Mitochondrium

Endoplasmatisches Retikulum

Das endoplasmatische Retikulum (ER) wird in das raue ER und das glatte ER unterteilt. Sowohl das raue ER, als auch das glatte ER, sind nur in eukaryotischen Zellen vorhanden.

An dem rauen ER sind Ribosomen gebunden, die Organellen, wo später zum Teil die Proteinbiosynthese (Translation) stattfindet. Eine weitere Aufgabe des rauen ER ist die Synthese von Glykoproteinen und Phopholipiden für die Zellmembran der Zelle. Das glatte ER ist durch den Mangel an Ribosomen nicht in der Lage Proteine zu synthetisieren. Am glatten ER findet die Synthese von Lipiden, Cholesterin und Steroidhormonen statt.

Ribosomen

Die Ribosomen sind für die Proteinbiosynthese verantwortlich. Dieses Kompartiment kommt sowohl in pro- als auch eukaryotischen Zellen vor. Der Unterschied liegt in ihrer Größe. Prokaryoten haben 70S Ribosomen und Eukaryoten 80S Ribosomen.

Das S steht für den Sedimentationsfaktor und beschreibt die Größe des Ribosoms. Zudem gibt es in prokaryotischen Zellen nur freie Ribosomen. In eukaryotischen Zellen kommen sowohl freie als auch die am rauen ER gebundenen Ribosomen vor.

Ein Ribosom besteht immer aus einer kleinen und einer großen Untereinheit. Beide zusammen sind für die Proteinbiosynthese notwendig.

Lysosom

Das Lysosom stellt das Kompartiment dar, welches für die zelluläre Verdauung verantwortlich ist. Lysosmome sind nur in eukaryotischen Zellen vorhanden. Alles was in der Zelle nicht mehr benötigt wird, wird im Lysosom verdaut und kann so von der Zelle wiederverwendet werden. Dies ist möglich, da im Innern des Lysosoms zersetzende Enzyme (Hydrolasen, RNasen, Proteasen, usw.) und ein niedriger pH-Wert von ca. 4,5 vorliegen. Diese Mischung zersetzt alle organischen Verbindungen. Die entstandenen Endprodukte der zellulären Verdauung werden zurück ins Cytoplasma gegeben.

Golgi-Apparat

Der Golgi-Apparat ist eine Zellorganelle, welche nur Eukaryoten besitzen. Der Golgi-Apparat ist für die Synthese und Speicherung sekretorischer Vesikel von Transmittern und Hormonen verantwortlich. Weiterhin synthetisiert und modifiziert der Golgi-Apparat Bausteine für die Plasmamembran und führt die Synthese von lysosomalen Proteinen durch.

Peroxisom

Bei Peroxisomen handelt es um Zellkompartimente, welche nur in eukaryotischen Zellen vorkommen und welche für den oxidativen Abbau von Fetten verantwortlich sind. Dabei wird im Inneren des Peroxiosoms gleichzeitig Wasserstoffperoxid gebildet. Peroxide und andere reaktive Sauerstoffspezies sind schädlich für die Zelle und müssen abgebaut werden. Dies geschieht im Inneren des Peroxiosoms durch Peroxidasen und Katalasen. Diese Enzyme sind in der Lage, die für die Zelle giftigen Substanzen abzubauen.

Zellmembran

Die Zellmembran ist jenes Zellkompartiment, welches jede Zelle umgibt. Die Membran besteht typischerweise aus einer Phospho-Lipid-Doppelschicht. Dies gilt nicht bei Archaen, welche eine Einfachschicht besitzen. Bei einem Phospholipid handelt es sich um ein Molekül, welches gleichzeitig hydrophil und hydrophob ist. Daher ist es nur für bestimmte Moleküle möglich, hindurch zu gelangen. Diesen Effekt bezeichnet man als Semipermeabilität.

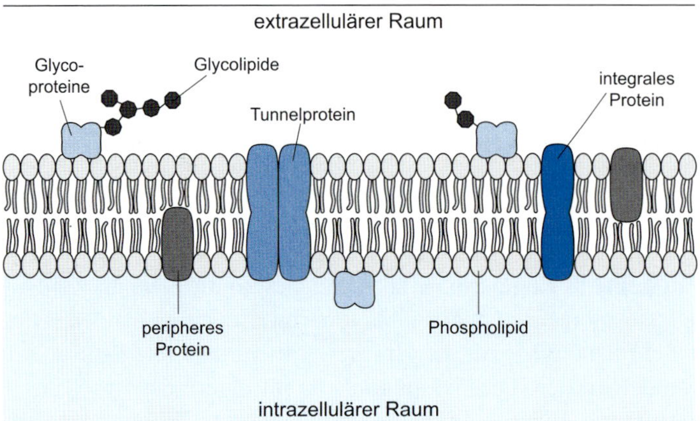

Abbildung 60: Zellmembran

Sowohl in das Zellinnere als auch zum Zelläußeren hin, zeigt der hydrophile Kopf des Phospholipids. Innerhalb der Membran zeigen die hydrophoben Schwänze zueinander (vgl. Abbildung 60). An manchen Stellen sind für den Stofftransport integrierte Proteine, Tunnelproteine (Carrier) und Kanäle, in die Membran integriert. Auf der Oberseite der Zellmembran sind zusätzlich Glycoproteine und Glycolipide eingebaut. Diese haben Rezeptor-, Transport- oder stabilisierende Funktionen.

Zellwand

Die Zellwand ist ein Biopolymer, welches die Zellen von Prokaryoten und Eukaryoten (ausgenommen von tierischen Zellen) umgibt. Die Zellwand bietet Struktur und Schutz und wirkt zudem als Filter. Eine Hauptfunktion der Zellwand ist es, als Druckbehälter zu wirken. Sie soll ein Platzen der Zelle verhindern, wenn aufgrund des osmotischen Gradienten zu viel Wasser eindringen sollte.

Das Polymer der Zellwand besteht aus einer Cellulosestruktur, in welche Pektinen, Hemizellulosen, Proteinen und zum Teil auch Lignin eingebunden sind. Durch die Zellwände hindurch sind die einzelnen Zellen über Plasmodesmen verbunden (vgl. Abbildung 61).

Chloroplast

Die Chloroplasten sind Zellorganellen die in einigen Prokaryoten und Pflanzen enthalten sind. Die Chloroplasten enthalten Chlorophyll, welches unter Einfluss von Licht, Kohlenstoffdioxid und Wasser in Glucose und Wasser umwandelt. Diesen Effekt nennt man Photosynthese.

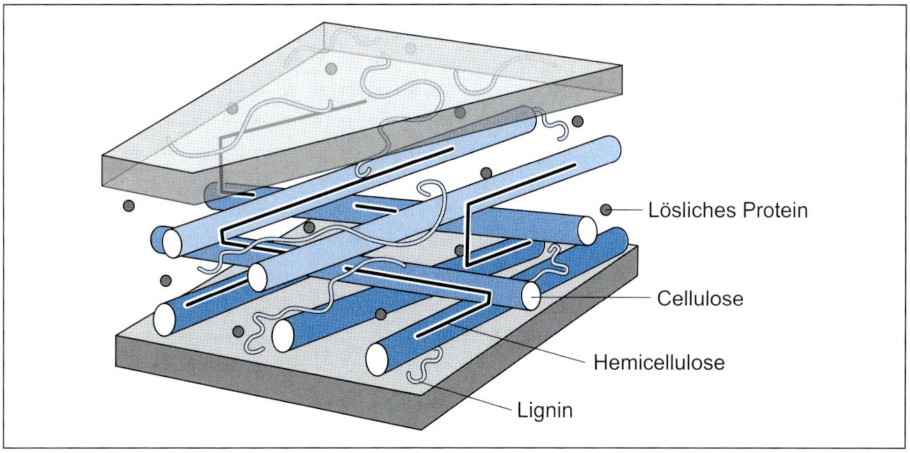

Abbildung 61: Struktur der Zellwand

Cytoskelett

Das Cytoskelett ist ein aus Proteinen aufgebautes Netzwerk im Cytoplasma eukaryotischer Zellen. Diese unterscheidet man in drei Klassen von Cytoskelettfilamenten, die jeweils von unterschiedlichen Proteinen bzw. Proteinklassen gebildet werden. Es gibt die Mikrotubuli, die Aktinfilamente und die Intermediärfilamente. Die Mikrotubuli sind für längere Transportvorgänge und die Bewegungen bzw. Befestigung der Organellen im Cytosol zuständig. Die Aktinfilamente stabilisieren die äußere Form der Zelle und halten Glycoproteine an ihrer Position an der Membran. Die Intermediärfilamente bewirken eine mechanische Stabilisierung der Zellen, indem diese ein Stützgerüst bilden.

4.2.1.5 Viren

Viren stellen eine besondere Gruppe dar. Sie gehören weder zu den Prokaryoten noch zu den Eukaryoten. Viren sind auch kein Organismus, da sie keinen eigenen Stoffwechsel haben. Im Allgemeinen bestehen Viren nur aus DNA oder RNA und einer Proteinhülle (vgl. Abbildung 62).

Viren sind eine Form von Parasiten. Das bedeutet sie benötigen einen Wirt, um sich durch dessen Stoffwechsel zu vermehren. Dabei wird zuerst die Viren-DNA in den Wirt eingeschleust. Dort lagert sich entweder die Viren-DNA in die bereits existierende DNA ein oder zerstört diese. Danach wird die Viren-DNA abgelesen und die einzelnen Bestandteile werden synthetisiert, sodass am Ende mehrere Viren die Wirtszelle verlassen können (vgl. Abbildung 63).

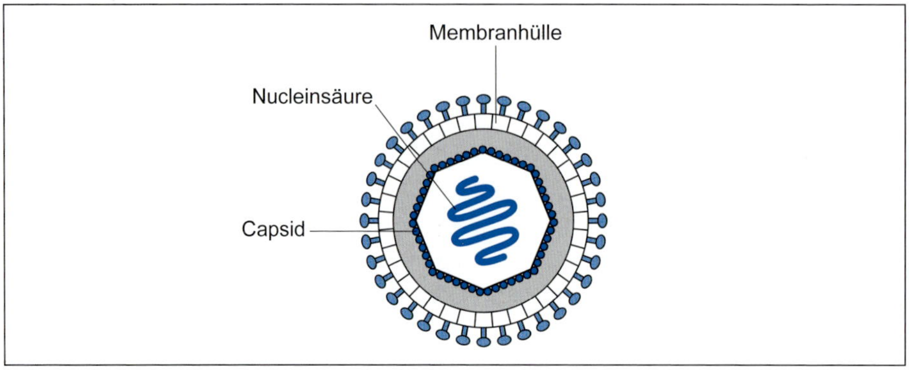

Abbildung 62: Virenaufbau

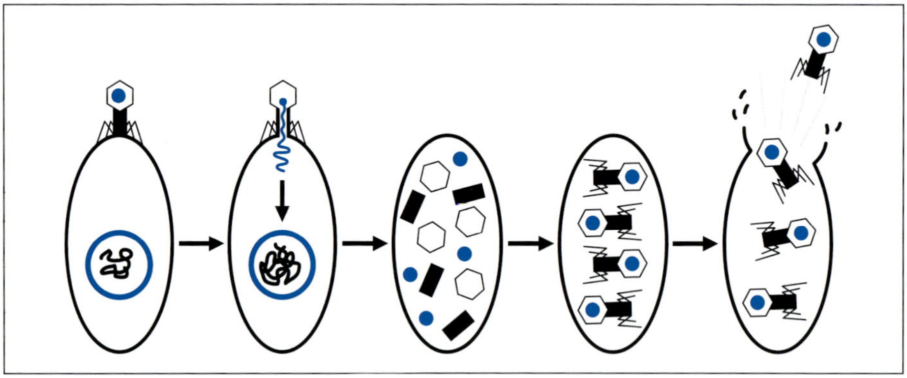

Abbildung 63: Vermehrung von Viren

Eine besondere Form der Viren sind Bakteriophagen, welche nur Bakterien als Wirt nutzen. Der Bakteriophage hat immer den gleichen typischen Aufbau (vgl. Abbildung 64). Der Kopf besteht aus einer Proteinmembran, welcher die DNA enthält. Wenn der Bakteriophage eine Bakterie befällt, dockt der Phage mit der Endplatte und den Schwanzfäden (Spiks) an der Bakterienmembran an und führt über die Schwanzscheide die Phagen-DNA in das Bakterium ein. Der Rest der Vermehrung verläuft analog zu der normalen Virenvermehrung (vgl. Abbildung 63).

Eine weitere Form der Viren, sind die Reverse Transkriptase Onkoviren (RETRO-Viren). Einer der bekanntesten Vertreter der Retroviren ist das Humane-Immundefizienz-Virus (HIV). Diese besondere Form der Viren besteht nur aus einem RNA-Molekül und einer Proteinhülle (vgl. Abbildung 62).

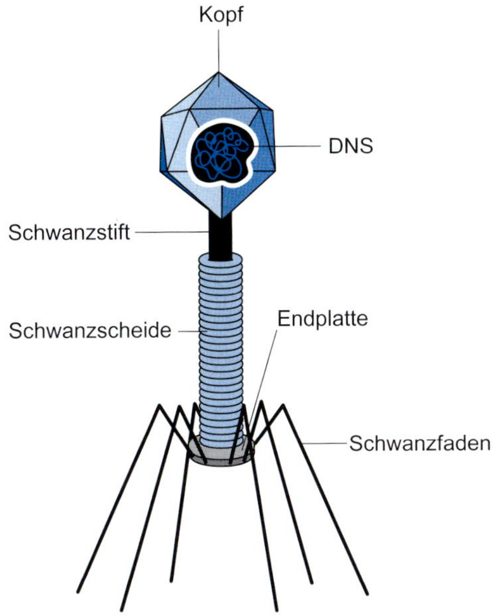

Abbildung 64: Bakteriophage

4.2.2 Metabolismus

> **Metabolismus:**
>
> Unter dem Begriff Metabolismus versteht man die Gesamtheit aller Stoffwechselreaktionen, die in einem Organismus ablaufen.

Der Metabolismus unterteilt sich in *Anabolismus* und *Katabolismus*. Bei dem Begriff Anabolismus handelt es sich um alle Prozesse die für die Synthese organischer Verbindungen, wie zum Beispiel Proteine, notwendig sind. Hingegen der Katabolismus beschreibt alle Prozess die mit dem Abbau organischer Verbindungen, wie zum Beispiel die Zellatmung, verbunden sind.

4.2.2.1 Energieübertragung

Die Energieübertragung innerhalb der Stoffwechselreaktionen einer Zelle oder zwischen mehreren Zellen erfolgt durch chemische Reaktionen. Die entscheidenden Moleküle sind hierbei das Adenosintriphosphat (ATP) und das Adenosindiphosphat (ADP). Das ATP stellt das wichtigste energiereiche Molekül dar (vgl. Abbildung 65).

Wenn man Energie speichern will, kann dies geschehen, wenn energiearmes ADP und P_i zu ATP umgesetzt werden. Diese Reaktion ist reversibel. In einem weiteren Schritt besteht die Möglichkeit, ADP noch einmal zu dephosphorylieren, zu Adenosinmonophophat (AMP). Dieser Schritt setzt auch wieder Energie frei.

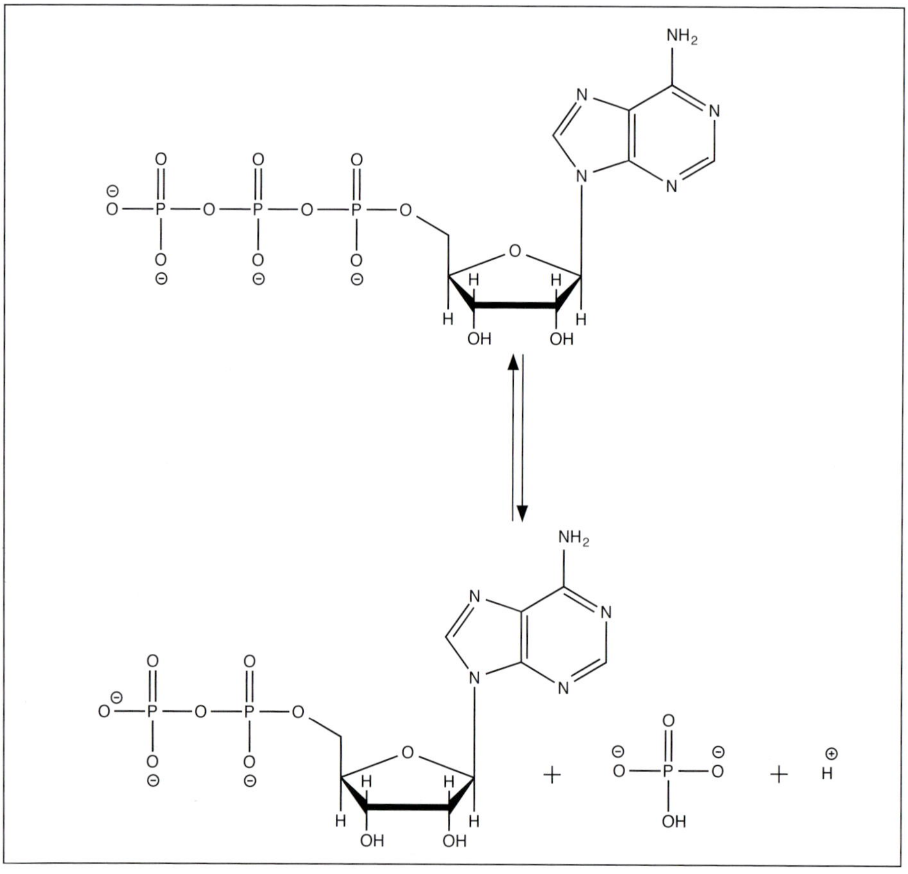

Abbildung 65: Reaktion von ATP zu ADP

Außer Adenosin werden auch die anderen Nukleinsäuren für die Energieübertragung verwendet. Dementsprechend gibt es auch Guanosintriphosphat (GTP) und Guanosindiphosphat (GDP), Cytidintriphosphat (CTP) und Cytidindiphosphat (CDP), Thymidintriphosphat (TTP) und Thymidindiphosphat (TDP) und Uridintriphosphat (UTP) und Uridindiphosphat (UDP).

4.2.2.2 Stofftransport

Stofftransport:

Stofftransporte innerhalb oder zwischen mehreren Zellen lassen sich in zwei große Gruppen einteilen. Zum einen in den passiven Stofftransport, der ohne Energieverbrauch vonstattengeht. Zum anderen in den aktiven Stofftransport, welcher Energie in Form von ATP benötigt.

Passiver Stofftransport

Unter einem passiven Stofftransport versteht man den Transport von Molekülen ohne den Verbrauch von Energie. Dabei unterscheidet man in zwei verschiedene Möglichkeiten, *Diffusion* und *Osmose*.

Der Begriff Diffusion beschreibt einen Konzentrationsausgleich. Dieser Konzentrationsausgleich findet auf Grund eines Konzentrationsgradienten und der Brownschen Molekularbewegung statt. Die Moleküle bewegen sich von allein mit dem Konzentrationsgefälle, sodass eine Gleichverteilung eintritt (vgl. Abbildung 66).

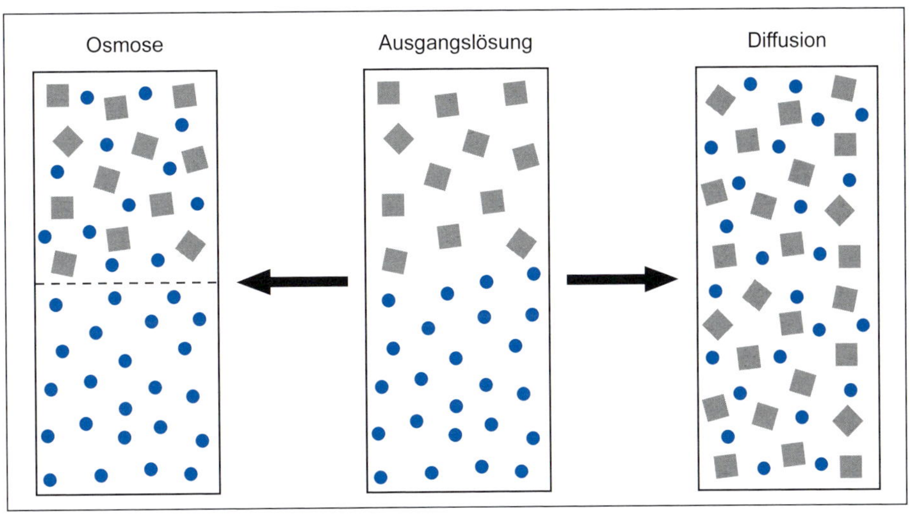

Abbildung 66: Passiver Stofftransport

Ein weiterer Spezialfall des passiven Stofftransports ist die Osmose. Es handelt sich hierbei um eine einseitige Diffusion eines Stoffes durch eine semipermeable Membran. Ein Beispiel dafür ist eine semipermeable Membran wie die Zellmembran. Wasser gelangt mittels Osmose durch die Zellmembran. Geladene oder größere Teilchen müssen durch Kanäle oder Transporter (Carrier) ins Innere der Zelle transportiert werden. Geschieht dies mit dem Konzentrationsgefälle, so diffundieren die Teilchen von allein in die Zelle (vgl. Abbildung 67). Man spricht in diesem Fall von einer erleichterten Diffusion.

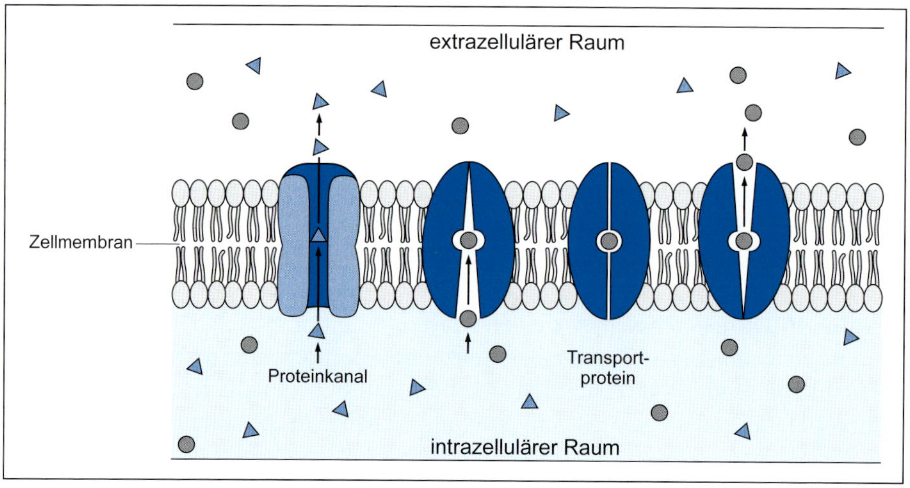

Abbildung 67: Diffusion an der Zellmembran

Aktiver Stofftransport

Bei einem aktiven Stofftransport werden Moleküle unter Energieverbrauch gegen einen Konzentrationsgradienten transportiert. Für einen aktiven Stofftransport sind immer Transportproteine, wie zum Beispiel ein Carrier, von Nöten. Der aktive Stofftransport wird in den primären und sekundären Stofftransport unterteilt.

Ein primärer aktiver Stofftransport benötigt die Energie direkt, um das gewünschte Molekül gegen das Konzentrationsgefälle zu transportieren. Diese Form des Transports wird als *Uniport* bezeichnet (vgl. Abbildung 68).

Um einen sekundären Stofftransport handelt es sich, wenn indirekt Energie für den Transport eines Moleküls gegen ein Konzentrationsgefälle benötigt wird. Hierbei wird die eingesetzte Energie für den Transport eines anderen Moleküls genutzt und das Zielmolekül kommt ohne Energie an sein Ziel. Bei einem sekundären Stofftransport unterscheidet man zwei Möglichkeiten, wie die Moleküle transportiert werden können. Zum einen den *Symport*, bei dem beide Moleküle in dieselbe Richtung transportiert werden. Zum anderen den *Antiport,* bei dem ein Molekül nach innen und ein Molekül nach außen transportiert werden (vgl. Abbildung 68).

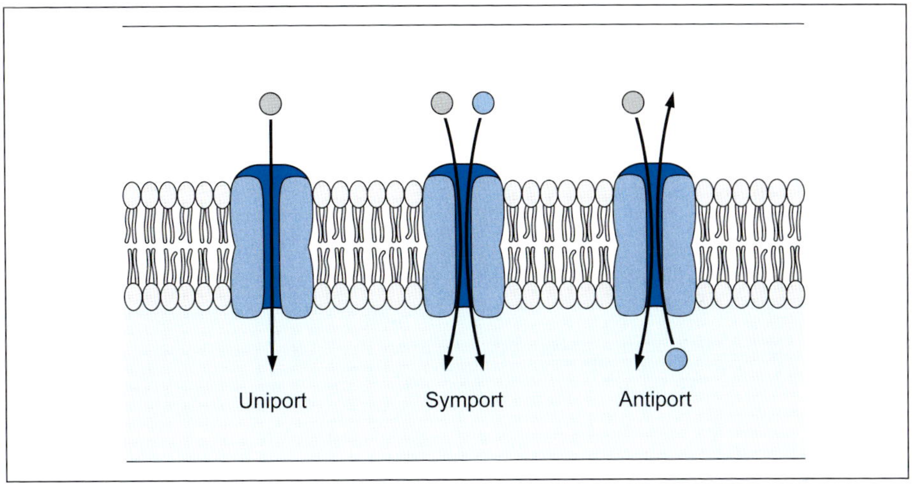

Abbildung 68: Aktive Stofftransporte

4.2.2.3 Enzyme

> **Enzyme:**
>
> Enzyme sind Proteine, welche ein aktives Zentrum besitzen, durch welches sie in der Lage sind, Moleküle leicht miteinander in Reaktion zu bringen. Enzyme erhöhen die Reaktionsgeschwindigkeit, indem sie die Aktivierungsenergie herabsetzen.

Durch Enzyme können Reaktionen bereits bei Körpertemperatur ablaufen, welche ohne Enzyme erst bei höheren Temperaturen stattgefunden hätten. Enzyme gehen immer unverändert aus den Reaktionen wieder hervor.

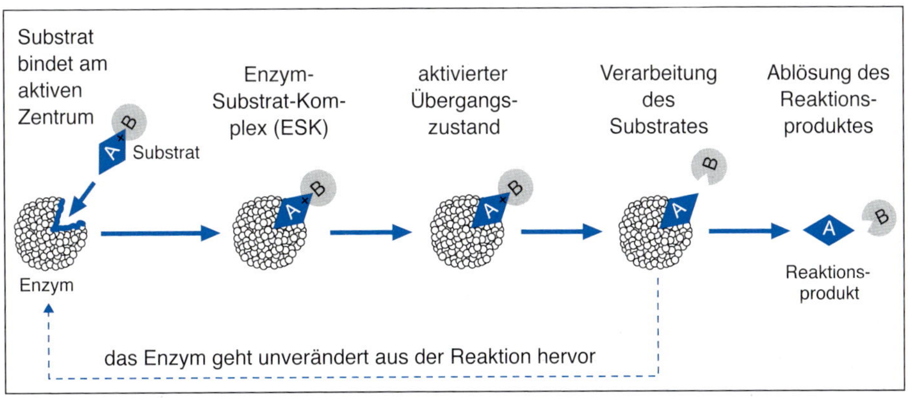

Abbildung 69: Enzym-Substrat-Reaktion

Das aktive Zentrum ist der katalytisch wirksame Bereich des Enzyms. Bei einer Reaktion werden Substrate, die zum aktiven Zentrum des Enzyms passen umgesetzt. Nach der Reaktion sind die Produkte räumlich verändert und passen nicht mehr in das aktive Zentrum, daher lösen sie sich ab (vgl. Abbildung 69).

Enzyme arbeiten *substratspezifisch.* Das bedeutet, dass die räumliche Struktur des aktiven Zentrums bestimmt, welches Substrat sich anlagern kann und umgesetzt wird. Des Weiteren arbeiten Enzyme *wirkspezifisch.* Das beutet, dass die chemischen Wechselwirkungen des aktiven Zentrums darüber bestimmen, welche chemische Reaktion am Substrat vollzogen wird. Diese beiden Tatsachen limitieren ein Enzym auf eine einzige Aufgabe mit nur einem passenden Substrat.

Die Enzymaktivität ist abhängig von der Temperatur, dem pH-Wert und der Substratkonzentration. Da Enzyme in ihrer Aktivität von der Temperatur abhängig sind, lässt sich Geschwindigkeit der Reaktion mittels der Reaktion-Geschwindigkeit-Temperatur-Regel (RGT-Regel) formulieren. Die Regel besagt, sollte bei einer Reaktion die Temperatur um 10 Kelvin erhöht werden, verdoppelt bis vervierfacht sich die Ausbeute der Reaktion.

Enzyme können durch Substanzen gehemmt werden. Diese werden als Inhibitor bezeichnet. Inhibitoren können beispielsweise Schwermetalle oder andere Zellgifte sein. Die Inhibition kann auf zwei Arten ablaufen, reversibel oder irreversibel. Irre-

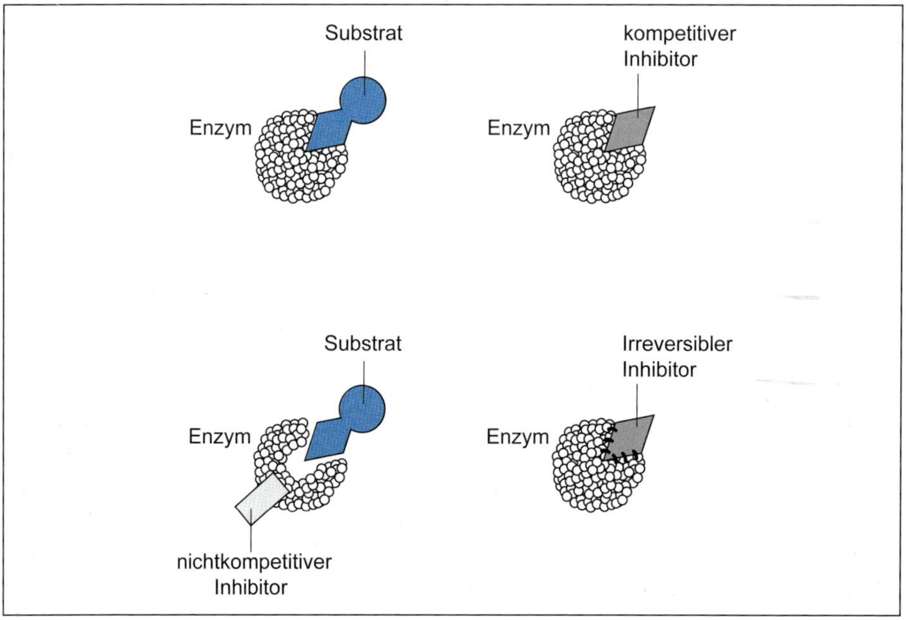

Abbildung 70: Enzyminhibitoren

versible Inhibitionen sind solche, bei denen der Inhibitor an das aktive Zentrum kovalent oder fest gebunden bleibt. Das Enzym ist danach nutzlos und muss neu synthetisiert werden. Reversibel sind Inhibitionen, bei denen sich der Inhibitor wieder vom Enzym ablösen kann. Man unterscheidet kompetitive Inhibitoren, die an das aktive Zentrum binden und nichtkompetitive Inhibitoren, die an einer anderen Stelle des Enzyms binden und die Enzymaktivität hemmen (vgl. Abbildung 70).

4.2.2.4 Kohlenhydratkatabolismus

Kohlenhydratkatabolismus:

Der Abbau von Kohlenhydraten dient der Zelle zur Gewinnung von Energie in Form von ATP. Unterteilt wird der Kohlenhydratkatabolismus in

- die Glykolyse,
- die oxidative Decarboxylierung,
- den Citratzyklus und
- die Atmungskette.

Der wichtigste Schritt für die Zelle sind die biochemischen Vorgänge der Atmungskette, in der inneren Mitochondrienmembran. Dort wird das energiereiche Molekül ATP synthetisiert. Die Zellatmung benötigt Glucose und Sauerstoff, damit am Ende Energie in Form von ATP, Wasser und Kohlenstoffdioxid freigesetzt wird.

$$C_6H_{12}O_6 + 6\,O_2 \rightarrow 6\,CO_2 + 6\,H_2O$$

Glykolyse

Die Glykolyse, der erste Schritt des Kohlenhydratkatabolismus, läuft im Cytoplasma ab (vgl. Abbildung 71). Bei diesem Vorgang wird ein Glucose Molekül (ein C6-Köper) über mehrere Teilreaktionen zunächst in zwei C3-Körper gespalten.

Dies geschieht durch zweifache Phosphorylierung, also der Abspaltung eines Wasserstoffatoms und Anlagerung eines Phosphatrestes. Durch die Phosphorylierung wird die Glucose in einen aktivierten Zustand versetzt. Der aktivierte C6-Körper wird formell durch Enzyme mittig gespalten. Auf diesem Wege entstehen letztlich zwei gleiche Moleküle Glycerinaldehyd-3-phosphat (GAP). Im nächsten Schritt wird das GAP zweimal oxidiert und die Phosphatgruppe abgespalten. Oxidiert wird GAP unter Verwendung des Moleküls Nicotinamid-Adenin-Dinukleotid (NAD). NAD bildet ein Redoxpaar $NAD^+/NADH + H^+$ aus. Dephosphoryliert bedeutet, dass ADP zu ATP reagiert. Am Ende der Glykolyse entstehen aus einem Molekül Glucose zwei Moleküle Pyruvat. Die Bilanz der Glykolyse ergibt:

$$C_6H_{12}O_6 + 2\,NAD^+ + 2\,ADP + 2\,P_i \rightarrow 2\,C_3H_3O_3 + 2\,NADH + 2\,H^+ + 2\,ATP$$

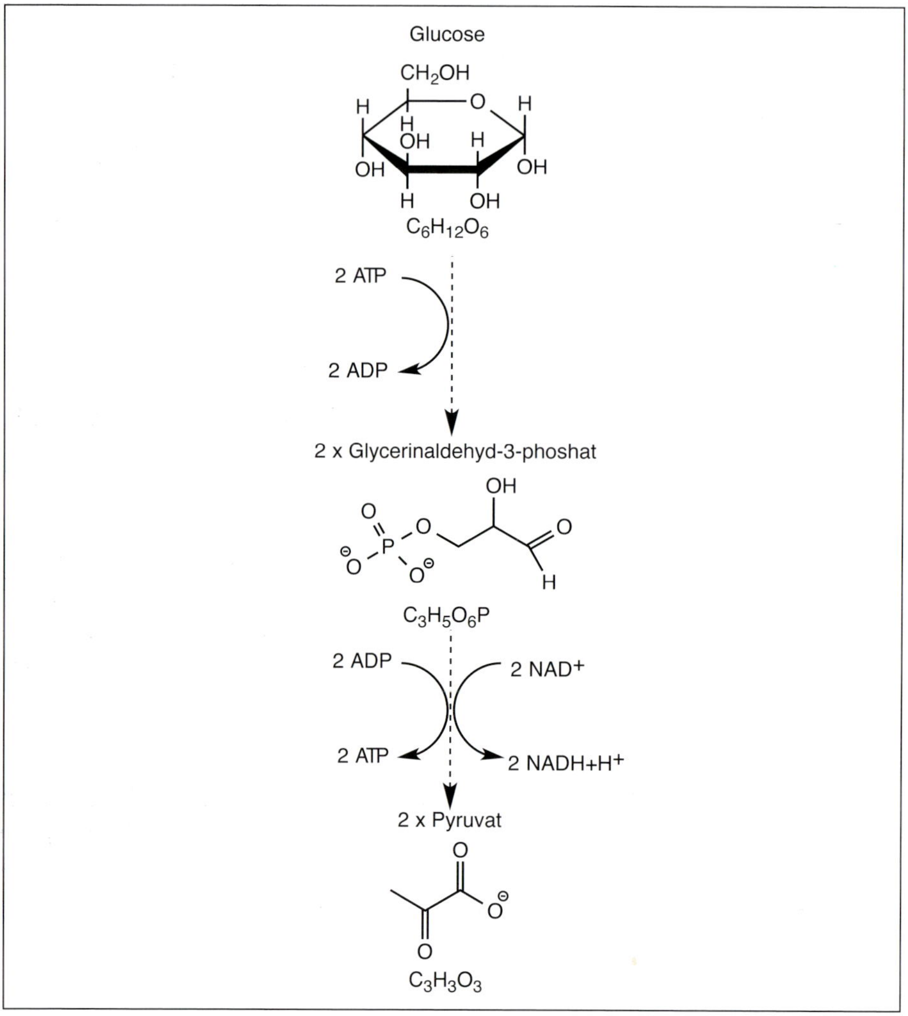

Abbildung 71: Glykolyse

Oxidative Decarboxylierung

Die oxidative Decarboxylierung ist ein kurzer, aber notwendiger Schritt für die Einleitung des Citratzyklus, und läuft in der Mitochondrienmatrix ab (vgl. Abbildung 72). Das Pyruvat aus der Glykolyse wird in diesem Schritt zunächst decarboxyliert und oxidiert.

Das durch die Decarboxylierung und Oxidation entstandene Acetat reagiert formal mit dem Coenzym A (CoA), sodass Acetyl-CoA eine energiereiche Schwefelverbindung entsteht.

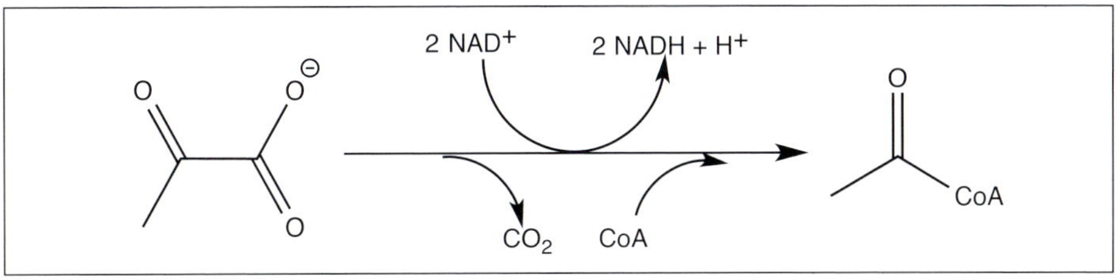

Abbildung 72: Oxidative Decarboxylierung

Die Bilanz der oxidativen Decarboxylierung ergibt:

$$2\,C_3H_3O_3 + 2\,NAD^+ + 2\,CoA \rightarrow 2\,CH_3CO\text{-}CoA + 2\,CO_2 + 2\,NADH + 2\,H^+$$

Citratzyklus

Der Citratzyklus, auch als Tricarbonsäurezyklus, Citronensäurezyklus oder Krebs-Zyklus bezeichnet, hat seine Namen von dem ersten Produkt welches im Zyklus gebildet wird, das Citrat (vgl. Abbildung 73). Dieses entsteht durch die Reaktion von Acetyl-CoA (C2-Körper) und einem Oxalat-Molekül (C4-Körper) aus dem Zyklus, dabei wird das Coenzym A abgespalten.

Der neuentstandene C6-Körper wird im nächsten Schritt decarboxyliert zu einem C5-Körper. Unter Zugabe von Wasser, einer Decarboxylierung und der Oxidation von NAD^+ zu $NADH + H^+$, entsteht ein C4-Körper. Durch eine Umlagerung des

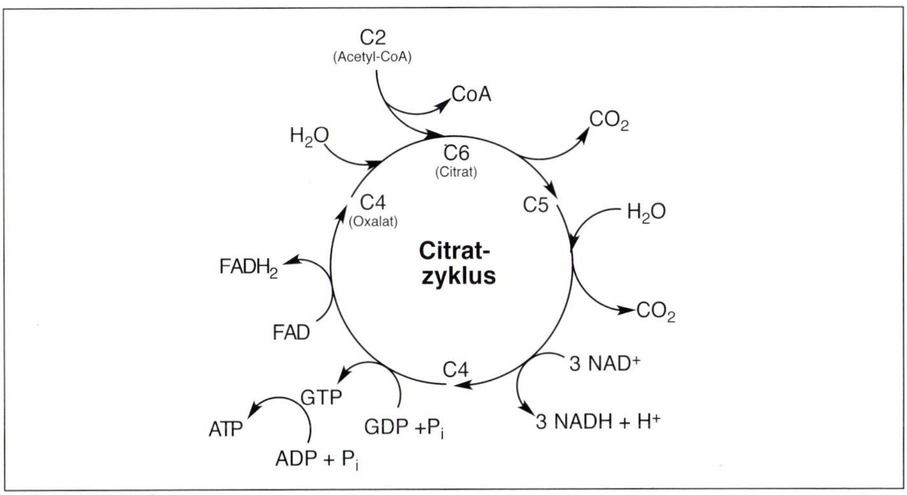

Abbildung 73: Citratzyklus

C4-Körpers entsteht Energie, welche für die Anlagerung eines freien Phosphatrestes an ein GDP Molekül genutzt wird. Das entstandene GTP wird genutzt um ATP aus ADP + P_i zu bilden. Im nächsten Schritt wird der C4-Körper oxidiert unter Verwendung von Flavin-Adenin-Dinukleotid (FAD). Dabei reagiert das FAD zu $FADH_2$ und nimmt zwei Wasserstoffatome auf. Im letzten Schritt nimmt der C4-Körper einmal Wasser auf und der Zyklus kann von vorn beginnen. Die Bilanz des Citratzyklus ergibt:

$$CH_3CO\text{-}CoA + 3\,NAD^+ + FAD + ADP + P_i + 2\,H_2O \rightarrow 2\,CO_2 + 3\,NADH + 3\,H^+ + FADH_2 + ATP + CoA$$

Es muss aber beachtet werden, dass aus 1 Molekül Glucose 2 Molekül Pyruvat und somit auch 2 Mol Acetyl-CoA gebildet werden. Daher muss die Bilanz verdoppelt werden.

Atmungskette

Der letzte Schritt, die eigentliche Zellatmung oder Atmungskette genannt, läuft an der inneren Mitochondrienmembran ab (vgl. Abbildung 74). Ziel ist es alle Moleküle NADH + H^+ sowie $FADH_2$ aus den vorherigen Schritten wieder zu reduzieren. Das bedeutet, dass die im NADH + H^+ sowie $FADH_2$ gebunden Redoxstoffe langsam und schrittweise auf Sauerstoff übertragen werden. Auf diese Art und Weise wird Energie in Form ATP gewonnen.

Zunächst wird das NADH + H^+ zur inneren Mitochondrienmembran transportiert. Dort gelangt es zum NADH-Dehydrogenase-Komplex (ein Carrier), welcher das NADH + H^+ oxidiert.

$$NADH + H^+ \rightarrow NAD^+ + 2\,H^+ + 2\,e^-$$

Das NAD^+ kehrt zurück in die Mitochondrienmatrix, die Protonen werden in den Zwischenmembranraum gepumpt und die Elektronen werden auf das Ubichinon (Coenzym Q10) übertragen. Das Ubichinon überträgt die Elektronen innerhalb der Membran zum nächsten Membranmolekül, der Cytochrom-bc1-Komplex. Auf dem Weg dorthin, reagiert das Ubichinon mit dem $FADH_2$ und nimmt dessen Elektronen auf. Das oxidierte FAD kehrt zurück in die Matrix. Jetzt reagiert das reduzierte Ubichinon mit dem Cytochrom-bc1-Komplex. Dabei werden die Protonen abgespalten und in den Zwischenmembranraum gepumpt und die Elektronen werden auf Cytochrom c übertragen. Das Cytochrom c transportiert die Elektronen innerhalb der Membran zur Cytochrom-c-Oxidase. Dort reagieren mitochondriale Protonen an der Cytochrom-c-Oxidase mit den Elektronen und eingeatmetem elementarem Sauerstoff zu Wasser reagiert.

Durch das Rauspumpen der Protonen am NADH-Dehydrogenase-Komplex und Cytochrom-bc1-Komplex in den Zwischenmembranraum, entsteht ein Protonen-

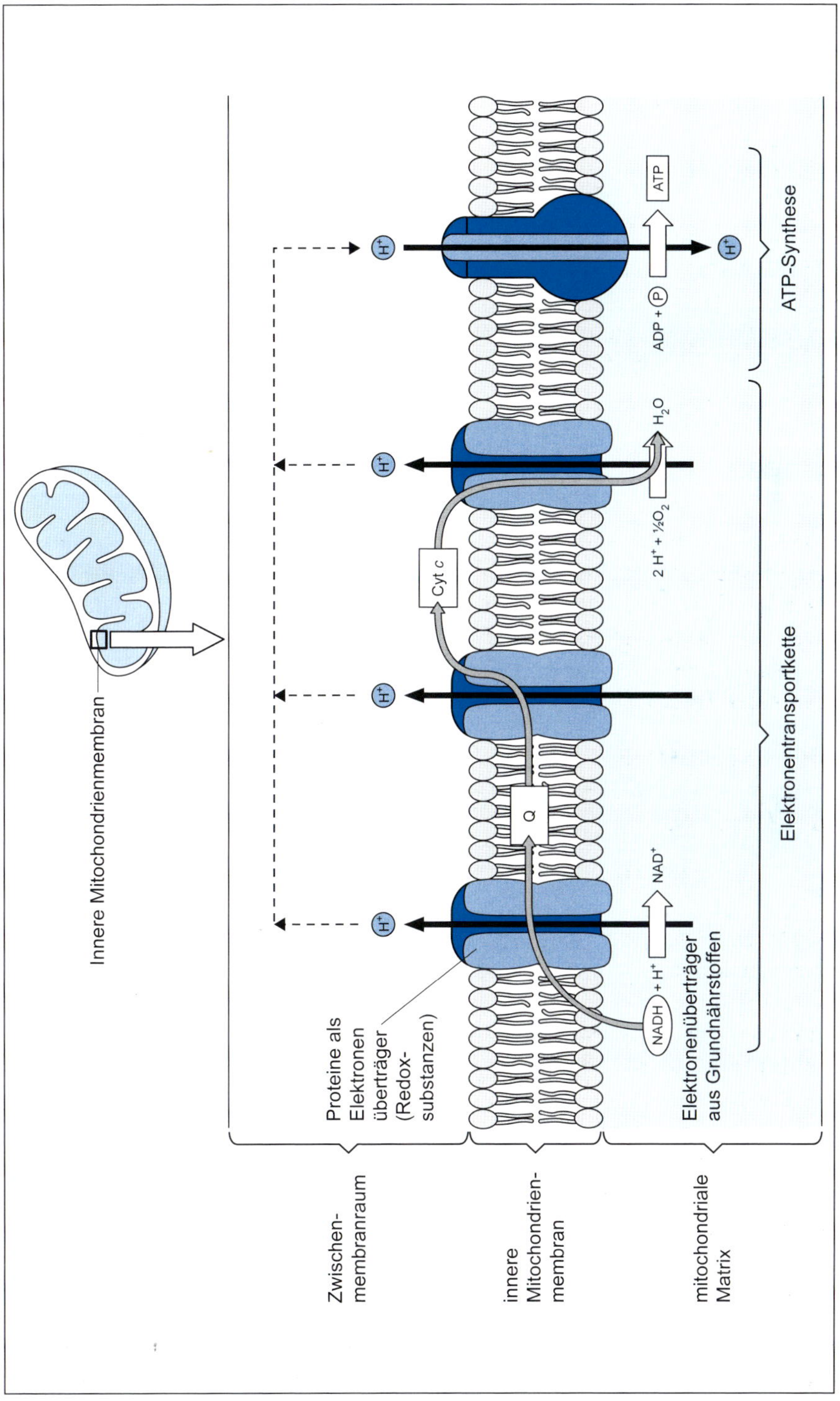

Abbildung 74: Atmungskette

gradient. Dieser wird an der ATP-Synthase wieder ausgeglichen, indem die Protonen wieder in die Matrix zurückfließen. Der Rückfluss der Protonen kann genutzt werden, um aus ADP + P_i ATP zu gewinnen. Die Bilanz der Atmungskette ergibt:

$$10\,NADH + 10\,H^+ + 2\,FADH_2 + 34\,ADP + P_i + 6\,O_2 \rightarrow 10\,NAD^+ + 2\,FAD + 12\,H_2O + 34\,ATP$$

In der Tabelle 18 ist die vollständige Energiebilanz der Zellatmung dargestellt.

Tabelle 18: Energiebilanz der Zellatmung

Schritt	Reduktionsäquivalent	Moleküle ATP
Glykolyse	2 NADH + 2 H^+	2
Oxidative Decarboxlierung	2 NADH + 2 H^+	–
Citratzyklus	6 NADH + 6 H^+; 2 $FADH_2$	2
Atmungskette	–	32–34
Gesamtsumme	**–**	**36–38**

4.2.2.5 Gärung

Gärung:

Die Gärung ist eine Möglichkeit der Energiegewinnung. Im Gegensatz zur Zellatmung findet die Gärung unter anaeroben Bedingungen statt. Es gibt zwei Arten von Gärung, einmal die *Milchsäuregärung* und zum anderen die *alkoholische Gärung.*

Bei der Milchsäuregärung, welche beispielsweise in den tierischen Muskelzellen abläuft, wird Glucose erst in der Glykolyse zu Pyruvat umgesetzt und danach zu Lactat (Anion der Milchsäure) verwertet (vgl. Abbildung 75).

In der alkoholischen Gärung, welche viele Bakterien, aber auch Hefen vollziehen, wird das Pyruvat aus der Glykolyse zu Kohlenstoffdioxid und Ethanol umgesetzt (vgl. Abbildung 76).

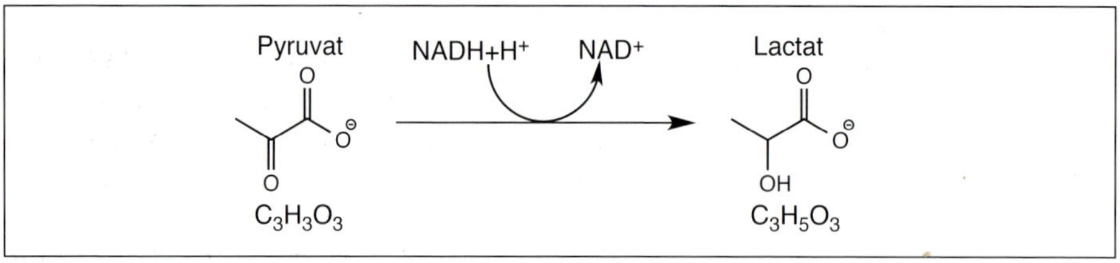

Abbildung 75: Milchsäuregärung

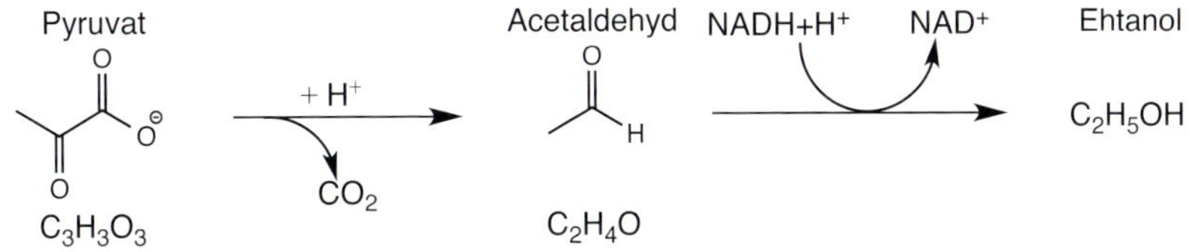

Abbildung 76: Alkoholische Gärung

Sowohl bei der Milchsäuregärung als auch bei der alkoholischen Gärung entstehen zwei Moleküle ATP pro Glucosemolekül. Demnach ist die Zellatmung der Mitochondrien 19-mal effektiver als die Gärung. Dafür ist die Gärung ein anaerober Vorgang und von keinem äußeren Faktor, außer der Anwesenheit von Glucose, abhängig.

4.2.3 Reizentwicklung und Reizweiterleitung

In eukaryotischen Zellen müssen aus der Umwelt ankommende Reize weitergeleitet und verarbeitet werden, damit der Organismus auf diese reagiert kann. Für eine Reizweiterleitung gibt es immer zwei verschiedene Möglichkeiten.

Möglichkeiten der Reizweiterleitung:

Der Reiz kann als elektrische Spannung direkt an der Nervenzelle oder als chemischer Botenstoff zwischen zwei Nervenzellen übertragen werden.

4.2.3.1 Nervenzellen

Das Nervensystem besteht, wie alle anderen Organe, aus einzelnen Zellen. Diese unterscheiden sich im Gegensatz zu Körperzellen stark im Aufbau. Sie sind hochspezialisiert für die Informationsleitung und -verarbeitung. Diese Spezialisierung führt aber auch dazu, dass sie nicht mehr in der Lage sind, sich zu teilen. Dies bedeutet, dass abgestorbene Zellen nicht erneuert werden können.

Nervenzellen können sehr unterschiedliche Formen und Größen haben, dennoch besitzen sie alle einen gemeinsamen Grundbauplan. Sie bestehen aus einem Zellkörper, dem Soma, das zwischen 1 mm und 1 m groß sein kann (vgl. Abbildung 77). Hierin befinden sich der Zellkern und eine große Anzahl an Mitochondrien.

Vom Zellkörper zweigen zahlreiche Verbindungen, die Dendriten, ab die den Kontakt zu anderen Nervenzellen herstellen, um Informationen aufzunehmen und wei-

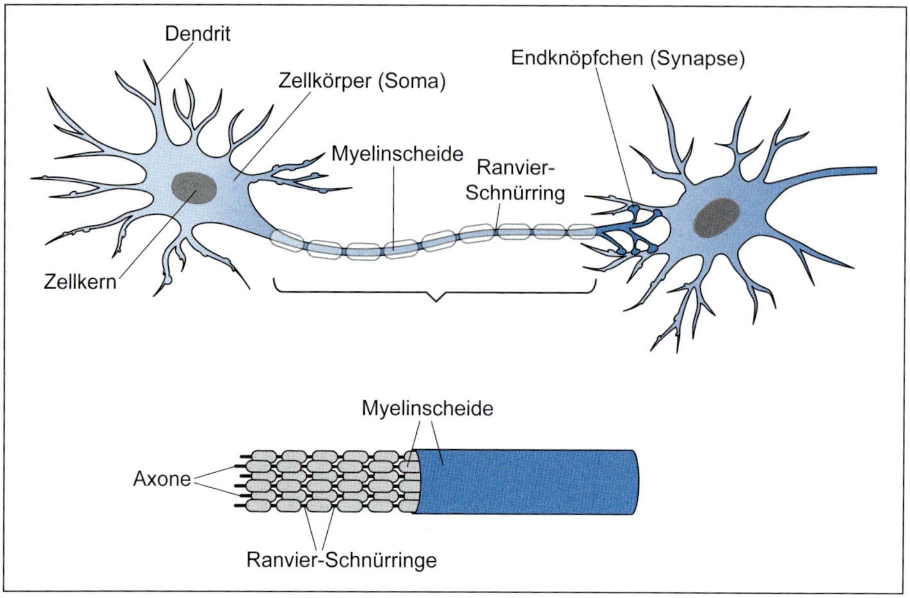

Abbildung 77: Nervenzelle

terzuleiten. Dabei kann eine einzige Nervenzelle mit bis zu 10.000 anderen Nervenzellen verknüpft sein. Der Informationsfluss läuft dabei immer nur in eine Richtung. Ankommende Reize werden von den Dendriten aufgenommen und verarbeitet. Diese leiten die Reize zum Zellkörper. Hier treffen die Reize aus den einzelnen Dendriten zusammen. Erregende und hemmende Eingänge werden miteinander verrechnet. Dieser Vorgang wird als Summation bezeichnet. Sollten die Erregungen überwiegen, wird die Information an andere Nervenzellen, Muskeln oder Drüsen weitergegeben. Bei einer Hemmung werden keine Signale weitergegeben.

Intrazelluläre Reizübertragung

Die Reizübertragung innerhalb einer Nervenzelle basiert auf einer Spannungsänderung im Zellinneren (vgl. Abbildung 78). Die Zelle ist so aufgebaut, dass in der Zelle deutlich mehr Kaliumionen sind als außerhalb. Umgekehrt befinden sich außerhalb der Zelle, mehr Natriumionen. Das Prinzip beruht darauf, dass durch die Lage der beiden Ionen, ein Konzentrationsgefälle der beiden Ionen entsteht. Die Ionen können nicht von allein durch die Zellmembran diffundieren. In die Zellmembran sind spannungsgesteuerte Natriumkanäle und konzentrationsgesteuerte Kaliumkanäle eingebaut. Im Ruhezustand sind die Natriumkanäle geschlossen und die Kaliumkanäle geöffnet, da aber beide Ionen gleich geladen sind, entsteht kein Gradient und die Kaliumionen bleiben im Zellinneren. Dieser Zustand wird als Ruhepotenzial bezeichnet. Innerhalb der Zelle entsteht ein messbares Potenzial von ca. –70 mV.

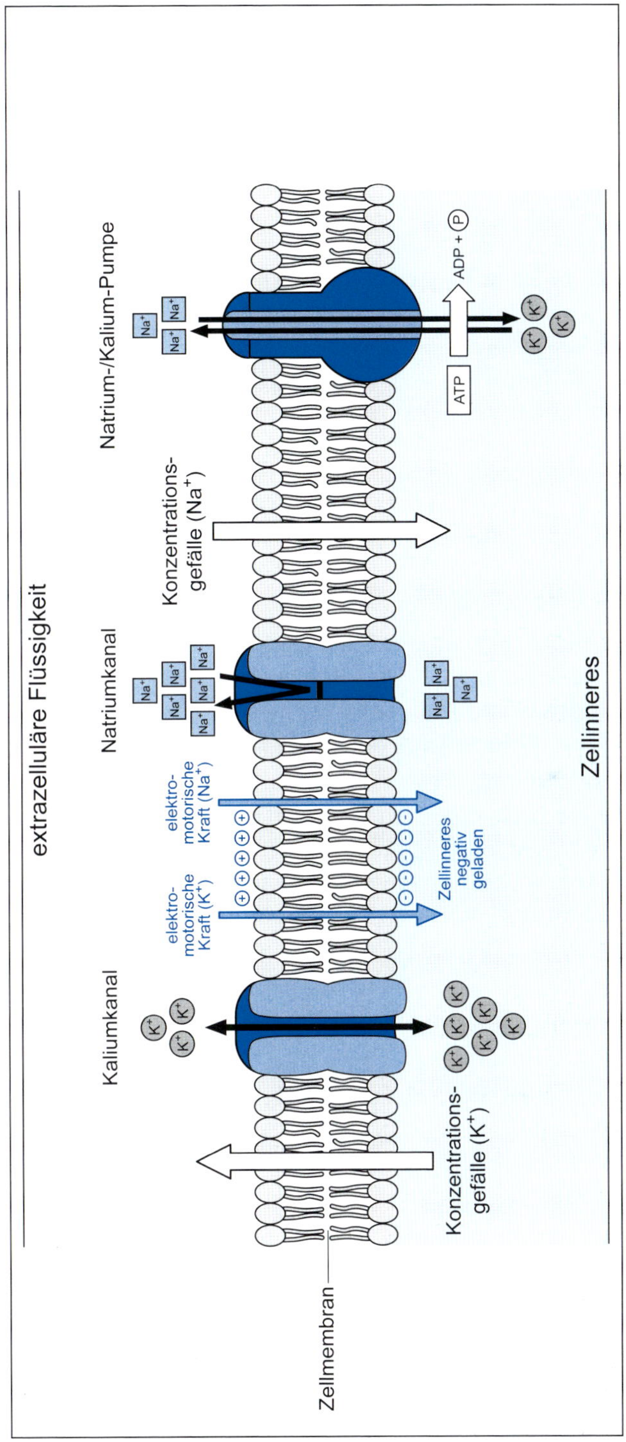

Abbildung 78: Intrazelluläre Reizübertragung

Sobald ein Reiz auf die Zelle einwirkt, ändert sich die Spannung. Durch diese Spannungsänderung öffnen sich schlagartig die Natriumkanäle. Aufgrund des Gradienten strömen Natriumionen in das Zellinnere. Als Ladungsausgleich strömen Kaliumionen über dessen spezifischen Kanal aus der Zelle raus. Durch den Austausch der Ionen steigt die Spannung im Zellinnern auf ca. 20 mV an. Der Anstieg bis auf das Spannungsmaximum wird als Depolarisation bezeichnet. Mit Abschluss der Depolarisation ist zunächst der Austausch von Natrium- und Kaliumionen beendet. Durch diesen Austausch ist die Zelle nicht mehr in der Lage einen weiteren Reiz zu übertragen. Dafür müssen erst wieder die Natriumionen nach Außen und die Kaliumionen nach Innen transportiert werden. Dieser Vorgang wird als Repolarisation bezeichnet. Für diesen Vorgang ist in die Zellmembran der Nervenzelle die sogenannte Natrium-Kalium-Pumpe eingebaut. Mittels der Natrium-Kalium-Pumpe werden die Natriumionen wieder nach Außen gepumpt und die Kaliumionen nach Innen. Für jedes transportierte Natriumion benötigt die Pumpe ein Molekül ATP. Da der Transport gegen das Konzentrationsgefälle der Ionen abläuft, handelt es sich um einen aktiven, sekundären Stofftransport (ein Antiport). Die Natrium-Kalium-Pumpe arbeitet im Verhältnis zur reinen Diffusion langsam. Daher sind die Kaliumionen in der Lage von allein über die Kaliumkanäle in den Innenraum der Zelle zu diffundieren. Mit der Zeit fehlen aber diese Kaliumionen außerhalb für den Austausch mit den Natriumionen. So entsteht eine Überspannung, die Hyperpolarisation genannt wird. Die Zelle muss warten bis die Kaliumionen wieder nach Außen diffundiert sind, um diese gegen Natriumionen über die Pumpe auszutauschen. Zum Schluss liegt wieder ein Potenzial von –70 mV in Soma vor,

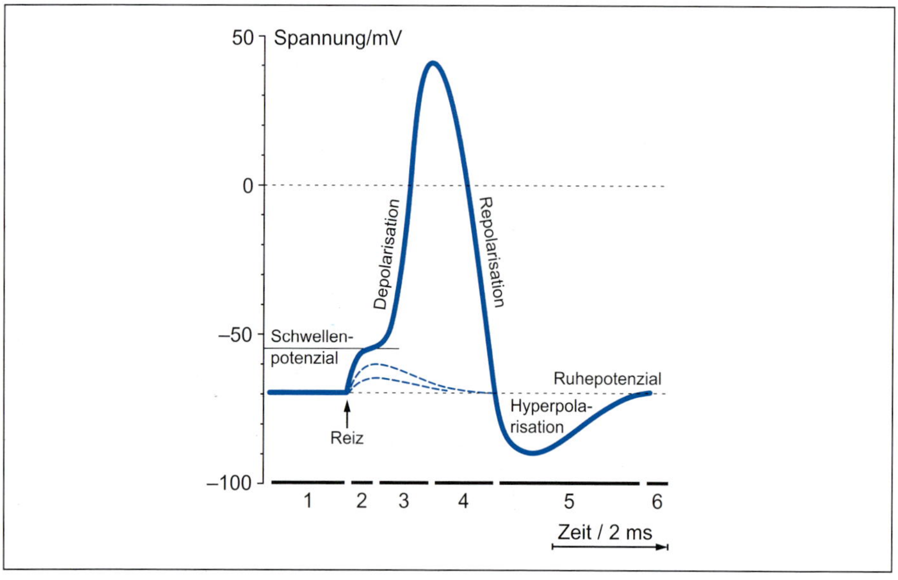

Abbildung 79: Aktionspotenzial

das Ruhepotenzial. Der Zeitraum der Reizübertragung wird als Refraktärzeit bezeichnet. Während der Refraktärzeit ist die Zelle nicht in der Lage einen weiteren Reiz zu übertragen.

Zum Auslösen eines Aktionspotenzials muss der Reiz, der auf die Zelle trifft stark genug sein (vgl. Abbildung 79). Ist ein Reiz zu schwach und überschreit das sogenannte Schwellenpotenzial nicht, wird dieser nicht weitergeleitet. Sollte der Reiz aber nur minimal das Schwellenpotenzial überschreiten, strömen die Natriumionen schlagartig nach Innen. Dies geschieht nach dem „Alles-oder-nichts"-Prinzip.

Interzelluläre Reizübertragung

Die Reizübertragung zwischen den Nervenzellen geschieht auf chemischem Wege, durch die Übertagung von Neurotransmittern. Die Neurotransmitter werden zwischen den Synapsen der einzelnen Nervenzellen übertragen.

Der zu übertragende Reiz gelangt durch die Nervenzelle zu dessen Synapse (vgl. Abbildung 80). Sobald der Reiz dort angekommen ist, öffnen sich die potenzialgesteu-

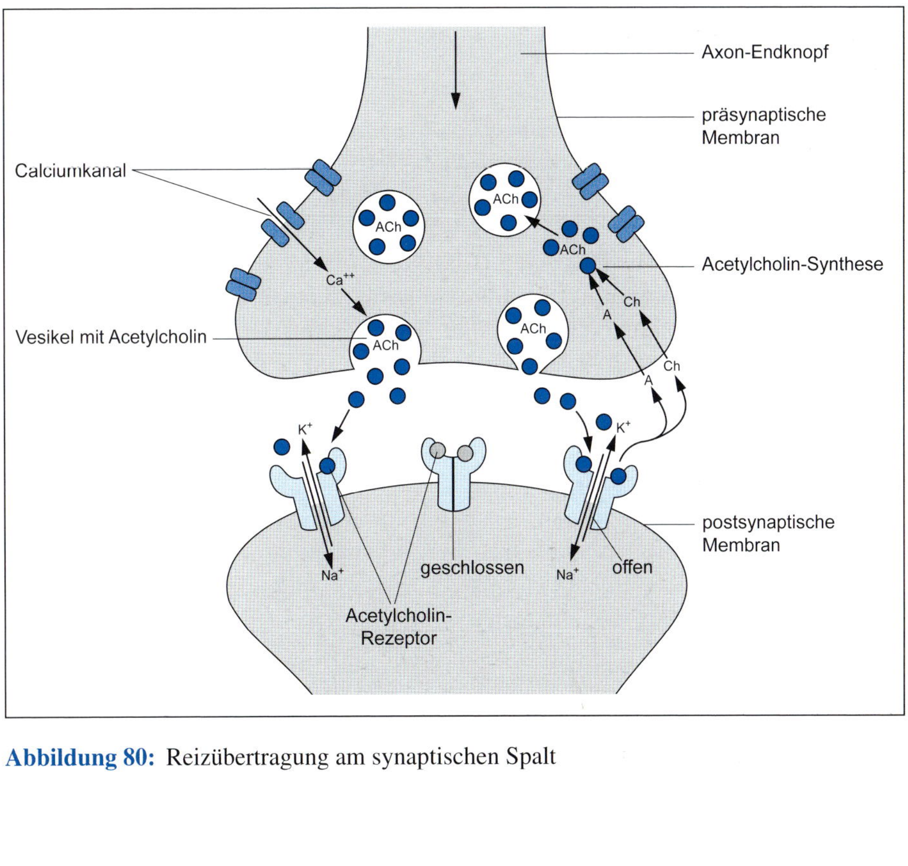

Abbildung 80: Reizübertragung am synaptischen Spalt

erten Calciumkanäle und Calciumionen strömen in das Zellinnere. Durch das Einströmen der Calciumionen beginnen sich, die im Inneren befindlichen Vesikel in Richtung der Zellmembran zu bewegen. In den Vesikeln sind Neurotransmitter eingeschlossen. In den meisten Fällen handelt es sich dabei um Acetylcholin. Nachdem die Vesikel sich zur Zellmembran bewegt haben, öffnen diese sich und setzen den Neurotransmitter in den synaptischen Spalt frei. Nach der Freisetzung bewegt sich das Acetylcholin von der präsynaptischen zur postsynaptischen Zelle. In die Zellmembran der Postsynapse sind rezeptorgesteuerte Natriumkanäle eingebaut. Diese Kanäle öffnen sich nur dann, wenn das Acetylcholin an den Rezeptor bindet. Nach dem Binden des Neurotransmitters strömen die Natriumionen in das Zellinnere der Postsynapse. Damit ist der Reiz weitergeleitet. Die Ionen strömen solange in die Zelle ein, bis das Enzym Acetylcholinesterase Acetylcholin spaltet und es so inaktiviert. So wird dessen räumliche Struktur verändert und die Bindung mit dem Rezeptor geht verloren. Die gespaltenen Moleküle, Acetat und Cholin, diffundieren wieder zurück in die Präsynapse. Dort werden beide wieder zu Acetylcholin verknüpft und in Vesikeln umschlossen. Erst jetzt ist die Zelle wieder in der Lage einen Reiz weiterzuleiten.

Die Reizübertragung am synaptischen Spalt kann durch Neurotoxine unterbunden oder verstärkt werden. Diese würde zu einer Lähmung oder einer Dauerkontraktion führen. Neurotoxine haben mehrere Möglichkeiten die Prä- und Postsynapse zu beeinflussen.

Eine Möglichkeit der Beeinflussung ist die *Lähmung*. Dabei wird die Weiterleitung des Reizes unterbunden. Diese kann durch die Blockierung des Calciumkanals der Präsynapse durch das Neurotoxin geschehen. Sollte somit das Einströmen der Calciumionen verhindert werden, bewegen sich auch die Vesikel nicht in Richtung des synaptischen Spalts. Eine weitere Möglichkeit stellt die Bildung einer Barriere aus Neurotoxinen rund um die Postsynapse dar. Dadurch sind die Vesikel nicht mehr in der Lage die Neurotransmitter in den synaptischen Spalt auszuschütten. Die letzte Möglichkeit eine Lähmung hervorzurufen besteht darin, dass das Neurotoxin eine ähnliche räumliche Struktur ausweist wie der Neurotransmitter und somit dem Rezeptor binden kann. Dabei blockiert das Toxin nur den Rezeptor, ohne ihn zu aktivieren. Damit ist das Einströmen der Natriumionen verhindert worden.

Die zweite Art der Reizübertragungsbeeinflussung stellt die *Dauererregung* dar. Dabei wird die Synapse so beeinflusst, dass Natriumionen dauerhaft in die Postsynapse einströmen können. Hierfür haben Neurotoxinen zwei unterschiedliche Möglichkeiten. Zum Einen kann das Neurotoxin dem Neurotransmitter so ähnlich sein, dass es an den Rezeptor binden kann und diesen auslösen wird, aber die Acetylcholinesterase kann das Toxin nicht spalten. Somit bleibt der Natriumkanal dauerhaft geöffnet und die Ionen gelangen ins Zellinnere. Die andere Möglichkeit besteht darin das Neurotransmitter spaltende Enzym durch das Neurotoxin zu zerstören und somit die Spaltung zu verhindern.

Summation und Auslöschung von Reizen

Alle übertragenen Reize werden in zwei unterschiedliche Kategorien einsortiert. Es gibt erregende Signale (EPSP) und hemmende Signale (IPSP). Da auf eine Nervenzelle immer mehrere Synapsen treffen, können auch immer mehrere Signale auf einmal auf die Zelle einwirken. Anhand der verschiedenen Signale kann es zu unterschiedlichen Informationen kommen, welche die Zelle weiterleiten muss.

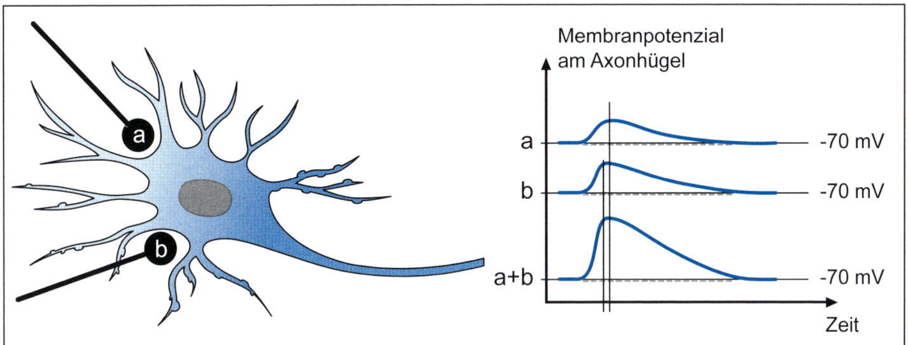

Abbildung 81: EPSP- und IPSP-Signale

Treffen auf eine Nervenzellen sowohl ein IPSP als auch ein EPSP, so kommt es zur Auslösung der Signale und die Zelle leitet kein Signal weiter (vgl. Abbildung 81). Treffen aber zwei gleiche Signale aufeinander, egal ob erregend oder hemmend, wird das weiterzuleitende Signal verstärkt. Dieser Effekt wird als Summation bezeichnet. Bei der Summation werden zwei verschiedene Fälle unterschieden. Zum einen gibt es die *räumliche Summation*. In diesem Fall wirken zeitgleich am gleichen Ort sehr viele Reize auf den Organismus (z. B. viele Bienen stechen gleichzeitig in eine Hand). Eine Differenzierung ist nicht mehr möglich, da nur ein gestärkter Reiz weitergeleitet wird. Zum anderen gibt es die *zeitliche Summation*. In diesem Fall wirken zeitgleich an unterschiedlichen Orten im Organismus Reize ein (z. B. Bienen stechen gleichzeitig in Fuß und Hand). Das weitergeleitete Signal wird wieder verstärkt und eine genaue Differenzierung ist nicht möglich.

4.2.3.2 Hormone

Hormone:

Hormone ermöglichen einen Informationsaustausch im Organismus, welcher nicht spannungsbasiert ist, sondern auf chemischer Basis fungiert. Es handelt sich dabei um chemische Signalstoffe, welche meist aus Aminosäuren-Derivaten, Peptiden oder Steroiden bestehen.

Hormone werden in Geweben oder Drüsen produziert. Die wichtigsten Gewebe oder Drüsen sind in der Abbildung 82 dargestellt.

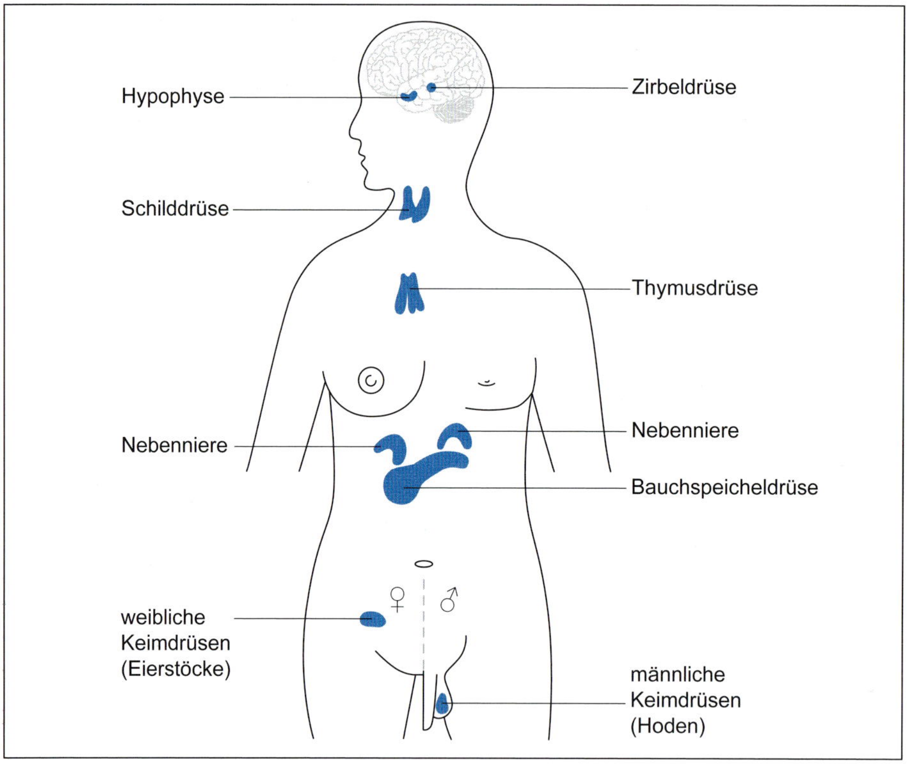

Abbildung 82: Hormonproduktion

Hormone werden in drei unterschiedliche Kategorien unterteilt:
- die Mediatoren,
- die Neurotransmitter und
- die Wachstumsfaktoren.

Mediatoren sind Gewebshormone, das heißt, dass diese Hormone ausschließlich in einzelnen Zellen eines Gewebes synthetisiert werden. Die Wirkung dieser Hormone ist nur unmittelbar an deren Bildungsort und angrenzendem Gewebe möglich. Die zweite Klasse der Hormone stellen die Neurotransmitter dar. Neurotransmitter werden ausschließlich von Nervenzellen produziert und ausgeschüttet. Die dritte Klasse der Hormone sind die Wachstumsfaktoren. Diese regulieren das Zellwachstum, leiten den Zelltod oder die Zellteilung ein, und sorgen für die Zelldifferenzierung.

Die Synthese oder Ausschüttung von Hormonen kann vom Organismus nicht direkt gesteuert werden. Die Hormonausschüttung wird über das vegetative Nervensystem gesteuert. Dieses Nervensystem ist für die Regulation von automatisch ablaufenden innerkörperlichen Vorgängen verantwortlich. Es unterteilt sich in Sympathikus und Parasympathikus. Der Sympathikus wirkt positiv auf erregende Handlungen (Gefahrensituationen, Angst und Stress). Hingegen der Parasympathikus wirkt positiv auf hemmende Handlungen (Entspannung, Ruhe und Regeneration). In Abbildung 83 sind die unterschiedlichen Aufgaben von Sym- und Parasympathikus dargestellt.

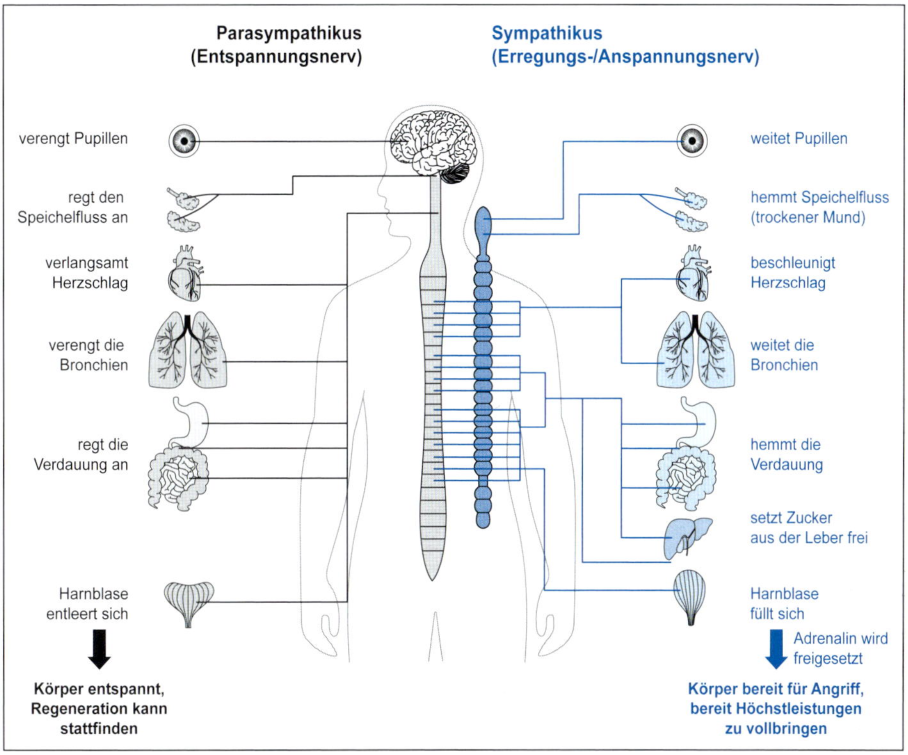

Abbildung 83: Sympathikus und Parasympathikus

4.2.4 Genetik

Ein Teilbereich der Genetik befasst sich neben der Weitergabe von Genen und mit der Ausprägung von Merkmalen. Den Grundstein legte Mitte des 19. Jahrhunderts Gregor Mendel mit seiner Vererbungslehre. Gregor Mendel kreuzte in unzähligen Versuchen Erbsen miteinander und wertete dies statistisch aus. Daraus folgerte er die bis heute noch gültigen Vererbungsregeln. Zu diesem Teil der klassischen Genetik wurde später die Molekulargenetik ergänzt. In der Molekulargenetik befasst man sich mit den Vorgängen der Proteinbiosynthese, der Genexpression und der Ausprägung des Phänotyps. Die dabei erlangten Kenntnisse sind heutzutage die Grundlage für Gentherapien, Stammbaumanalysen oder Vaterschaftstests.

4.2.4.1 Desoxyribonukleinsäure

Die Desoxyribonukleinsäure (DNA) ist ein Makromolekül, welches die genetische Erbinformation einer jeden Zelle enthält. Die DNA besteht aus einem Zuckermolekül, der Desoxyribose, und vier verschiedenen Nukleinsäurebasen. Die Reihenfolge der Nukleinsäurebasen codiert die Erbinformationen.

Aufbau

Die DNA besteht aus zwei komplementären Einzelsträngen, welche nicht kovalent miteinander verbunden sind. Prinzipiell bestehen beide aus einem Zucker-Phosphat-Rückgrat, an welchem die einzelnen Nukleinsäurebasen Adenin, Thymin, Cytosin und Gua-

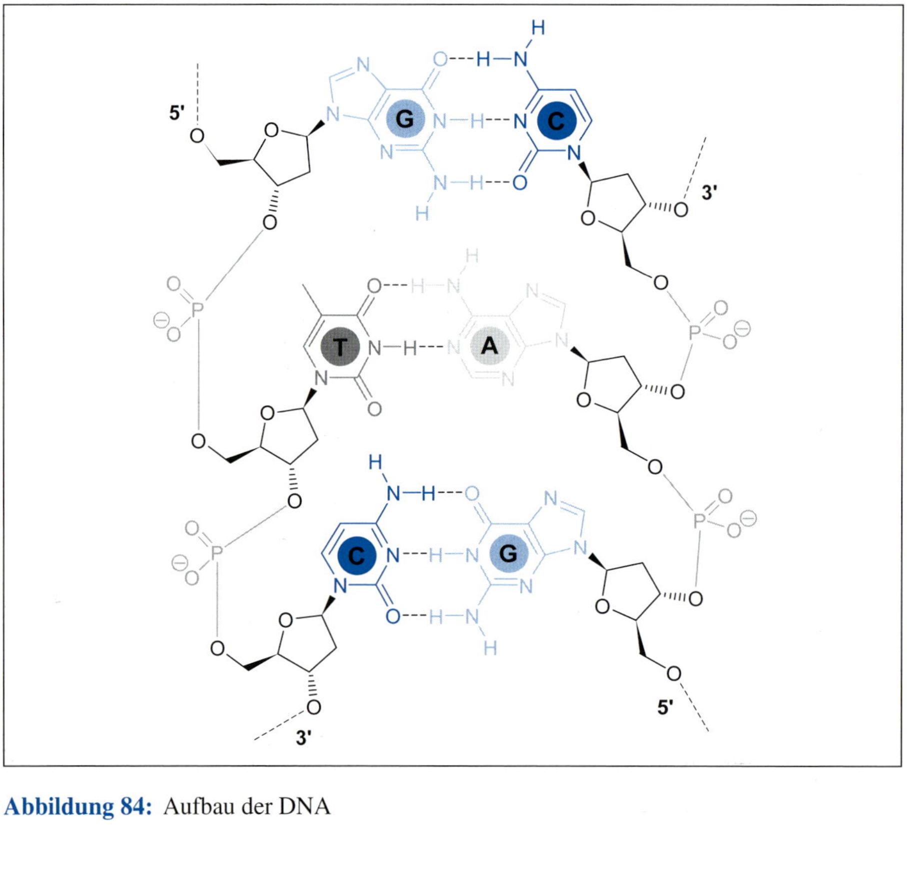

Abbildung 84: Aufbau der DNA

nin gebunden sind. Das Zucker-Molekül ist die Desoxyribose, an dessen drittem und fünftem Kohlenstoffatom immer ein Phosphatrest gebunden ist (vgl. Abbildung 84).

Am jeweils ersten und letzten Desoxyribosemolekül ist nur ein Phosphatrest gebunden. So entstehen ein definierter Start und ein Ende. Dabei beginnt man immer am 5'-Ende die DNA zu lesen und endet immer am 3'-Ende. Am ersten Kohlenstoffatom des Zuckers ist immer eine Nukleinsäurebase gebunden. Dabei stehen sich immer auf den komplementären Strängen Adenin und Thymin sowie Guanin und Cytosin gegenüber. Adenin und Guanin gehören zur Klasse der Purinbasen und Thymin und Cytosin zählen zur Klasse der Pyrimidinbasen. Verbunden sind beide Stränge der DNA über die Basen, welche Wasserstoffbrückenbindungen ausbilden. Dabei bilden Adenin und Thymin zwei und Guanin und Cytosin drei Wasserstoffbrückenbindungen. Fügt man eine Nukleinsäurebase mit einem Desoxyribosemolekül und einem Phosphatrest zusammen, bezeichnet man dies als Nukleotid. Kombiniert man nur die Nukleinsäure mit der Desoxyribose nennt man das Nukelosid.

Ein DNA-verwandtes Molekül ist die Ribonukleinsäure (RNA, vgl. Abbildung 85). Die RNA kann in verschiedenen Formen im Organismus auftreten. Je nach nach

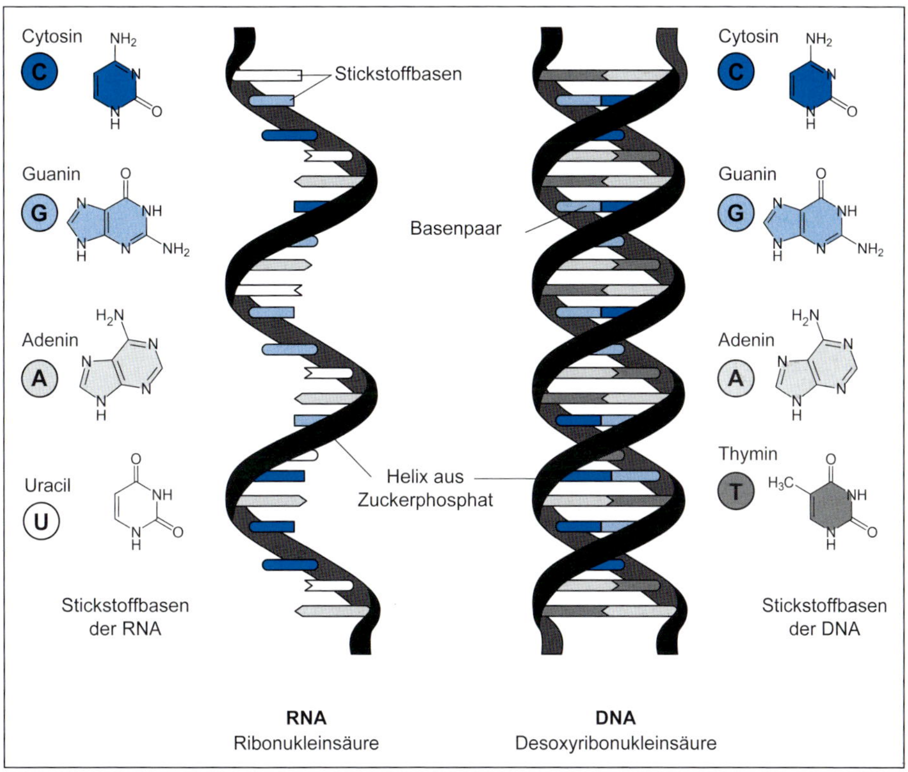

Abbildung 85: Vergleich DNA und RNA

Funktion unterscheidet man in drei Moleküle: die mRNA (Überträger der gentischen Information), die tRNA (Transporter von Aminosäuren) und die rRNA (Bestandteil der Ribosomen). Der größte Unterschied zwischen RNA und DNA ist die Einzelstränigkeit der RNA (vgl. Abbildung 86).

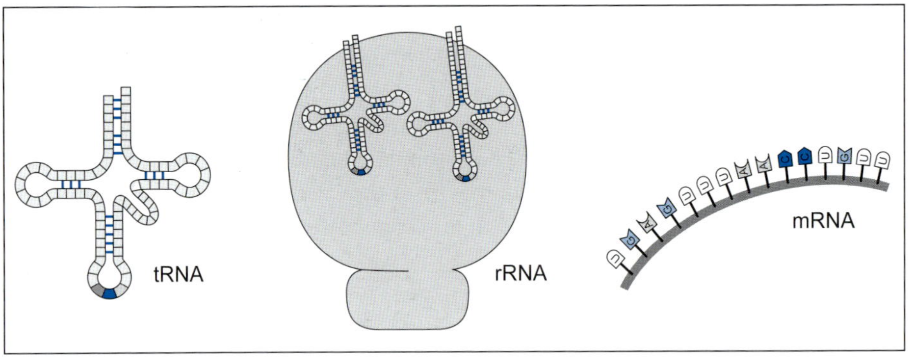

Abbildung 85: RNA-Strukturen

Des Weiteren ist in der RNA die Base Thymin durch Uracil ersetzt. Das Zuckermolekül ist in der RNA auch ein anderes. Es handelt sich um die Ribose. Die einzelnen RNA-Typen sind im direkten Vergleich mit der DNA sehr viel kleiner in ihrer Größe.

Replikation und Reparatur

Die Replikation der DNA ist ein essentieller Schritt für jeden Organismus. Denn jedes Mal bevor sich die Zelle teilt, muss die DNA verdoppelt werden. Die Replikation wird in verschiedene nacheinander ablaufende Phasen unterteilet (vgl. Abbildung 87).

Zu Beginn muss eine Topoisomerase, die Gyrase, den DNA-Doppelstrang grob entwinden, damit ein paralleler Doppelstrang entsteht. Sobald dies erreicht ist, entwindet eine Helicase die beiden DNA-Stränge, sodass eine Replikationsgabel entsteht. In der Replikationsgabel liegen die Einzelstränge offen nebeneinander. Das nächste Enzym ist eine Primase, welche Primer setzt. Ein Primer ist ein kurzes RNA-Molekül, das als Startsequenz für die DNA-Polymerase dient. Sobald die Primer gesetzt sind, beginnt die DNA-Polymerase III den Leitstrang (5'→3') replizieren. Dabei wird der Leitstrang verdoppelt, indem die DNA-Polymerase III umliegende Nukelotide nacheinander zusammensetzt (immer komplementär zum Leitstrang). Die Replikation des Folgestrang (3'→5') ist nicht direkt möglich, sondern verläuft auf Umwegen. Das bedeutet auf dem Folgestrang werden weitaus mehr Primer von der Primase gesetzt worden. Danach repliziert die DNA-Polymerase I den Folgestrang. Da die Polymerase den Strang umständlicher replizieren muss, entstehen viele einzelne

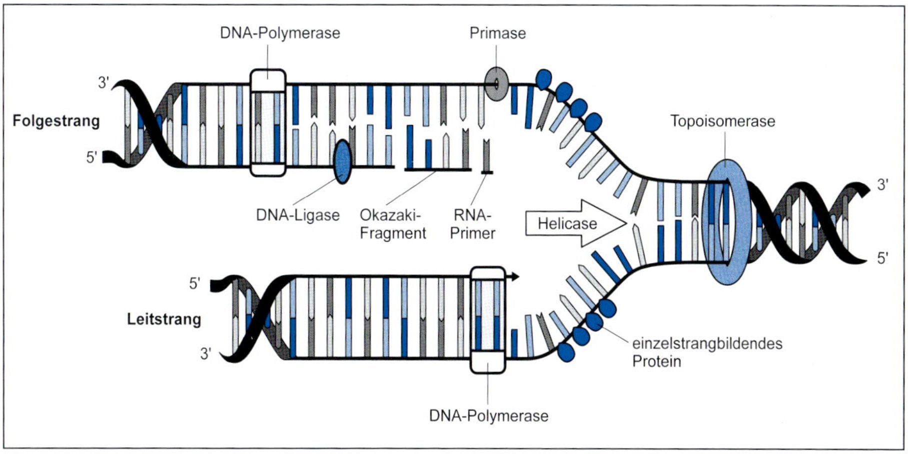

Abbildung 87: DNA-Replikation

DNA-Fragmente, die sogenannten Okazaki-Fragmente. Bevor im letzten Schritt die Okazaki-Fragmente mittels einer DNA-Ligase zusammengesetzt werden, müssen sowohl auf dem Leit- als auch auf dem Folgestrang die Primer mittels RNasen wiederherausgeschnitten und mit Hilfe der Polymerase aufgefüllt werden. Am Ende entstehen zwei identische DNA-Doppelstränge die semikonservativ verdoppelt wurden.

Die DNA-Replikation läuft nicht immer völlig fehlerfrei ab. Es kann zufällig auch zu Fehlpaarungen zwischen den Basen kommen. Um diese Fehler beseitigen zu können besitzt die Zelle Reparaturenzyme. Bei der DNA-Replikation gibt es die Exo- und Endonuklease, welche die Arbeit der DNA-Polymerase kontrollieren. Dabei schneidet die Exonuklease falsch eingebaute Nukleinsäurebasen von außen und die Endonuklease von innen heraus. Nach dem Schneiden polymerisiert die DNA-Polymerase II den Abschnitt nochmals und der Fehler ist behoben.

4.2.4.2 Proteinbiosynthese

Proteinbiosynthese:

Die Proteinbiosynthese kann man als die Herstellung eines Proteins in Zellen definieren.

Polypeptide, Oligopeptide und Dipeptide sind Ketten aus kovalentverknüpften Aminosäuren, die sich in ihrer Länge und ihrer Abfolge unterscheiden. Proteine sind für den lebenden Organismus essenziell aus vielfacher Hinsicht. Sie werden auf Grundlage der Erbinformation aus der DNA an den Ribosomen gebildet. Dabei unterteilt man die Proteinbiosynthese in zwei Teilschritte, die *Transkription* und die *Translation*.

Transkription

Während der Transkription wird die Erbinformation der DNA in eine transportable Form, die RNA, umgewandelt. Hierbei muss zwischen der Transkription von Pro- und Eukaryoten unterschieden werden. Die Unterschiede sind einerseits der Ort und andererseits die Produkte der jeweiligen Transkription. Bei Prokaryoten findet die Transkription im Cytoplasma und bei Eukaryoten im Zellkern statt.

Zu Beginn der Transkription liegt ein DNA-Doppelstrang vor, welcher mit einer Topoisomerase entwunden und die Stränge mit einer Helicase getrennt werden. Der Strang wird dabei aber nur an der abzulesenden Stelle geöffnet, sodass die Promotorregion und das Gen offen liegen. An die Promotorregion wird ein Primer als Startsequenz gesetzt. Sobald der Primer gesetzt ist, polymerisiert die RNA-Polymerase eine messenger-RNA (mRNA). Die mRNA stellt dabei nur eine Kopie eines bestimmten Genabschnitts dar und ist immer von definierter Länge (vgl. Abbildung 88).

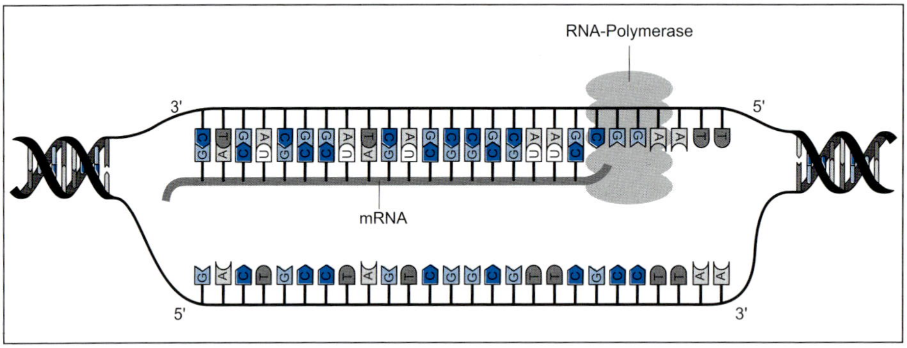

Abbildung 88: Transkription

Bei Prokaryoten entsteht direkt nach der Polymerisation eine mRNA. Bei Eukaryoten hingegen entsteht zunächst eine Vorläuferform, die prä-mRNA. Diese enthält sowohl codierende Bereiche (Exons) als auch nichtcodierende Abschnitte (Introns). Die Introns müssen noch durch das sogenannte Spleißosom herausgeschnitten werden. Dieser Vorgang wird als Spleißen bezeichnet (vgl. Abbildung 89). Das Spleißosom ist aber nicht nur in der Lage die Introns passgenau herauszuschneiden, sondern es kann auch durch das Herausschneiden von Teilen eines Exons, Neukombination von Genen erschaffen.

Dieser Schritt wird als alternatives Spleißen bezeichnet. Dadurch sind Eukaryoten in der Lage, aus der bestehenden Information auf der DNA mehrere unterschiedliche Proteine zu synthetisieren. Egal ob alternatives oder normales Spleißen, das Produkt ist eine mRNA.

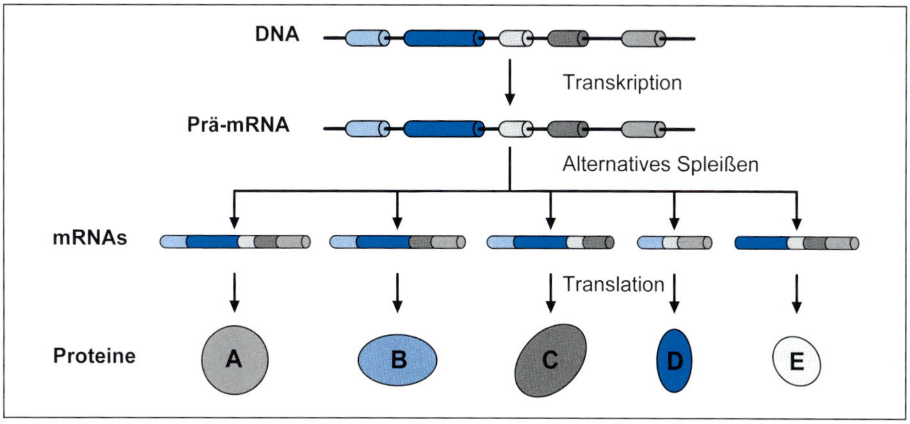

Abbildung 89: Alternatives Spleißen

Am Ende der Transkription wird die mRNA am Anfang und Endes des Moleküls mit Schutzgruppen versehen (vgl. Abbildung 90). Diese sollen das Molekül auf dem Weg vom Zellkern durch die Kernporen zu den Ribosomen vor dem Abbau durch RNasen schützen und später bei der Translation dem Ribosom eine Startsequenz aufzeigen. Hierfür wird an den Anfang der mRNA ein sogenanntes Cap-Ende und an das Ende des Moleküls eine Poly(A)-Ende hinzugefügt.

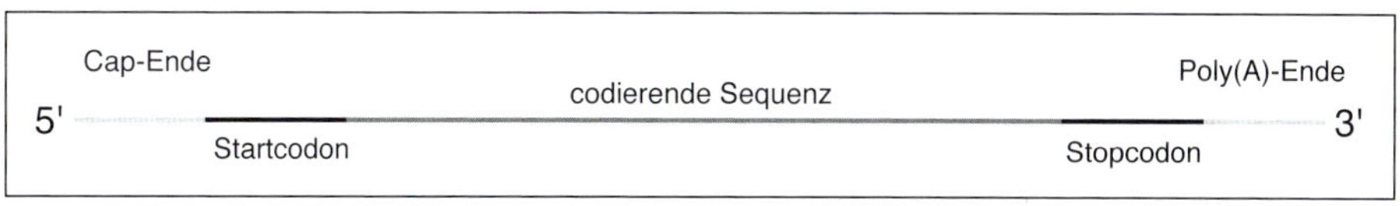

Abbildung 90: mRNA

Translation

Die Translation ist der zweite Schritt der Proteinbiosynthese und stellt die Umwandlung der Information der mRNA in eine Aminosäurekette dar (vgl. Abbildung 91). Hierbei muss auch wieder die Translation der Pro- und Eukaryoten unterschieden werden. Bei den Prokaryoten gibt es nur eine Sorte an Ribosomen im Cytoplasma der Zelle. Eukaryotische Zellen haben sogenannte freie Ribosomen und zudem die am rauen endoplasmatischen Retikulum gebundene Ribosomen. Jedoch sind beide Arten von eukaryotischen Ribosomen prinzipiell gleich aufgebaut. Das Ribosom besteht aus einer kleinen und einer großen Untereinheit. Zwischen den beiden Untereinheiten wird die abzulesende mRNA eingeleitet.

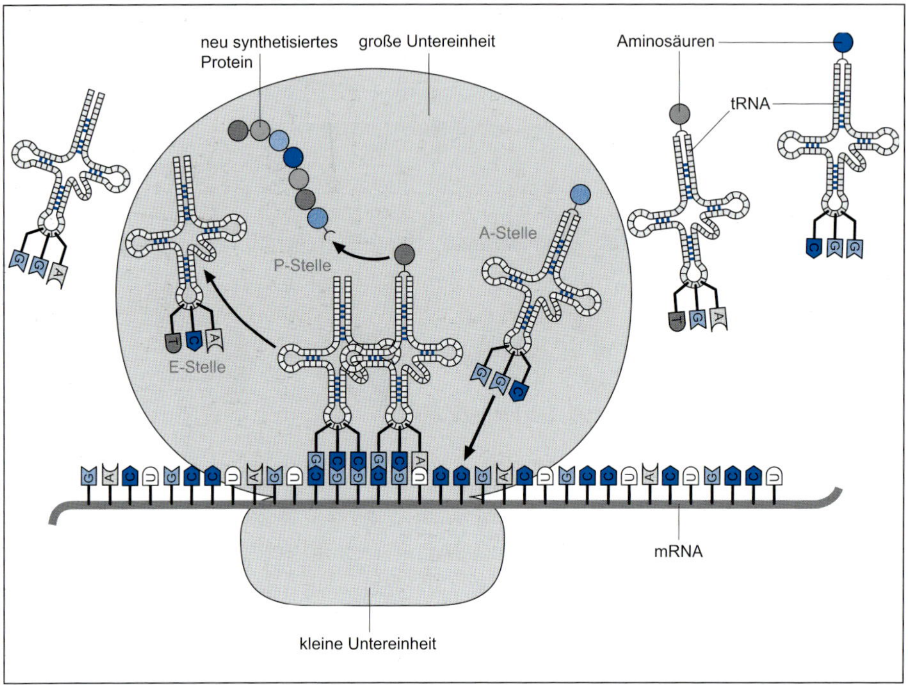

Abbildung 91: Translation

Dort wird diese schrittweise abgelesen und in eine Folge von definiert nacheinander geordneten Aminosäuren übersetzt. Es ist außerordentlich wichtig, dass die Aminosäuren in der korrekten Reihenfolge zusammengefügt werden. Denn nur so kann sichergestellt werden, dass ein räumlich korrektes und funktionierendes Protein entsteht. Die mRNA besitzt zu jedem Basentriplett auf der DNA, dem Codogen, ein komplementäres Basentriplett, welches als Codon bezeichnet wird. Die kleine ribosomale Untereinheit liest nacheinander alle Codons der mRNA ab und ordne jedem Codon die passende Aminosäure zu. Für diesen Vorgang sind Aminosäuretransporter, die transfer-RNAs (tRNA) notwendig. Sie besitzen zwei exponierte Bindungsstellen, das Anticodon und die Aminosäurebindungsstelle. Die Aminosäurebindungsstellen der tRNA wird durch das Enzym Aminoacyl-tRNA-Synthetase spezifisch mit der passenden Aminosäure beladen. Die tRNA erkennt mit dem Anticodon, dessen Basensequenz zum Codon komplementär ist, das entsprechende Codon auf der mRNA und bindet daran. Damit die tRNAs an den richtigen Stellen binden, gibt es die große ribosomale Untereinheit. Diese sorgt dafür, dass die tRNAs an die richtigen Stellen binden und die Aminosäuren in einer Kette miteinander verbunden werden. Dafür gibt es im Ribosom drei wichtige Positionen, die Aminoacyl- (A), Peptidyl- (P) und die Elongations-Stelle (E). Dabei stellt die A-Stelle das zunächst abzulesende Codon dar. Die P-Stelle stellt das Codon dar, welches gerade abgelesen wird. Dazu bindet die passende tRNA mit dessen Anticodon an das Codon der mRNA und dabei wird die Aminosäure der tRNA abgespalten und die Polypeptidkette verlängert. Das bereits abgelesene Codon stellt die E-Stelle da. Hier wird die tRNA wieder abgespalten.

Wenn das Ribosom beim Ablesen der mRNA um eine Stelle weiter rückt, gelangt die tRNA der A-Stelle an die P-Stelle, wo die mitgeführte Aminosäure an die wachsende Proteinkette gebunden wird. Die entladene tRNA der E-Stelle verlässt das Ribosom. Im Cytoplasma bindet die entladene tRNA erneut unter Mitwirkung des Enzyms Aminoacyl-tRNA-Synthetase die passende Aminosäure. Das tRNA-Molekül kann somit rasch wieder an den Ort der Translation zurückkehren. Das Ribosom wandert so lange auf der mRNA entlang, bis es an ein Stopp-Codon, zum Beispiel Uracil–Adenin–Adenin (UAA) gelangt. Das Protein ist nun entsprechend den Anweisungen der DNA hergestellt. In der Abbildung 92 ist der genetische Code in Form einer Codesonne dargestellt, mit dessen Hilfe die Information der mRNA entschlüsselt werden kann.

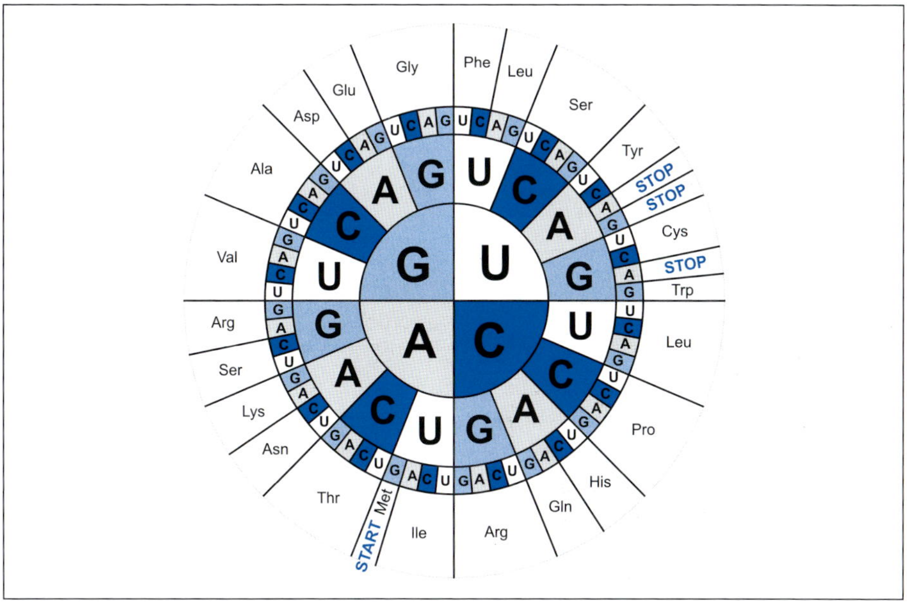

Abbildung 92: Codesonne

4.2.4.3 Genregulation

Es ist nicht notwendig, dass ein Organismus die ganze Zeit Enzyme neusynthetisiert. Die Synthese kann in der Zelle gut durch die Genregulation gesteuert werden (vgl. Abbildung 93). Dabei wird das sogenannte Repressor-Operator-Modell betrachtet.

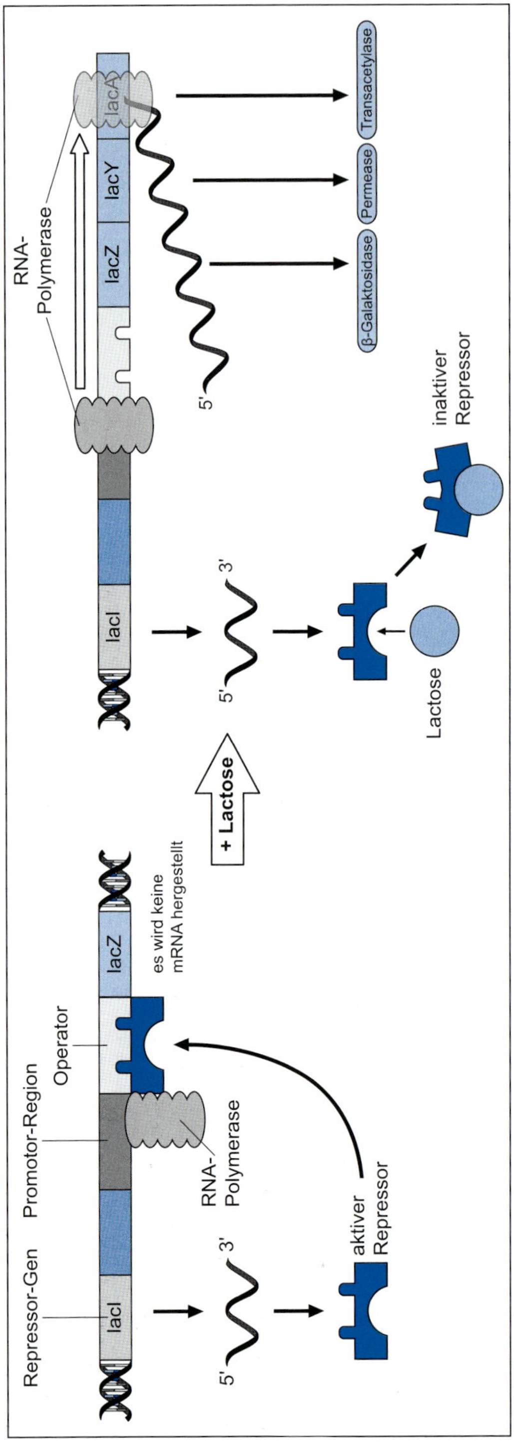

Abbildung 93: Genregulation

Enzyme können immer negativ oder positiv gehemmt werden. Eine positive Genregulation bedeutet, dass durch die Zugabe eines Substrats die nötigen Enzyme erst gebildet werden. Bei einer negativen Genregulation wird die Enzymbildung durch das Auftreten eines Substrats gehemmt. Zusätzlich gibt es zwei unterschiedliche Varianten, die Enzym- oder Substratinduktion und die Enzym- oder Substratrepression. Bei beiden Varianten ist der Grundaufbau gleich. Auf der DNA gibt es verschiedene Abschnitte, die vor den eigentlich abzulesenden Genen liegen. Als erstes kommt die Repressor-Region. Danach folgt in einem undefinierten Abstand die Promotor-Region, an der der Primer binden soll und direkt vor den Genen liegt der Operator.

Bei der Substratinduktion liest die Polymerase die DNA ab. Zuerst wird die Repressor-Region abgelesen. Die Polymerase synthetisiert eine m-RNA, aus welcher ein Repressormolekül wird. Das entstandene Repressormolekül ist schneller als die Polymerase und reagiert mit dem Operator nach dem Schlüssel-Schloss-Prinzip. Dadurch ist der Operator aktiv und stellt eine Barriere für die Polymerase dar. In der Zwischenzeit kommt die Polymerase und findet die Promotorregion, an der ein Primer gebunden ist. Da aber der Operator aktiv ist, können die nachfolgenden Gene nicht abgelesen werden. So werden im Ruhezustand keine unnötigen Enzyme synthetisiert. Sollte nun ein Substrat induziert werden, indem zum Beispiel Lactose aufgenommen wird, reagiert die Lactose mit dem synthetisierten Repressormolekül. Dabei bindet die Lactose an den Repressor und verändert somit dessen räumliche Struktur. Somit ist das Repressormolekül nicht mehr in der Lage an den Operator zu binden und der Operator bleibt inaktiv. Sobald der Operator inaktiv ist, stellt er keine Barriere mehr für die Polymerase dar und die Strukturgene für die Lactase können abgelesen werden. Die daraus entstehende mRNA wird in das Enzym Lactase umgesetzt. Die Lactase baut infolgedessen die Lactose ab. Nach dem vollständigen Abbau der Lactose wird das Repressormolekül nicht mehr räumlich verändert und der Operator wird wieder aktiviert.

Die andere Form der Genregulation stellt die Substratrepression dar (vgl. Abbildung 94). Diese Regulation findet nur bei Enzymen statt, welche nur bei einem Überangebot gehemmt werden dürfen. Ansonsten müssen diese Enzyme dauerhaft synthetisiert werden.

Ein gutes Beispiel für eine Substratrepression ist die Hemmung der Tryptophansynthese. Auch hier gibt es eine Repressorregion, welche von der Polymerase abgelesen wird, diese eine mRNA synthetisiert und daraus ein Repressormolekül entsteht. Dieses Repressormolekül ist aber nicht in der Lage, mit dem Operator zu reagieren. Somit bleibt der Operator dauerhaft inaktiv und die Polymerase ist in der Lage, die Strukturgene für die Tryptophansynthese abzulesen und eine mRNA für das passende Enzym herzustellen. Durch dieses Enzym ist es dem Organismus möglich, die Aminosäure Tryptophan zu synthetisieren. Sollte es ein Überangebot an Tryptophan geben, muss das Produkt reguliert werden. Dies geschieht, indem das überschüssige

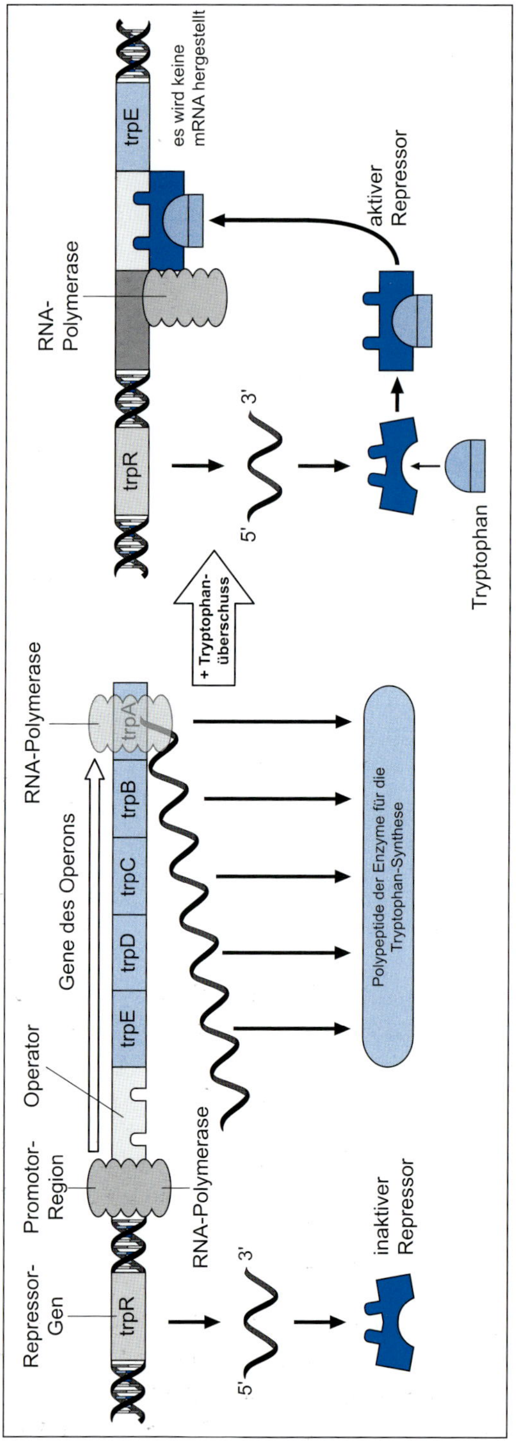

Abbildung 94: Substratrepression

Tryptophan mit dem Repressormolekül reagiert und somit dessen räumliche Struktur verändert. Durch diese Veränderung ist das Repressormolekül in der Lage, nach dem Schlüssel-Schloss-Prinzip mit dem Operator zu reagieren. Damit ist der Operator aktiv und stellt eine Barriere für die Polymerase dar. Diese Hemmung ist solange aktiv, wie das Tryptophan im Überschuss vorhanden ist.

4.2.4.4 Zellteilung

Zellteilung:

Die Zellteilung beschreibt die Vermehrung von Zellen. Dabei teilt sich die Zelle in zwei identische Tochterzellen. Das wichtigste dabei ist die exakte Verteilung des Erbmaterials, damit jede Zelle später die gleichen Informationen besitzt.

Bei Eukaryoten unterteilt man die Zellen in zwei unterschiedliche Typen. Zum einen die Körperzellen, die *autosomalen Zellen*, und zum anderen die Geschlechtszellen, die *gonosomalen Zellen*. Die Zellteilung der autosomalen Zellen wird als *Mitose* bezeichnet und die Teilung der gonosomalen Zellen als *Meiose*.

Mitose

Die *Zellteilung der autosomalen Zellen*, die Mitose, unterteilt sich in vier verschiedene Phasen die fließend ineinander übergehen (vgl. Abbildung 95).

Die erste Phase wird als *Prophase* bezeichnet. Zu Beginn der Prophase liegt die DNA als fadenförmiger Doppelstrang, die Chromatinfäden, vor. Diese Fäden müssen zu Beginn zu Chromosomen kondensieren. Die Chromatinfäden werden dafür 1,5-mal um globuläre Proteine, die Histone, gewickelt. Die entstandene Perlenkettenschnur verdrillt sich danach ineinander und wird somit noch kompakter. Dieser entstandene DNA-Proteinkomplex wird über die Wechselwirkungen unter den Histonen stabilisiert. Die am Ende der Kondensationen entstandene Struktur wird als Zwei-Chromatiden-Chromosom bezeichnet (vgl. Abbildung 96).

Der vorliegende Chromosomensatz wird als 2n-diploider Chromosomensatz bezeichnet. Nach der Kondensation der DNA löst sich die Kernmembran vollständig auf, sodass die Chromosomen frei im Cytoplasma schwimmen. In der Zwischenzeit haben sich die Centriolen zu den Polen bewegt.

Nach Abschluss der Prophase folgt die *Metaphase*. In der Metaphase richten sich die Zwei-Chromatiden-Chromosomen in der Äquatorialebene aus. Die Centriolen, welche inzwischen an den Polen sitzen, bilden die Spindelapparate aus. Die fertigen Spindelapparate beginnen daraufhin langsam Spindelfäden zu produzieren.

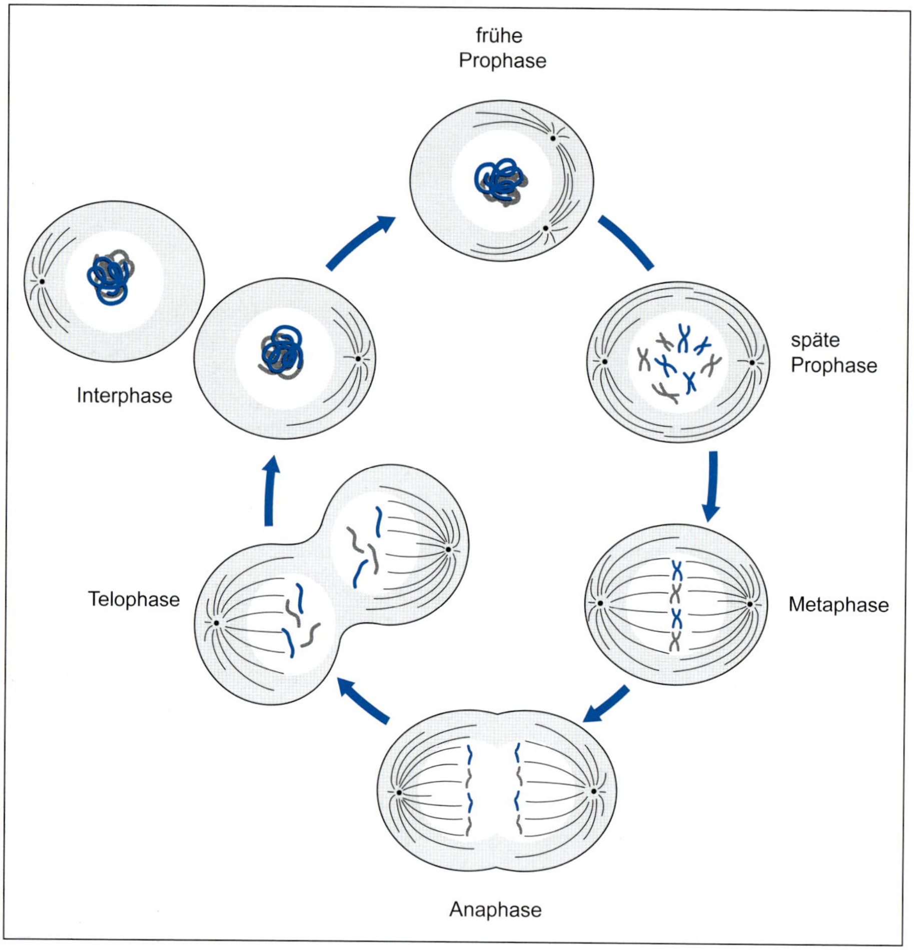

Abbildung 95: Mitose

Nach der Metaphase beginnt die *Anaphase*. In der Anaphase greifen die Spindelfäden die Zwei-Chromatiden-Chromosomen an deren Mitte, dem Centromer, an. Nach dem Anheften der Spindelfasern an den Chromosomen werden die Paare voneinander getrennt und die jeweils identische Information zu den Polen gezogen. So existiert am Ende der Anaphase an jedem Pol ein 1n-diploider Chromosomensatz.

Nachdem alle Chromosomenpaare voneinander getrennt worden, beginnt die *Telophase*. In der Telophase bilden sich zwei neue Zellmembranen aus. Die Spindelapparate bilden sich zurück zu den Centriolen. Die Chromosomen dekondensieren zurück zu Chromatinfäden und es bildet sich jeweils eine neue Kernmembran. Am Ende sind zwei identische neue Tochterzellen mit einem 1n-diploiden Chromosomensatz entstanden.

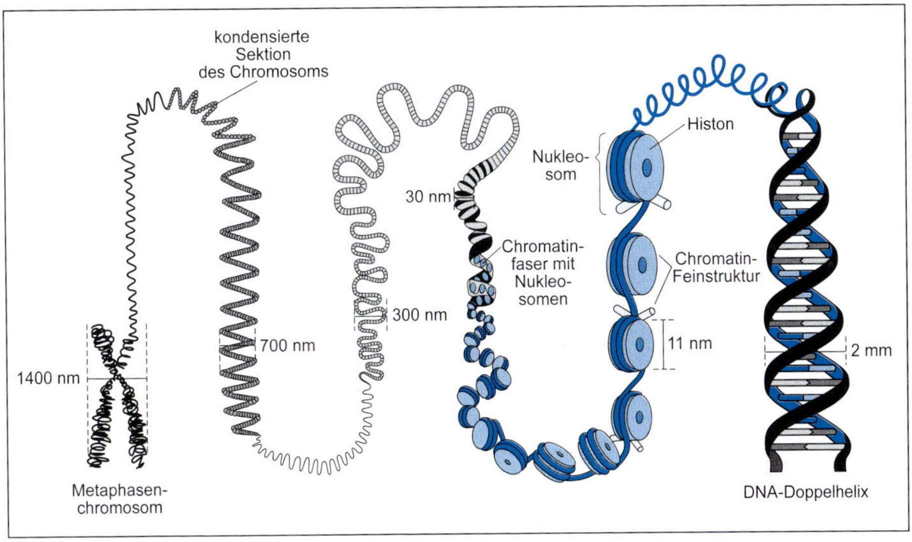

Abbildung 96: DNA-Kondensation

Im Anschluss an die Mitose folgt die *Interphase.* Die Interphase unterteilt sich in vier verschiedene Phasen. Die erste Phase, welche direkt auf die Telophase folgt, ist die sogenannte G_1-Phase. In dieser Phase wächst die Tochterzelle auf die Größe der ehemaligen Mutterzelle heran. Dabei gewinnt sie nicht nur an Volumen, sondern auch alle Zellkompartimente bilden sich voll aus. Auf die G_1-Phase folgt die Synthesephase (S-Phase). In der S-Phase wird die DNA verdoppelt, sodass am Ende wieder ein 2n-diploider Chromosomensatz vorliegt. Im Anschluss folgt die G_2-Phase, in welcher die Zelle eine Ruhephase durchläuft, bis diese erneut geteilt werden soll. Sollte eine Zelle in der G_1-Phase nicht mehr wachsen können, dann ist diese Zelle nicht mehr teilungsfähig. Diese Zelle kommt nach der G_1-Phase in die G_0-Phase. Die G_0-Phase ist eine Spezialisierungsphase. In dieser Phase sind die Zellen ruhend und vermehren sich nicht weiter, wie zum Beispiel Nervenzellen.

Meiose

Die Meiose beschreibt die *Zellteilung der gonosomalen Zellen* (vgl. Abbildung 96). Das Ziel der Meiose ist es Geschlechtszellen mit einem haploiden Chromosomensatz zu generieren. Dabei wird der Vorgang der Zellteilung in die Reifeteilung I und II unterteilet. In der Reifeteilung I wird die Mutterzelle in zwei identische Tochterzellen mit einem 1n-dipoloidien Chromosomensatz geteilt. Im Anschluss werden diese beiden Zellen ein weiteres Mal in der Reifeteilung II geteilt, sodass am Ende haploide gonosomale Zellen entstehen.

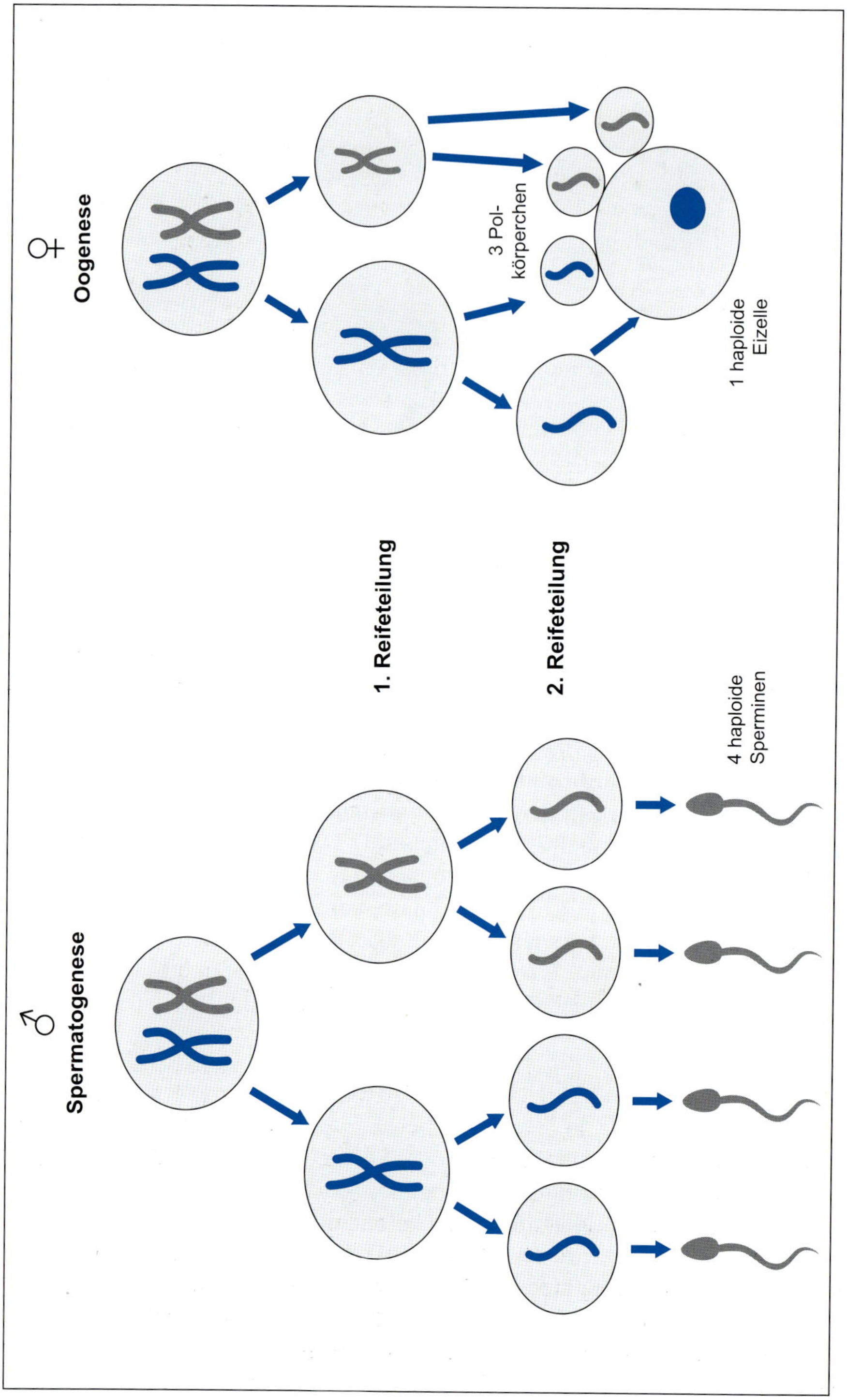

Abbildung 97: Meiose

Die Reifeteilung I unterteilt sich in Prophase I, Metaphase I, Anaphase I und Telophase I. Diese Phase laufen identisch zur Mitose ab. Dies hat zur Folge, dass die Chromosomenpaare getrennt werden und jede Zelle einen halben Chromosomensatz am Ende der I Reifeteilung besitzt. Der Unterschied zwischen der Mitose und der Reifeteilung I der Meiose liegt darin, dass nach der Telophase I keine Interphase folgt, sondern die Reifeteilung II. Die Reifeteilung II beginnt zunächst mit der Prophase II. Dabei kondensieren die Chromatinfäden zu Chromosomen, die Kernmembran löst sich auf und die Centriolen bewegen sich zu den Polen der Zelle.

Im Anschluss beginnt die Metaphase II, in welcher sich die Chromosomen in der Äquatorialebene ausrichten und die Centriolen die Spindelapparate ausbilden. Die fertigen Spindelapparate beginnen auch gleich Spindelfäden auszubilden. Ab diesem Zeitpunkt spricht man von Anaphase II. In dieser Phase greifen die Spindelfasern die Centromere der Chromosomen an. Es greifen immer zwei Fasern das gleiche Centromer an. Beide Fasern beginnen das Chromosom zu dem jeweiligen Pol zu ziehen. Das Chromosom wird dadruch in der Mitte zerreißt und somit wird aus einem 1n-dipoloiden Chromosomensatz ein haploider Chromosomensatz für jede Zelle.

Die letzte Phase ist die Telophase II. In dieser bilden sich neue Zellmembranen aus, die Kernmembran bildet sich und die Chromosomen dekondensieren wieder. Die komplette Meiose unterscheidet sich in Ausbildung von männlichen und weiblichen Gameten. Die Bildung der männlichen Gameten wird als Spermatogenese bezeichnet. Hierbei entstehen als Produkt der Telophase vier haploide identische Spermien. Als Oogenese bezeichnet man die Bildung der weiblichen Gonosomen. In der Oogense entsteht am Ende eine haploide Eizelle mit drei haploiden Polköperchen (Richungskörperchen). Wobei der Chromosomensatz der Polkörperchen irrelevant ist, da diese sich nach der Befruchtung der Eizelle zurückbilden.

4.2.4.5 Mendelsche Regeln

Die mendelschen Regeln beschreiben den Vererbungsvorgang bei Merkmalen, deren Ausprägung von nur einem Gen bestimmt wird. Es existieren drei mendelsche Regeln. Sie sind nach ihrem Entdecker Gregor Mendel benannt, der sie 1866 publizierte. Die mendelschen Regeln gelten nur für diploide Organismen mit haploiden Keimzellen, also solche, die von beiden Eltern je einen Chromosomensatz erben. Dazu gehören die meisten Tiere und Pflanzen. Diese drei Regeln stellen die klassische Genetik an. Bevor die einzelnen Regeln definiert werden können, müssen erst alle Fachbegriffe erklärt werden (vgl. Tabelle 19). Die folgende Fachterminologie gilt nicht nur in der klassischen Genetik, sondern auch in der Gentechnik (vgl. Kapitel 4.2.5).

Tabelle 19: Begriffserklärungen der Genetik

Begriff	Definition
Gen	Abschnitt auf der DNA (Erbanlage)
Allele	Zustandsformen eines Gens (liegen in homologen Chromosomen an gleicher Stelle)
homozygot, reinerbig	beide Allele die für die Ausbildung eines Merkmals auf den homologen Chromosomen sind gleich
heterozygot, mischerbig	die Allele für die Ausbildung eines Merkmals auf den homologen Chromosomen sind unterschiedlich
dominant	Information eines Allels, welches sich bei der Merkmalsausbildung durchzusetzt
rezessiv	Information eines Allels, welches bei der Merkmalsausbildung unterdrückt wird
dominant-rezessiver Erbgang	Form der Vererbung, bei der sich das dominante Allel durchsetzt
intermediär, Kodominanz	beide Allele kommen nebeneinander vollständig zur Ausbildung
diploid	doppelter Chromosomensatz
haploid	einfacher Chromosomensatz
monohybrid	Erbgang, bei dem sich die Individuen nur in einem Merkmal unterscheiden
dihybrid	Erbgang, bei dem sich die Individuen in zwei Merkmalen unterscheiden
Parentalgeneration (P)	Elterngeneration
Filialgeneration (F_1, F_2 ...)	Tochtergeneration
Keimzellen, Gameten (K)	Kombination der vererbbaren Allele
Genotyp (GT)	Gesamtheit aller Gene
Phänotyp (PT)	Erscheinungsbild eines Organismus
uniform	Individuen in Geno- und Phänotyp indetisch
Karyogramm	bildliche Darstellung des Chromosomenbestandes einer Zelle
Modifikation	durch Umwelteinflüsse hervorgerufene Veränderungen des Phänotyps
Mutation	spontane und willkürliche Veränderung des genetischen Materials
Rekombination	Entstehung neuer Genkombinationen aus genetisch verschiedenen Genomen

Uniformitätsregel

Die erste mendelsche Regel wird als Uniformitätsregel bezeichnet. Die Regel lautet:

Uniformitätsregel:

Kreuzt man in einem monohybriden, dominant-rezessiven Erbgang zwei homozygote Individuen, so ist die 1. Filialgeneration uniform. Das bedeutet, wenn beide Eltern reinerbig sind und sich in nur einem Merkmal unterscheiden, so ist deren Tochtergeneration genetisch gleich.

Beispiel:

A … blaue Farbe a … graue Farbe

P: AA X aa

K: A und A X a und a

F_1:

\	a	a
A	Aa	Aa
A	Aa	Aa

Genotyp: 4 × Aa

Phänotyp: 4 × blaue Farbe

Abbildung 98: Beispiel – Uniformitätsregel

Spaltungsregel

Die zweite mendelsche Regel wird als Spaltungsregel bezeichnet. Die Regel lautet:

Spaltungsregel:

Kreuzt man in einem monohybriden, dominant-rezessiven Erbgang zwei heterozygote Eltern, so spaltet sich die 1. Filialgeneration im Phänotyp 3:1 und im Genotyp 1:2:1 auf. Damit ist gemeint, sollten die Eltern mischerbig sein und sich nur in einem Merkmal unterscheiden, so spaltet sich deren Tochtergenration im Verhältnis 3:1 auf.

Beispiel:

A … blaue Farbe a … graue Farbe

P: Aa X Aa

K: A und a X A und a

F_1:

\	A	a
A	AA	Aa
a	Aa	aa

Genotyp: 1 × AA; 2 × Aa; 1 × aa

Phänotyp: 3 × blaue Farbe
1 × graue Farbe

Abbildung 99: Beispiel – Spaltungsregel

Aufspaltungsregel

Die dritte mendelsche Regel wird als Aufspaltungsregel bezeichnet. Die Regel lautet:

Aufspaltungsregel:

Kreuzt man in einem dihybriden, dominant-rezessiven Erbgang zwei homozygote Eltern, so ist die 1. Filialgeneration uniform und in der 2. Filialgeneration kommt es im Phänotypen zu einer Neubildung im Verhältnis der Phänotypen von 9:3:3:1. Hier wird beschrieben, dass bei der Kombination zweier reinerbiger Eltern, die sich in zwei Merkmalen unterscheiden, die erste Tochtergeneration genetisch gleich ist und die zweite Tochtergeneration sich im Verhältnis 9:3:3:1 aufspaltet.

Beispiel:

A … blaue Farbe   B … runde Form

a … graue Farbe   b … kantige Form

P: AABB X aabb

K_1: 4 · AB X 4 × ab

F_1:

\	ab	ab
AB	Aa Bb	Aa Bb
AB	Aa Bb	Aa Bb

Genotyp: 4 × AaBb

Phänotyp: 4 × blaue Farbe & runde Form

Abbildung 100: Beispiel – Aufspaltungsregel – 1. Filialgeneration

F_1: AaBb X AaBb

K_2: AB; Ab; aB, ab X AB; Ab; aB, ab

F_2:

\	AB	Ab	aB	ab
AB	AA BB	AA Bb	Aa BB	Aa Bb
Ab	AA Bb	AA bb	Aa Bb	Aa bb
aB	Aa BB	Aa Bb	aa BB	aa Bb
ab	Aa Bb	Aa bb	aa Bb	aa bb

Abbildung 101: Beispiel – Aufspaltungsregel – 2. Filialgeneration

Genotyp: 1 × AABB; 2 × AABb; 1 × AAbb; 2 × AaBB; 4 × AaBb; 2 × Aabb 1 × aaBB; 2 × aaBb; 1 × aabb

Phänotyp: 9 × blaue Farbe und runde Form
3 × blaue Farbe und kantige Form (Neukombination)
3 × graue Farbe und runde Form (Neukombination)
1 × graue Farbe und kantige Form

Rückkreuzung

Die Rückkreuzung wird dazu verwendet, um zu überprüfen, ob es sich bei der Parentalgeneration um homozygote oder heterozygote Individuen handelt. Dafür kreuzt man immer ein homozygot, rezessives Individuum mit dem zu testenden Individuum. Dabei können zwei unterschiedliche Fälle auftreten.

Fall 1:

A … blaue Farbe a … graue Farbe

P: aa X AA

K: a und a X A und A

F_1:

\	a	a
A	Aa	Aa
A	Aa	Aa

Genotyp: 4 × Aa

Phänotyp: 4 × blaue Farbe

Abbildung 102: Beispiel – Rückkreuzung – Fall 1

Fall 2:

A … blaue Farbe a … graue Farbe

P: aa X Aa

K: a und a X A und A

F_1:

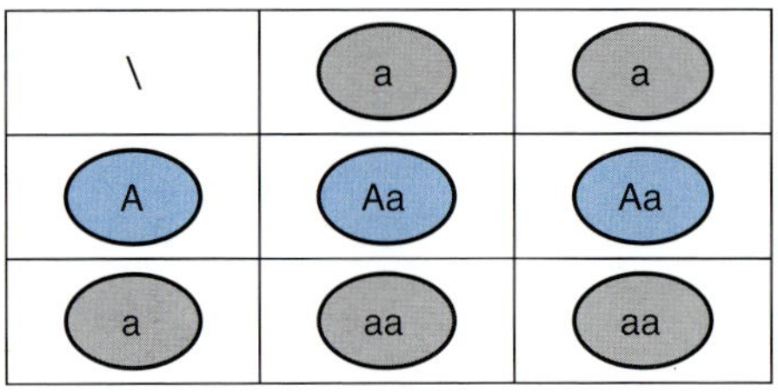

Genotyp: 2 × Aa; 2 × aa

Phänotyp: 2 × blaue Farbe
2 × graue Farbe

Abbildung 103: Beispiel – Rückkreuzung – Fall 2

Je nachdem in welchem Verhältnis der Phänotypen in der Filialgeneration auftreten, kann man sagen ob die Parentalgeneration homo- oder heterozygot ist.

4.2.4.6 Intermediäre Erbgänge

Während bei dominant-rezessiven Erbgängen immer nur ein Merkmal in Erscheinung tritt, zeichnen sich intermediäre Erbgänge (auch kondominate Erbgänge genannt) durch eine Mischform beider Allele aus. Dies bedeutet, dass weder das eine, noch das andere Allel in der ersten Filialgeneration phänotypisch auftritt. Dies wird bei der Kreuzung der Wunderblume, bei der es zwei verschiedenfarbigen Blumen (weiß und rot) gibt, deutlich. Werden diese Blumen miteinander gekreuzt, kommt es in der ersten Filialgeneration durchweg zu einer neuen pinken Zwischenform.

Beispiel:

R … rote Blüten W … weiße Blüten

P: RR X WW

K: R und R X W und W

F_1:

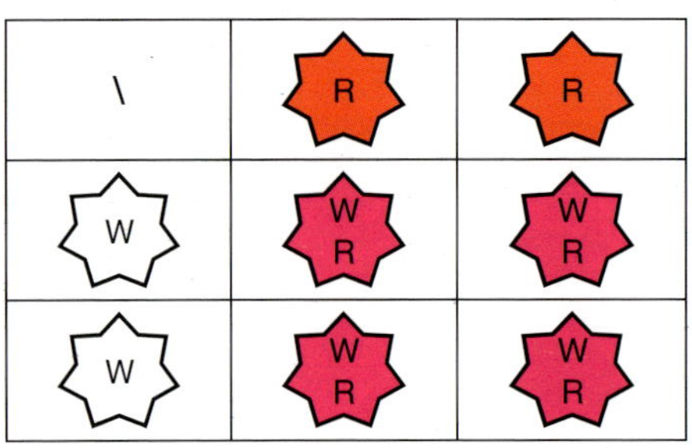

Genotyp: 4 × RW

Phänotyp: 4 × pinke Blüten

Abbildung 104: Beispiel Wunderblume – erste Filialgeneration

Wird nun die erste Filialgeneration miteinander gekreuzt, spaltet sich die zweite Filialgeneration nach der Spaltungsregel auf.

Beispiel:

P: RW X RW

K: R und W X R und W

F_2:

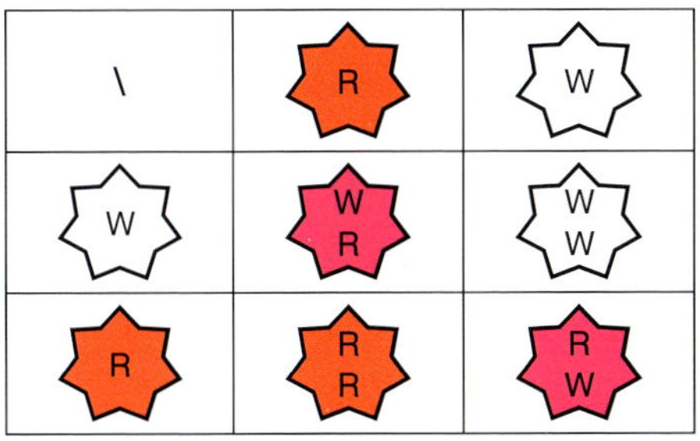

Genotyp: 2 × RW; 1 × RR;
1 × WW

Phänotyp: 2 × pinke Blüten
1 × rote Blüten
1 × weiße Blüten

Abbildung 105: Beispiel Wunderblume – zweite Filialgeneration

Dieses Phänomen tritt nicht nur in der Pflanzenwelt auf, sondern kann auch bei Tieren festgestellt werden. Ein gutes Beispiel hierfür stellen die menschlichen Blutgruppen dar. Dort gibt es die Blutgruppe A und B, welche intermediär zueinander sind. Näheres dazu im nächsten Kapitel.

4.2.4.7 Blutgruppen

Beim Menschen werden Blutgruppen nach dem AB0-System unterteilt. Hierbei ist wichtig zu wissen, dass sich bei der Vererbung um rezessiv-dominante und intermediäre Erbgänge handelt. Die Blutgruppen A und B sind intermediär zueinander, dass heißt eine Kombination beider resultiert in der Blutgruppe AB. Zusätzlich gibt es die Blutgruppe 0, welche aber rezessiv gegenüber A und B ist. Die Auswirkungen sind in Tabelle 20 dargestellt.

Tabelle 20: Genotypen der AB0-Blutgruppen

Phänotyp	Genotypen
A	AA oder A0
B	BB oder B0
AB	AB
0	00

Es ist immer notwendig zu wissen, welche Blutgruppe eine Person besitzt, da jeder Organismus mit einer Blutgruppe spezifische Antikörper gegen andere Blutgruppen ausbildet. Werden die falschen miteinander gemischt, so kommt es zu einer Antigen-Antikörper-Reaktion und das Blut würde agglutinieren und fest werden. In Tabelle 21 sind die verschiedenen Blutgruppen und deren Antikörper abgebildet.

Tabelle 21: AB0-Blutgruppenantikörper

Blutgruppe	Antigen	Antikörper
A	A	Anti-B
B	B	Anti-A
AB	AB	–
0	–	Anti-A und Anti-B

Aufgrund der möglichen Agglutination ist es wichtig, die Vererbung vorhersagen zu können, da sonst die Möglichkeit besteht, dass das Blut im Embryo einer Mutter agglutiniert. In Tabelle 22 wird eine beispielhafte Vererbung dargestellt. In diesem Beispiel wird von zwei heterozygoten Eltern ausgegangen mit Phänotyp A und B.

Tabelle 22: Beispiel einer Blutgruppenvererbung

♀\♂	B	0
A	AB	A0
0	B0	00

Bei dieser Kombination der Eltern würde zu jeweils 25 % jede mögliche Blutgruppe bei einem Kind möglich sein.

Neben dem AB0-System gibt es ein zweites Blutgruppensystem. Dieses basiert auf der *Vererbung des Rhesusfaktors*. Daher ist die Vererbung von Blutgruppen immer als dihybrider Erbgang anzusehen. Es gibt zwei verschiedene Arten von Rhesusfaktoren, den positiven und den negativen. Der positive Rhesusfaktor ist dominant gegenüber dem negativen. Genauso wie beim AB0-System agglutiniert die Mischung von Rhesusfaktor positiv und negativ. Dieses Problem kann gerade während der Schwangerschaft ein Problem sein, wenn Mutter und Kind unterschiedliche Rhesusfaktoren besitzen.

4.2.4.8 Stammbaumanalyse

Zur Stammbaumanalyse durch einen Genetiker kommt es immer dann, wenn in einer Familie der Kinderwunsch aufkommt, aber in der Vergangenheit vermehrt Erbkrankheiten aufgetreten sind. Mit einem genetischen Stammbaum ist die Einschätzung und etwaige Eingrenzung der Risiken möglich. Doch vorweg zunächst einiges an Basiswissen:

Der Mensch besitzt insgesamt 46 Chromosomen. Durch die Befruchtung von Ei- und Samenzelle wird aus zwei haploiden (2×23) Chromosomensätzen von Mutter und Vater ein diploider Chromosomensatz. Dementsprechend liegt in jeder Zelle, abgesehen von den Keimzellen, jedes Chromosom in zwei Varianten vor. Einmal von der Mutter, sowie einmal vom Vater. Man spricht dabei auch von *homologen Chromosomen* (Chromosomenpaare 1 bis 22), weil sie die gleichen Gene tragen. Eine Ausnahme hiervon bilden die Geschlechtschromosomen (Chromosomenpaar 23.), auch unter dem Fachbegriff der *Gonosomen* (Chromosomenpaar 23.) bekannt. Sie bestimmen, ob ein Mensch genetisch Mann (XY) oder Frau (XX) ist.

Die Stammbaumanalyse soll klären, ob es für Elternpaare ein Risiko einer Vererbung einer Erbkrankheit an ein neugeborenes Kind gibt. Dies hängt immer von den ge-

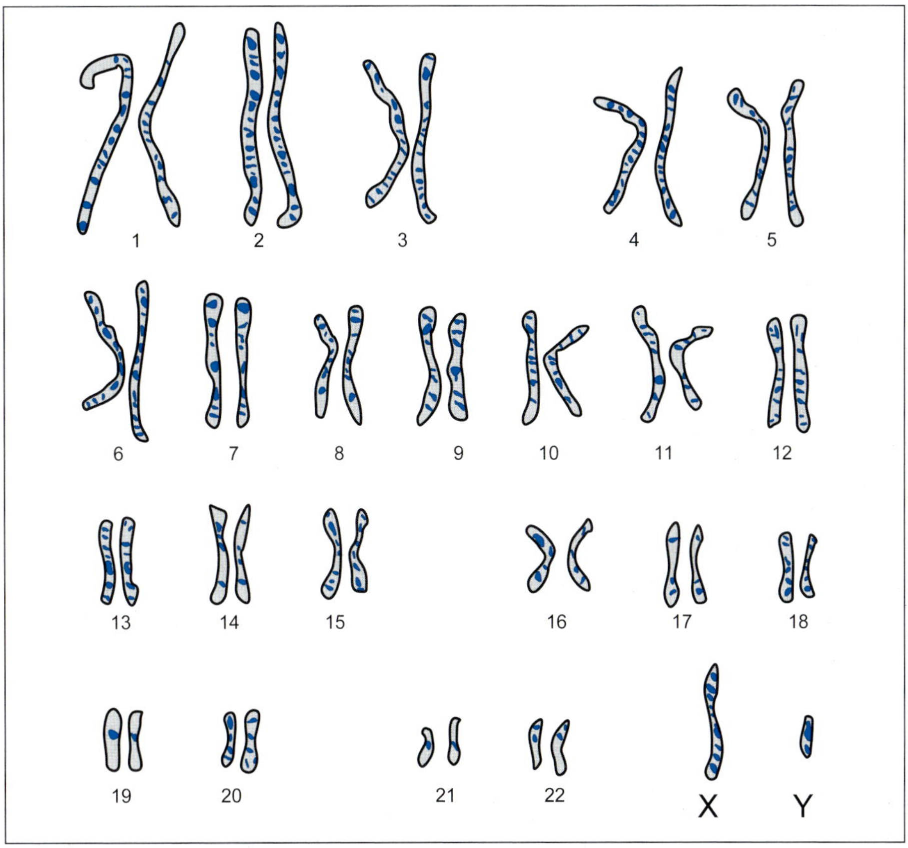

Abbildung 106: Karyogramm des Menschen

speicherten Geninformationen auf den einzelnen Chromosomen ab. In der Analyse müssen folgende Fragen geklärt werden:

1. Wird das Merkmal *dominant* oder *rezessiv* vererbt? Für dominante Erbgänge reicht ein dominantes Allel, entweder von der Mutter oder vom Vater, für die Ausbildung der Krankheit (Aa oder AA). Dagegen müssen bei rezessiven Erbgängen beide Allele identisch sein (aa), damit es zur Merkmalsausbildung kommt.
2. Wird das Merkmal über die *Autosomen* (Chromosomenpaare 1 bis 22) oder die *Gonosomen* (Geschlechtschromosomen XX bzw. XY) vererbt?

Für die Lösung dieser beiden Fragenstellungen gibt es einfache Regeln, welche eine genaue Aussage über die Vererbung des zu untersuchenden Merkmals liefern. In der Stammbaumanalyse sind grundlegende Symbole festgelegt, welche in Abbildung 107 erklärt werden.

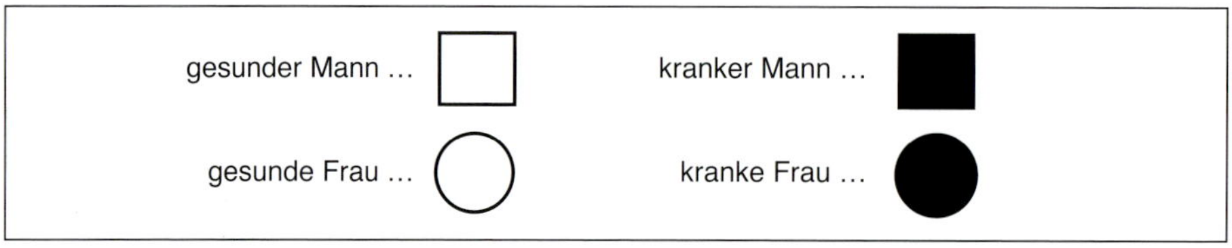

Abbildung 107: Legende der Stammbaumanalyse

Bei der Interpretation eines Stammbaums wird mit der Frage, ob das Merkmal dominant oder rezessiv vererbt wird, begonnen. Hierfür gibt es zwei Regeln, welche diese Frage beantworten. Für den Fall, dass phänotypische gesunde Eltern phänotypische kranke Kinder bekommen, wäre es ein rezessiv vererbtes Merkmal (vgl. Abbildung 108).

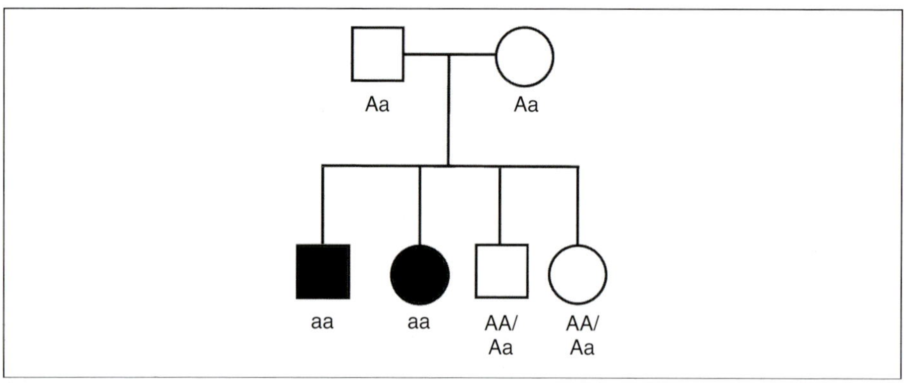

Abbildung 108: Rezessiver Erbgang

Analog dazu handelt es sich um einen dominanten Erbgang, wenn phänotypische kranke Eltern phänotypische gesunde Kinder bekommen (vgl. Abbildung 109).

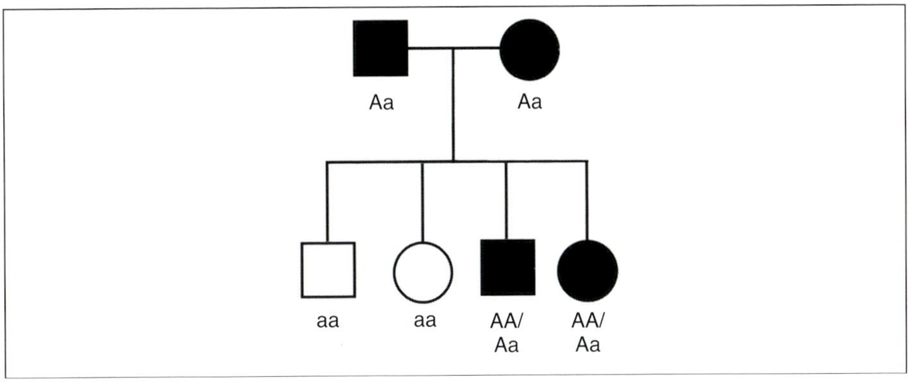

Abbildung 109: Dominanter Erbgang

Nachdem klar ist, ob es sich um einen rezessiven oder einen dominanten Erbgang handelt, muss geklärt werden, ob es ein autosomaler oder gonosomaler Erbgang ist. Betrachten wir zuerst den rezessiven Erbgang. Bekommt in einen rezessiven Erbgang eine phänotypisch kranke Mutter nur kranke Söhne, so handelt es sich um eine gonosomal-rezessiven Erbgang (vgl. Abbildung 110). Denn die Mutter kann nur ihr krankes Gen und der Vater kann nur sein Y-Chromosom an die Söhne vererben. Im Umkehrschluss bekommt der phänotypisch gesunde Vater nur gesunde Töchter.

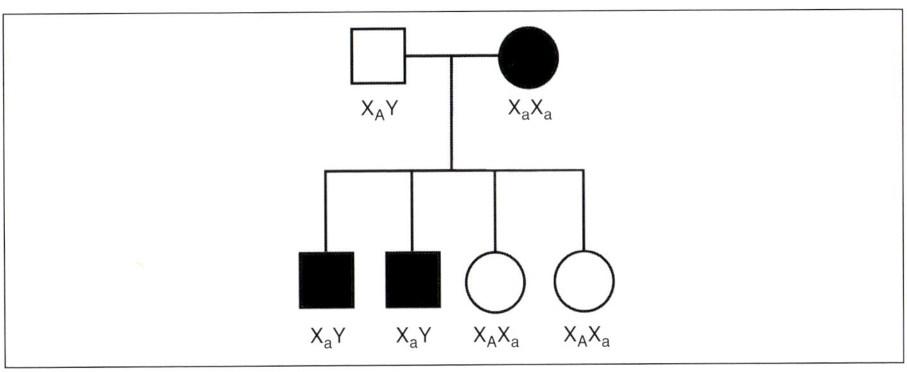

Abbildung 110: Gonosomal-rezessiver Erbgang

Sollte eine der beiden Tatsachen nicht zutreffen, so handelt es sich um einen autosomal-rezessiven Erbgang.

Betrachten wir als zweites einen dominanten Erbgang. Bekommt in einem dominanten Erbgang ein phänotypisch kranker Vater nur kranke Töchter, so handelt es sich um eine gonosomal-dominanten Erbgang (vgl. Abbildung 111).

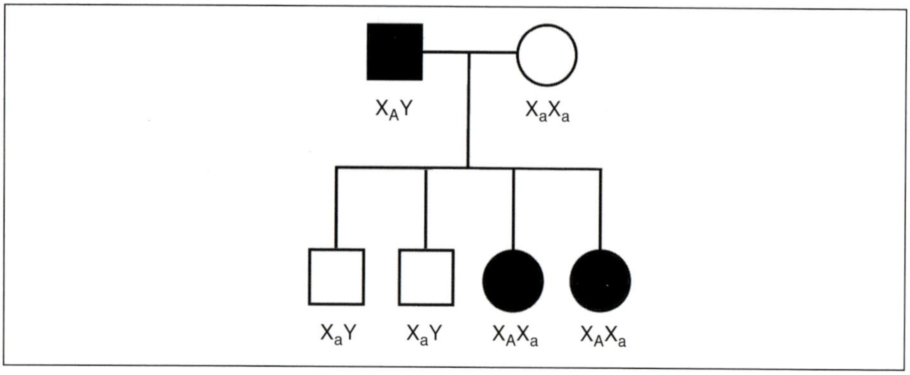

Abbildung 111: Gonosomal-dominanter Erbgang

In diesem Fall überträgt der Vater immer das kranke, dominante Gen an seine Töchter und das Y-Chromosom an seine Söhne. Sollte der Vater eine gesunde Tochter bekommen, so handelt es sich um einen autosomal-dominanten Erbgang.

4.2.5 Gentechnik

Gentechnik:

Die Gentechnik beschreibt Methoden und Verfahren der Biotechnologie, in der durch gezielte Eingriffe das Erbgut verändert und manipuliert wird. Dies kann sowohl Pflanzen und Tiere als auch Bakterien betreffen. Der Begriff Gentechnik umfasst die Veränderung und Neuzusammensetzung von DNA-Sequenzen im Labor oder in lebenden Organismen sowie das gezielte Einbringen von DNA in lebende Organismen.

Genetische Methoden können auch verwendet werden, um zum Beispiel die DNA-Sequenz aufzuklären oder diese künstlich zu replizieren. Je nachdem, auf welchem Gebiet die Gentechnik eingesetzt wird, unterscheiden wir die grüne, rote, weiße, graue und blaue Gentechnik (vgl. Abbildung 112).

Bei grüner Gentechnik geht es um die Anwendung bei Pflanzen, bei roter Gentechnik um die Anwendung in der Medizin, bei weißer Gentechnik um die Anwendung in der pharmazeutischen Industrie (Tests an Prokaryoten), bei grauer Gentechnik um die Abfallwirtschaft und bei blauer Gentechnik um die Anwendungen bei Meereslebewesen.

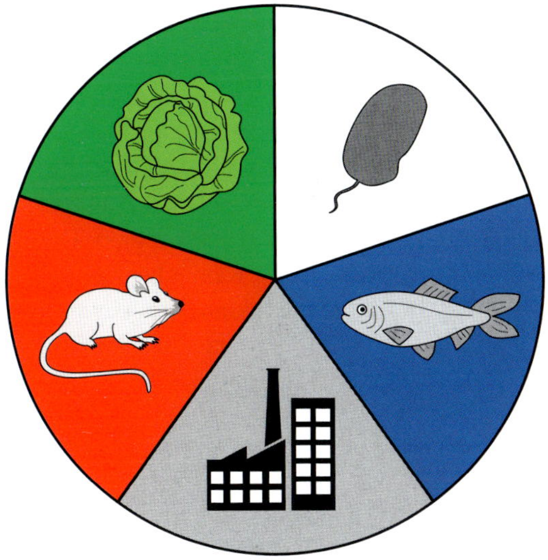

Abbildung 112: Einteilung der Gentechnik

4.2.5.1 Verwandtschaftstests

Die Gentechnik wird dafür genutzt, um die Verwandtschaft einzelner Individuen zueinander zu testen (z. B. Vaterschaftstest). Im Laufe der Zeit wurden die Verfahren stetig verändert und verbessert. Begonnen hat alles mit dem Präzipitintest, diesem folgte die DNA-Hybridisierung. Heutzutage verwendet man die hochpräzise Polymerase-Kettenreaktion, die auch für andere Zwecke genutzt werden kann.

Präzipitintest

Präzipitintest:

Der Präzipitintest ist ein serologischer Verwandtschaftsnachweis, der auf der Präzipitation von Antigenen und Antikörper aus dem Blut beruht. Es handelt sich bei diesem Nachweis um die älteste Methode für die Bestimmung des Verwandtschaftsgrades. Der Test basiert auf der spezifischen Antigen-Antikörper-Reaktion zum Feststellen der antigenen Übereinstimmung zweier Organismen im Hinblick auf ihre Proteine.

Jede Art hat artspezifische Proteine und deshalb kann man diesen Test nutzen, um deren Grad der Verwandtschaft zu bestimmen. Zu Beginn wird dem Individuum, zum Beispiel einem Menschen dessen Verwandtschaftsgrad bestimmt werden soll, Blut abgenommen. Dieses Blut wird zentrifugiert und das gewonnene Blutserum einem Kaninchen gespritzt. Das Kaninchen dient dabei als Antikörperproduzent. Durch die

Gabe des Blutserums, wird das Kaninchen gegen das Individuum immunisiert. Nach wenigen Tagen wird dem Kaninchen Blut abgenommen. Das Kaninchenblut wird zentrifugiert und das gewonnene Serum mit dem Serum des zu untersuchenden Individuum vermengt. Erkennt das Kaninchenserum jetzt das menschliche Serum, kommt es zur Antigen-Antikörper-Reaktion, in welcher das Präzipitat ausflockt. Die auftretende Ausflockung wird als 100 % angesehen (= späterer Vergleichswert). Im nächsten Schritt wird ein weiteres Individuum benötigt, mit dem die Verwandtschaft getestet werden soll. Diesem wird auch Blut abgenommen und das Blut zentrifugiert. Das so gewonnene Serum wird auch mit dem Serum des immunisierten Kaninchens gemischt. Die Differenz der Ausflockung im Gegensatz zum ersten Individuum, stellt den Grad der Verwandtschaft dar. Der ganze Test ist am Beispiel eines Menschen in Abbildung 113 dargestellt.

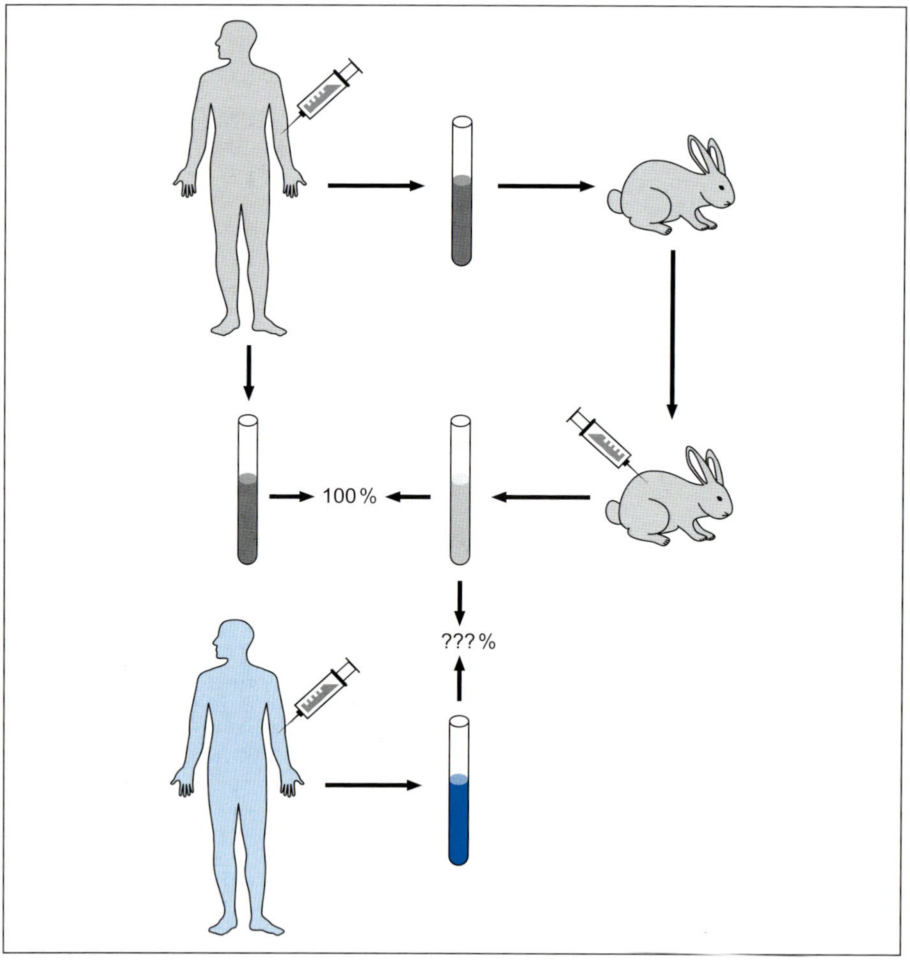

Abbildung 113: Präzipitintest

Der Präzipitintest wird heutzutage nicht mehr durchgeführt, da dieser sehr fehleranfällig und subjektiv ist. Zum einen regieren die Antikörper meist nicht selektiv, sondern mit mehreren Antigenen. Dies führt zu falschen Annahmen was die Verwandtschaft angeht. Zum andern ist ein Vergleich der Ausflockung nie ganz fehlerfrei.

DNA-Hybridisierung

Die DNA-Hybridisierungstechnik dient zum Nachweis der strukturellen Verwandtschaft von zwei unterschiedlichen Nukleinsäuren wie auch zur Isolierung spezifischer Nukleinsäuresequenzen aus einem Gemisch. Die Hybridisierung ist eine genauere Methode zur Bestimmung von Verwandtschaftsgraden als der Präzipitintest. Bei diesem Test werden die beiden zu untersuchenden DNA's (in Abbildung 114 Mensch und Schimpanse) im ersten Schritt so weit erhitzt, bis sich aus dem Doppelstrang zwei Einzelstränge gebildet haben. Wichtig dabei ist die exakte Temperatur, bei der sich der Doppelstrang getrennt hat. Im weiteren Verlauf werden die entstandenen Einzelstränge mit anderen Einzelsträngen vermischt. Erwärmt man das Gemisch des neuentstandenen Doppelstranges, stellt die Temperaturdifferenz zum Originalstrang bei der Trennung, den Grad der Verwandtschaft dar (vgl. Abbildung 114).

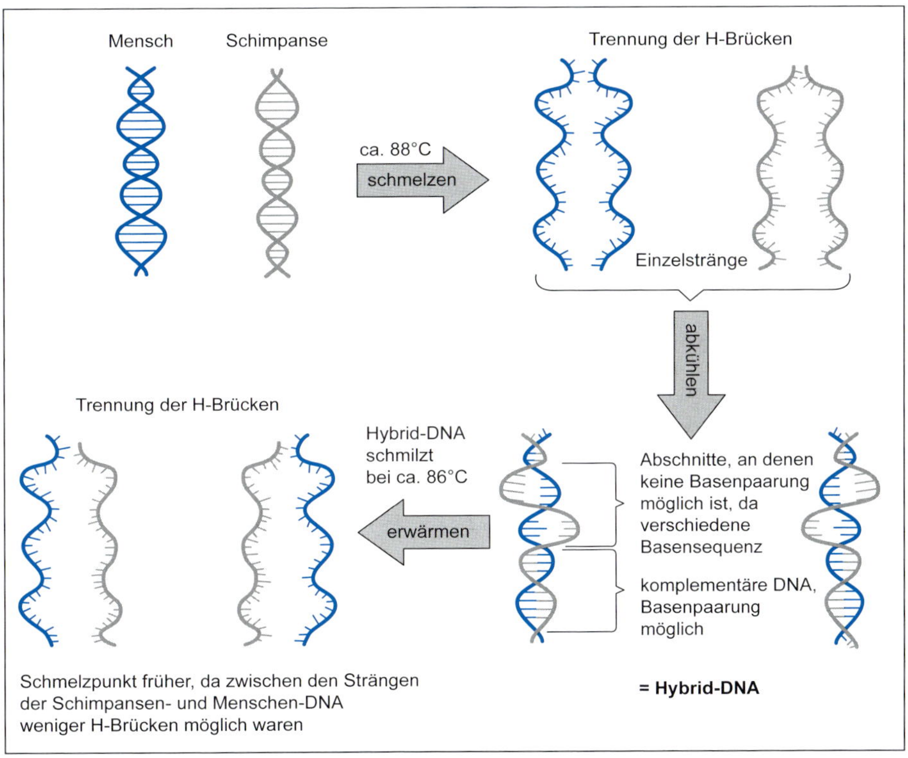

Abbildung 114: DNA-Hybridisierung

Je besser die neu zusammengefügten DNA-Stränge zueinander passen, das heißt, je höher der Anteil an korrekten komplementären Basenpaarungen in dem DNA-Hybrid ist, desto höher ist die für die Trennung in Einzelstränge benötigte Temperatur. Der Grund dafür ist die Ausbildung von mehr Wasserstoffbrückenbindungen als bei einem Hybrid mit einem geringeren Anteil an korrekten Basenpaarungen. So lässt sich anhand der für die Trennung der hybridisierten DNA-Stränge benötigen Temperatur abschätzen, wie ähnlich die komplementären Nucleotidsequenzen der beiden DNA-Stränge sind. Hierbei gilt die Regel, dass eine Abweichung von 1 K etwa 1,3 % an ungepaarter Basen entspricht.

Polymerase-Kettenreaktion

Die Polymerase-Kettenreaktion (PCR) ist eine Methode, um isolierte DNA oder DNA-Fragmente zu vervielfältigen (vgl. Abbildung 115). Letztlich tut diese Methode nichts anderes, als die normale Replikation der DNA in der Zelle künstlich in einem Reaktionsgefäß nachzuahmen. Der Ablauf dieser Methode erfordert drei prinzipielle Schritte. Zuerst wird der Doppelstrang in einem sogenannten Thermocycler zunächst bei 95 °C denaturiert, wodurch man zwei Einzelstränge erhält. Im zweiten Schritt,

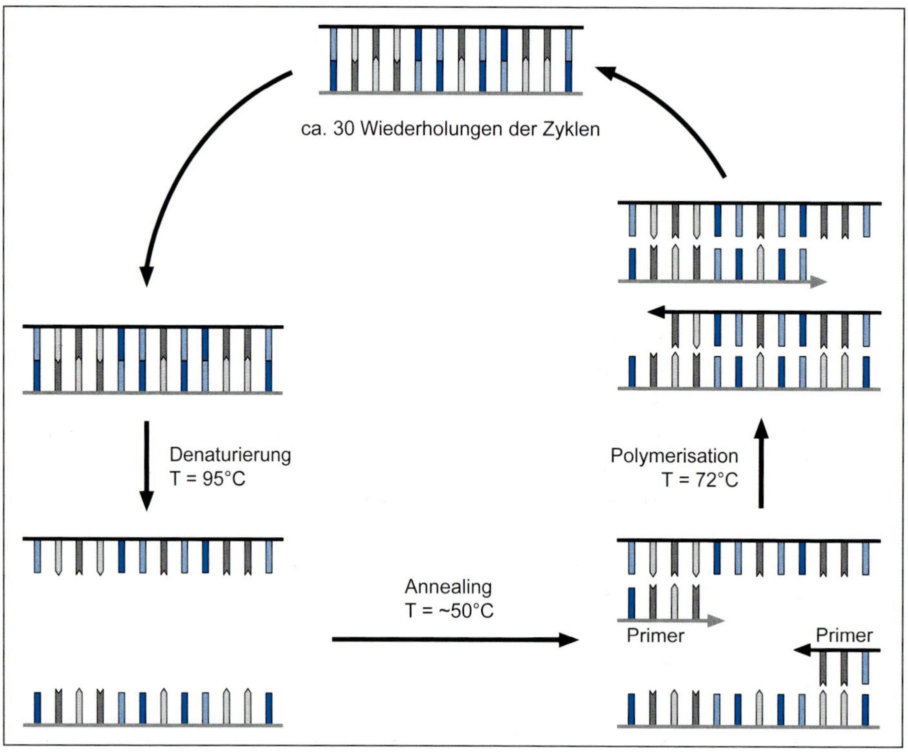

Abbildung 115: Polymerase-Kettenreaktion (PCR)

dem Annealing, werden bei ca. 50 bis 60 °C die Primer angelagert. Im letzten Schritt, der Polymerisation, verdoppelt die hitzestabile Taq-Polymerase bei einer Temperatur von 72 °C die Einzelstränge. Diese Zyklen werden in der Regel 35-mal wiederholt, sodass letztendlich 2^{35} Kopien der DNA entstehen. Die in der PCR verwendete Taq-Polymerase wird aus dem Bakterium *Thermus aquaticus* (Taq) gewonnen. Dieses lebt in heißen Quellen und Geysiren, weshalb auch dessen Enzyme in der Lage sind, auch bei hohen Temperaturen zu arbeiten.

Für den Nachweis genveränderter Organismen und die Tierartendifferenzierung wird heutzutage täglich die PCR verwendet. Dabei wird auf Betrugsversuche getestet und somit der Verbraucher geschützt.

Doch wie macht man die vervielfältige DNA sichtbar? Denn obwohl dieses Molekül so groß und lang ist, können wir Menschen es nicht über das Auge wahrnehmen. Es wird ein technisches Hilfsmittel benötigt, die sogenannte Gelelektrophorese. Das Prinzip einer Gelelektrophorese beruht darauf, dass man, wie der Name es andeutet, ein festes Gel hat. Dieses stellt ein Hindernis für Teilchen dar. Abhängig von der Größe, Temperatur und Form des Teilchens oder dem pH-Wert kann es entweder gut oder weniger gut durch ein solches Gel wandern, wenn ein elektrisches Feld angelegt wird. Misst man nun zum Beispiel eine Probe DNA dann entsteht am Ende der Gelelektrophorese ein sogenanntes spezifisches Bandenmuster für jede DNA (vgl. Abbildung 116). Diese werden miteinander verglichen.

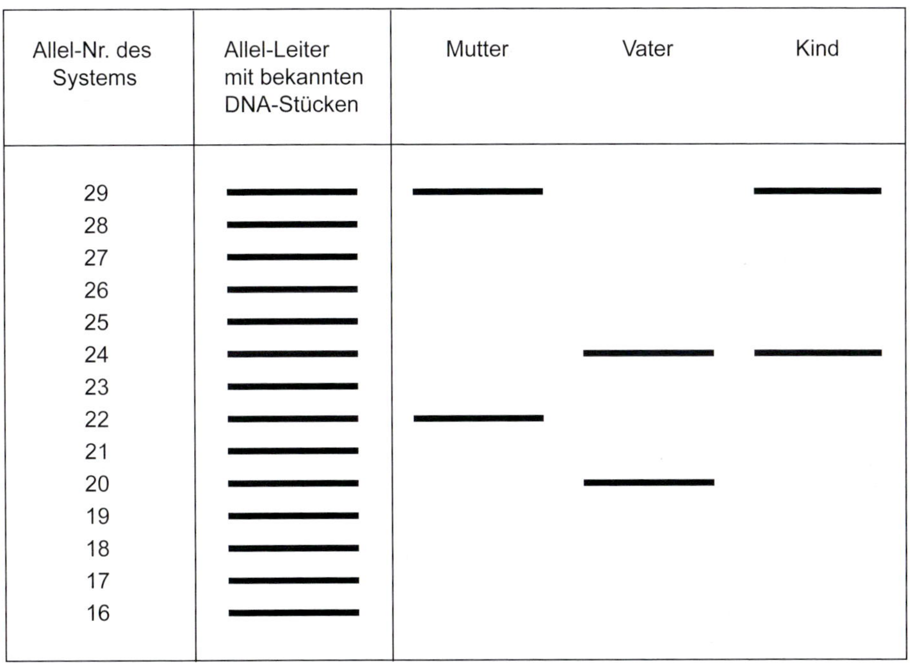

Abbildung 116: Bandenmuster

Anwendung findet die PCR zum Beispiel in der Medizin bei der Diagnostik von Erbkrankheiten, in der modernen Forensik beim Vaterschaftstest sowie in der Kriminalistik.

4.2.5.2 Agrobakterium

Das *Agrobacterium tumefaciens* ist ein Prokaryot, welcher zusätzlich zu seiner normalen DNA eine mittelgroße, ringförmige DNA (Ti-Plasmid) besitzt. Dieses Plasmid kann von Pflanzen angenommen werden. Dabei löst die eingesetzte Ti-DNA ein Tumorwachstum bei der Pflanze aus.

Diese Fähigkeit des Agrobakteriums zum natürlichen Gentransfer wird in der Gentechnik genutzt (vgl. Abbildung 117). Das Bakterium wird als Transportmittel eingesetzt, um Fremdgene in Pflanzen einzuschleusen. Dabei werden zunächst die tumorbildenden Gene aus dem Plasmid des Bakteriums entfernt und stattdessen das gewünschte Fremdgen eingebaut. Dafür wird der Plasmidring mit Hilfe künstlicher enzymatischer Scheren (Restriktionsenzymen) aufgeschnitten. Durch das Aufschneiden entstehen sogenannte „sticky ends“, welche dazu genutzt werden, das neue, gewünschte Gen an die passende Stelle zu transferieren. Die noch offenen Stellen werden mittels Ligase wieder zu einem Ring verschlossen. Nach der Rückgabe des präparierten Plasmidrings in das Bakterium, wird dieses auf die zu behandelnde Pflanze gegeben und es kann seinen Plasmidring übertragen. Die Pflanze baut die Ti-DNA jetzt in ihre eigene DNA ein. Dadurch können die zusätzlichen Gene von der Pflanze abgelesen werden.

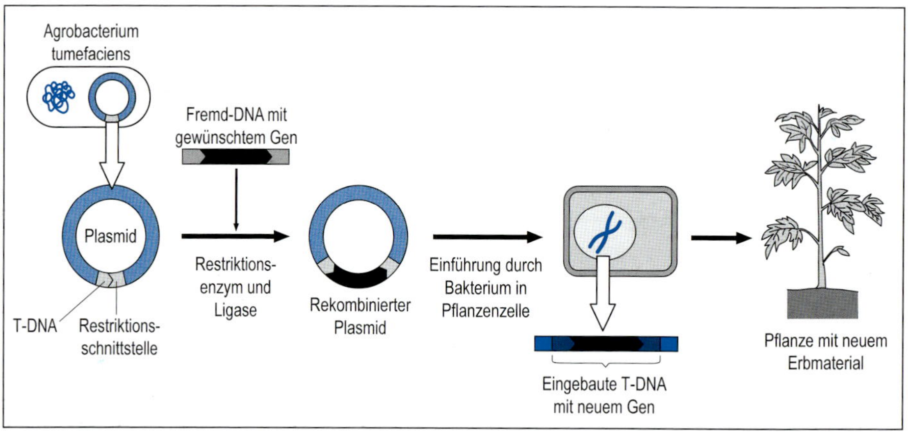

Abbildung 117: Gentechnik mittels Agrobakterium

4.2.5.3 Genkanone

Neben der Übertragung von DNA in einzelne Zellen über Bakterienvermittlung kennt man noch weitere Methoden, wie zum Beispiel die Genkanone, oder auch Partikelpistole genannt. Hierfür wird DNA an ein Gold- oder Wolframpartikel geheftet, die daraufhin mit der Genkanone in die Zellen geschossen werden. Dabei werden die Nukleinsäuren sehr stark beschleunigt und durchdringen die Zelle. Verbleibt die DNA in der Zelle und das Gold- oder Wolframteilchen fliegt durch die Zelle hindurch, kann es erneut verwendet werden. Der Partikelbeschuss ist eine etablierte Methode zur Erzeugung transgener Organismen, in den meisten Fällen Pflanzen.

4.2.5.4 Klonierung

Die Klonierung ganzer Organismen gehört zu den anspruchsvollsten Gentechnikmethoden und wird außer bei Pflanzen nur sehr selten durchgeführt. Ziel ist es ein exaktes Duplikat eines Organismus zu erschaffen. Das Klonieren von Pflanzen ist ein relativ gängiges und einfaches Verfahren. Dafür wird eine Zelle der Pflanze auf ein Nährmedium gesetzt und die Pflanze wird sich durch Mitose einfach selbst neu regenerieren. In der Natur nennt man diese Art der Vermehrung Knospung. Etwas komplizierter ist es tierische Organismen zu Klonen. Ein bekanntes Beispiel dafür ist das in den 90er Jahren des 20. Jahrhunderts geklonte Schaf Dolly (vgl. Abbildung 118).

Dafür sind mindestens zwei verschiedene Individuen nötig. Einmal das zu klonende Individuum und ein weiteres, welches eine intakte Eizelle stellt. Die Eizelle wird im

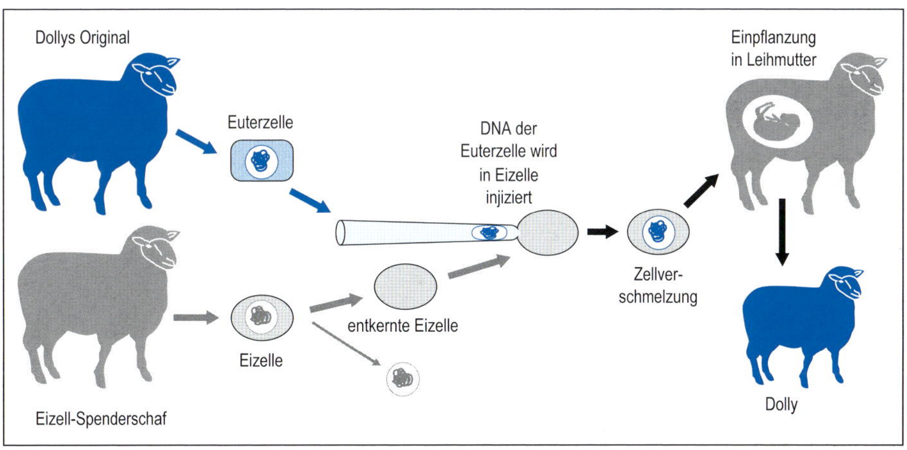

Abbildung 118: Klonierung

Labor vollständig von DNA befreit und zeitgleich wird eine Autosomenzelle vom zu klonenden Individuum entnommen. Der DNA-Satz der Autosomenzelle und die leere Eizelle werden fusioniert und somit befruchtet. Die befruchtete Eizelle kann dem Eizellenspenderindividuum oder einer dritten neutralen Leihmutter eingesetzt werden. Der neugeborene Organismus ist später der Klon und trägt den identischen Chromosomensatz, wie das zu klonende Individuum.

Die beim Klonschaf Dolly aufgetretenen Probleme (früher Tot), sind bis heute nur schwer erklärbar. Man geht von einem bis heute nicht geklärten Problem mit den Stammzellen aus. Als Stammzellen werden allgemein Körperzellen bezeichnet, die sich unendlich oft teilen können und in verschiedene Zelltypen oder Gewebe ausdifferenzieren können. Da aber ein Stammzellenforschungsverbot existiert, ist die Forschung bis heute sehr stark auf diesem Gebiet eingeschränkt.

4.2.6 Evolution

Evolution:

Unter Evolution wird allgemein die Fähigkeit der Lebewesen verstanden, ihr äußeres Erscheinungsbild oder andere Merkmale im Laufe vieler Generationen zu verändern. Dabei handelt es sich um eine Veränderung des Genpools.

Entscheidend für das heutige Verständnis der Evolution war im Jahr 1859 Charles Darwin mit seinem Buch *„On The Origin Of Species“*. Auf Grundlage dieses Buches und den mendelschen Vererbungslehren wird heutzutage von der synthetischen Evolutionstheorie ausgegangen.

4.2.6.1 Endosymbiontentheorie

Die Endosymbiontentheorie stellt eine Hypothese zur Entstehung der Zellorganellen, wie zum Beispiel Mitochondrien, eukaryotischer Zelle dar. Die Theorie soll zeigen, wie aus Ureukaryoten sich tierische und pflanzliche Zellen voneinander separiert haben (vgl. Abbildung 119).

Forscher gehen davon aus, dass es zu Beginn Ureukaryoten gab, welche sich vollständig durch Phagozytose ernährt haben. Unter Phagozytose versteht man die Aufnahme extrazellulärer, fester Partikel durch die Zelle. Zeitgleich gab es Prokaryoten, welche in der Lage waren, einfachste Formen von Kohlenhydraten zu verstoffwechseln und somit Energie zu gewinnen. Dieser Prokaryot wurde mittels Phagozytose vom Ureukaryoten aufgenommen. Dieser wurde in der Zelle aber nicht zerstört, sondern ging eine Symbiose mit dem Ureukaryoten ein. Der Ureukaroyt ernährte sich ab sofort nur noch von Kohlenhydraten und der Prokaryot wandelte diese in Ener-

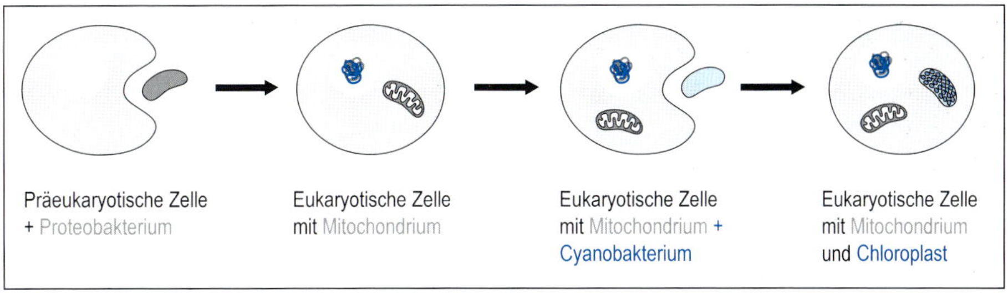

Abbildung 119: Endosymbiontentheorie

gie um. Die Symbiose ging mit den Jahren verloren und der Prokaryot wurde ein fester Bestandteil des Eukaryoten, das Mitochondrium. Auf ähnliche Art und Weise sind sehr wahrscheinlich in pflanzlichen Zellen auch die Chloroplasten entstanden.

Für die Richtigkeit dieser Theorie sprechen einige Hinweise. Zum einen haben Mitochondrien und Chloroplasten bis heute einen für Prokaryoten typischen Aufbau. Sie besitzen eine eigene Doppellipidschicht, eine eigene DNA und 70S Ribosomen. Diese Merkmale weisen darauf hin, dass es sich vor vielen Millionen Jahren, um eigenständige Organismen gehandelt haben muss.

4.2.6.2 Evolutionstheorie nach Darwin

Der Naturforscher Charles Darwin veränderte mit seinem Buch *„On The Origin Of Species"* das Weltbild der Menschen und die bis dahin kaum hinterfragte kirchliche Schöpfungsgeschichte.

Aus den Beobachtungen seiner Schiffsreise über Teneriffa, die Kapverden, Kapstadt, Sidney, Neuseeland und die Galapagos Inseln formulierte er seine Theorie und prägte den Begriff *„survival of the fittest"*, dass Überleben derer, die am besten an die Umweltbedingungen angepasst sind. Zudem sollten nur die Stärksten im Wettbewerb um Ressourcen in der Lage sein, ihre Gene an die nächste Generation weiterzugeben. Dies bezeichnete er als *„struggle for life"*. Er ging davon aus, dass Organismen immer mehr Nachkommen erzeugen als erforderlich und die Individuen einer Art sich nie ganz gleichen. So kam es zu einer Konkurrenz untereinander. Die Individuen, welche durch Zufall besser an die Umweltbedingungen angepasst sind, haben laut Darwin auch immer mehr Nachkommen. Die Nachkommen sind imstande neue Merkmale aufzuweisen. Das zufällige Auftreten dieser neuen Merkmale lässt sich durch Erkenntnisse der Rekombination und Mutation erklären.

Bis heute dienen Darwins Erkenntnisse als Grundlage der Evolutionsforschung und widerlegten alle bis dahin gewonnen Erkenntnisse.

4.2.6.3 Synthetische Evolutionstheorie

Die synthetische Evolutionstheorie vereint die Erkenntnisse aus Darwins Evolutionstheorie mit denen der Ökologie, Paläontologie, biologischen Systematik und der Genetik. In der Wissenschaft gilt die synthetische Evolutionstheorie als die am besten gesicherte Theorie zur Entstehung der Arten.

Synthetische Evolutionstheorie:

Die Theorie geht von fünf zentralen Evolutionsfaktoren aus, die sowohl die Entstehung von Arten als auch deren phänotypische- und genotypische Verteilungen erklären. Die Evolutionsfaktoren lauten: Mutation, Selektion, Isolation, Rekombination und Gendrift.

Mutation

Unter Mutation versteht man die spontane und willkürlich auftretende oder durch äußere Einflüsse (Mutage) verursachte Veränderung des Erbguts. Dabei werden drei verschiedene Arten an Mutationen unterschieden,

- die Genmutation (Veränderung eines einzelnen Gens),
- die Chromosomenmutation (Veränderung der Chromosomenstruktur) und
- die Genommutation (Veränderung der Anzahl der Chromosomen).

Die einzelnen Mutationsarten werden untereinander noch weiter differenziert. Die *Genmutation* wird in Punkt- und Leserastermutation unterteilt. Unter einer *Punktmutation* versteht man die Veränderung einer einzigen Base (vgl. Abbildung 120). Die Auswirkungen dieser Veränderung unterscheidet man in drei Möglichkeiten. Sollte die Veränderung die gleiche Aminosäure codieren, spricht man von einer *silent*-Mutation oder stille Mutation. Codiert die Veränderung eine andere Aminosäure, spricht man von einer *missense*-Mutation. Sollte die Punktmutation die Codierung

mRNA	GGA	GGU	GCA	GAA	UGA
Aminosäure	Gly	Gly	Ala	Glu	Stopp
Auswirkung	normal	silent Mutation	missense Mutation	missense Mutation	nonsense Mutation

Abbildung 120: Punktmutationen

eines Stopp-Codons bewirken, spricht man von einer *nonsense*-Mutation. Auf der anderen Seite gibt es die *Leserastermutation,* bei welcher eine Base wegfällt oder hinzuaddiert wird. Dadurch kommt es zu einer Verschiebung des Leserasters.

Die zweite Art der Mutationen ist die *Chromosomenmutation.* Je nach Veränderung des Chromosoms unterteilt man in fünf verschiedene Arten von Chromosomenmutationen (vgl. Abbildung 121):

- Geht ein Teilstück des Chromosoms verloren, spricht man von *Deletion.*
- Werden Teilstücke eines Chromosoms auf ein anderes Chromosom übertragen, spricht man von *Translokation.*

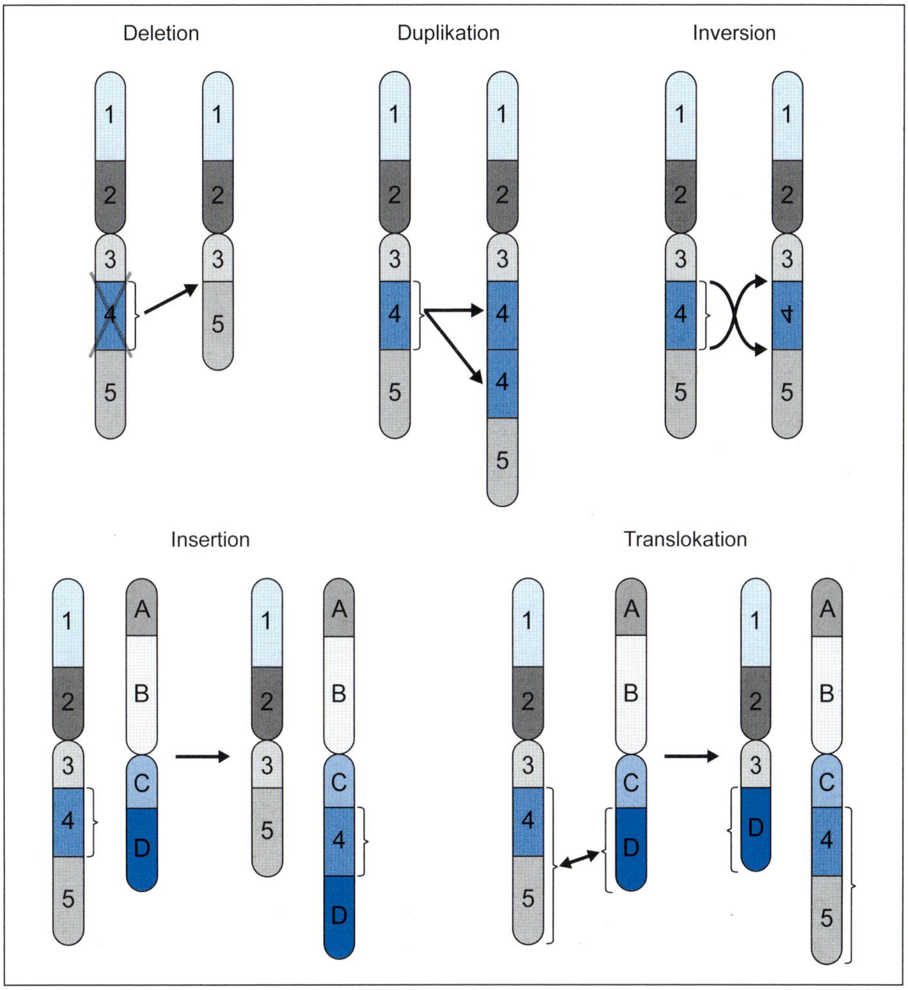

Abbildung 121: Chromosomenmutation

- Wird ein Abschnitte des Chromosoms verdoppelt, so handelt es sich um eine *Duplikation.*
- Drehen sich innerhalb eines Chromosoms Teilabschnitte um, spricht man von *Inversion.*
- Werden in ein Chromosom ein zusätzliches Teilstück eingebaut, bezeichnet man das als *Insertion.*

Jede dieser Mutationen kann zum Verlust der Information des jeweiligen Chromosomenabschnitts führen.

Die letzte Art der Mutationen ist die *Genommutation*, bei der sich die Anzahl der Chromosomen verändert. Hierbei unterscheidet man zwei Fälle:
- Im ersten Fall werden ein oder mehrere ganze Chromosomen entfernt. Dies bezeichnet man als *Aneuploidie.*
- Wird die Anzahl an Chromosomen erhört, spricht man von *Polyploidie.*

Selektion

Selektion ist ein vom Phänotyp der Individuen abhängiger Vorgang, welcher durch äußere Einflüsse auf das Individuum das Populationswachstum steuert. Dabei unterscheidet man drei unterschiedliche Formen der Selektion:
- Die erste Form ist die *natürliche Selektion.* Dabei erhöhen die Lebewesen die Wahrscheinlichkeit zur Weitergabe ihrer Gene, welche an ihre Umwelt besser angepasst sind.
- Die zweite Form wird als *sexuelle Selektion* bezeichnet. Hierbei geht es um die innerartliche Auswahl von Sexualpartnern, die sich aus der Konkurrenz um Fortpflanzungspartner ergibt. Erklärt werden die phänotypischen Ausprägungen, die im Sinne der natürlichen Selektion eigentlich ein Nachteil wären (z. B.: Federkleid des Pfau für die Balz).
- Die dritte Form der Selektion ist die *künstliche Selektion.* Dafür wird der gezielte Eingriff des Menschen zur Förderung bestimmter Merkmale bei Tier- und Pflanzenarten betrachtet.

Jede der drei Formen von Selektion lässt sich in die gleichen Selektionstypen unterteilen. Es gibt drei verschiedene Selektionstypen (vgl. Abbildung 122).

Ausgehend von einer normal verteilten Population (vgl. Abbildung 122) ist es möglich Selektionsdrücke auf diese Population wirken zu lassen. Sollte der Selektionsdruck auf die beiden Extremformen der Population gleichzeitig wirken, so bezeichnet man dies als stabilisierende Selektion. Dadurch wird die Optimumsform der Population stabilisiert. Trifft der Selektionsdruck auf eine der beiden Extremformen und verschiebt die vollständige Variationsbreite zur anderen Extremform hin spricht man von gerichteter Selektion. Im letzten Fall trifft der Selektionsdruck auf die Optimumsform und lässt zwei neue Arten entstehen.

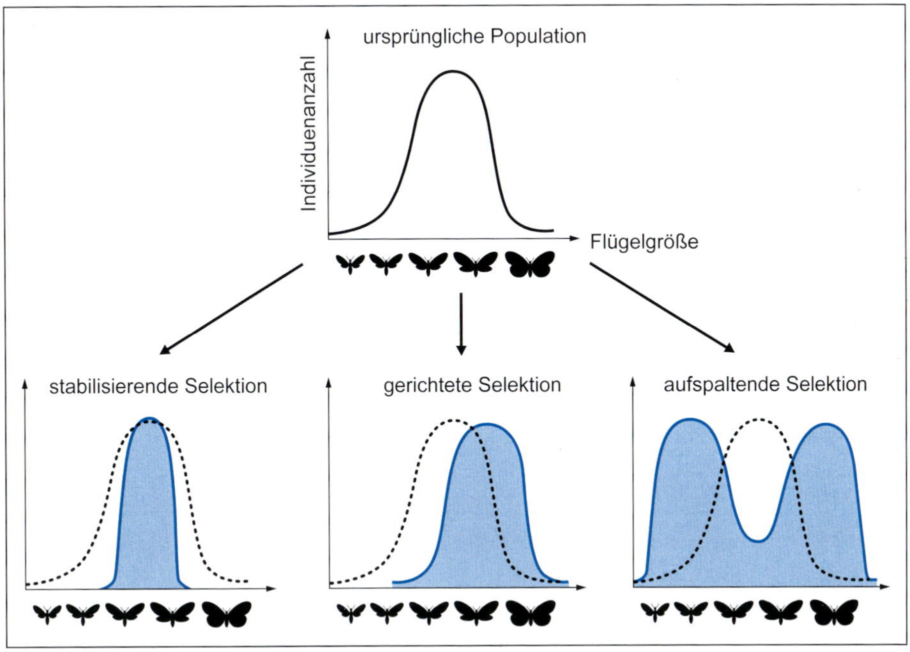

Abbildung 122: Selektionstypen

Isolation

Durch eine Isolation wird das Durchmischen des Genpools innerhalb einer Population unterbunden. Dadurch kommt es zur Differenzierung der Arten untereinander. Nach einiger Zeit sind die voneinander getrennten Individuen nicht mehr in der Lage, ihren Genpool zu durchmischen. Es gibt viele verschiedene Arten der Isolation. Im Folgenden werden einige Beispiele genauer thematisiert.

Der klassische Fall der Isolation ist die *geografische Isolation*, bei der aufgrund von geografischen Barrieren Teilpopulationen einer Art sich nicht untereinander fortpflanzen können. Ein Beispiel dafür wäre ein Kontinentaldrift, welcher den Lebensraum einer Population auftrennen würde.

Die zweite Möglichkeit ist die *zeitliche Isolation*. Hierbei können Arten sich nicht miteinander fortpflanzen, weil sie sich während unterschiedlicher Jahreszeiten oder Tageszeiten fortpflanzen. Ein Beispiel für zeitliche Isolation sind die Paarungszeiten von Zug- und Standvögeln, welche somit nicht in der Lage sind, sich zu paaren.

Eine weitere Form der Isolation stellt die *physiologische Isolation* dar. Hierbei sind aufgrund unterschiedlicher Formen der Kopulationsorgane bestimmte Arten nicht in der Lage, sich miteinander fortpflanzen. Ein sehr treffendes Beispiel hierfür stellen die Deutsche Dogge und der Chihuahua dar, denen es nicht möglich ist, sich zu paaren.

Das letzte Beispiel stellt die *Isolation durch Sterilität* dar. Denn bei der Kreuzung zweier nicht verwandter Arten können Bastarde mit einem ungeraden Chromosomensatz entstehen, die nicht fortpflanzungsfähig sind. Das klassische Beispiel für die Sterilität, stellt die Kreuzung aus Esel und Pferd dar. Die Nachkommen sind immer allesamt unfruchtbar.

Es gibt noch unzählige weitere Formen der Isolation. Wichtig ist immer nur, dass der auslösende Faktor die Durchmischung der Genpoole unterbinden muss, damit von einer Isolation gesprochen werden kann.

Rekombination

Unter Rekombination versteht man die Neuverteilung von Genen während der meiotischen Zellteilung. Durch die Rekombination sinkt die Wahrscheinlichkeit gegen null, dass zwei identische Nachkommen gezeugt werden. Dadurch ist eine hohe genetische Variabilität garantiert. Im Gegensatz zur Mutation sorgt die Rekombination für eine Neuverteilung des vorhandenen genetischen Materials. Damit findet keine Veränderung des Genpools statt. Es wird in interchromosomale und intrachromosomale Rekombination unterschieden:

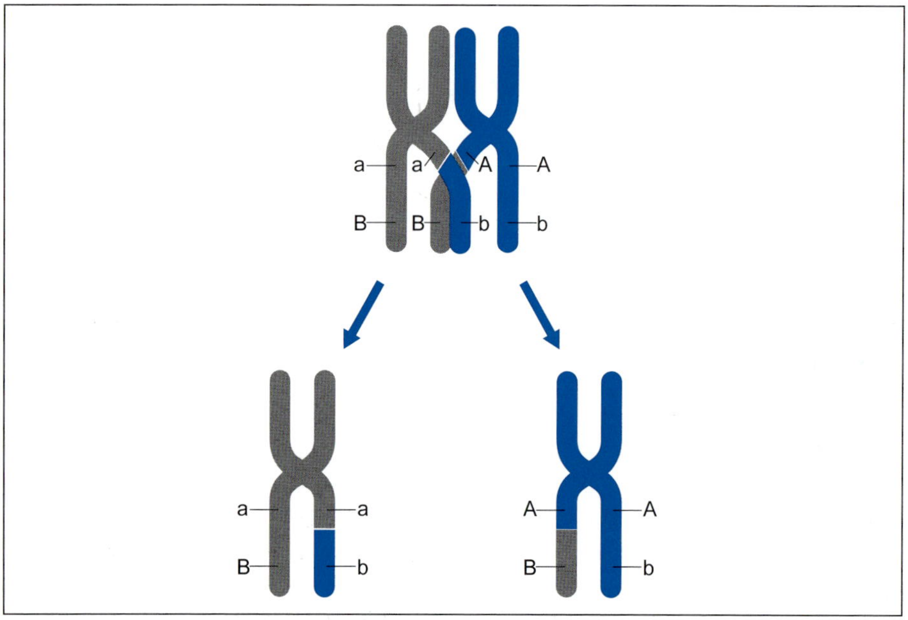

Abbildung 123: Crossing Over

- Bei der *interchromosomalen Rekombination* kommt es in der Anaphase I der Meiose zu einer zufälligen Verteilung der homologen Chromosomen, welche von den Spindelfasern des Spindelapparates an den Rand der Zelle gezogen werden. Auf diese Weise werden die Chromosomenpaare neu kombiniert.
- Die *intrachromosomale Rekombination* betrifft hingegen die Rekombination zwischen den homologen Chromosomen. In der Prophase ist es möglich, dass sich Teile der Chromatiden übereinander legen und neukombiniert werden. Dieser Effekt wird als *crossing over* bezeichnet (vgl. Abbildung 123).

Gendrift

Unter dem Begriff Gendrift versteht man die zufällige Veränderung der Genhäufigkeit eines bestimmten Allels innerhalb einer Population. Häufig bezeichnet man den Gendrift auch als Flaschenhalseffekt. Ein Gendrift tritt häufig nach einer Naturkatastrophe ein, wenn nur noch wenige Individuen überlebt haben und viele von ihnen ein zuvor noch seltenes Allel in sich tragen. Alle anderen Allelformen existieren nach der Katastrophe nicht mehr und eine neue Population entsteht (vgl. Abbildung 124).

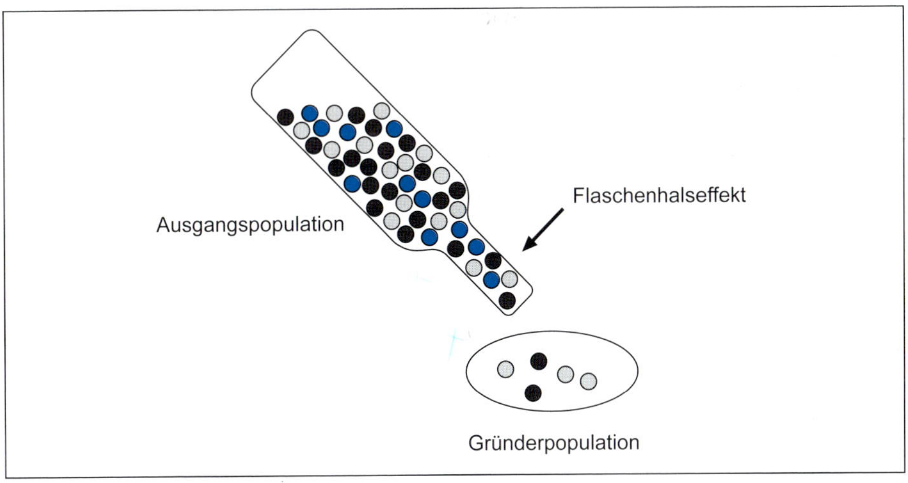

Abbildung 124: Gendrift

4.2.6.4 Entstehung von Arten

Die Entstehung neuer Arten hängt stark von der Reihenfolge der Evolutionsfaktoren der synthetischen Evolutionstheorie ab. Unterteilt wird die Artenbildung in zwei unterschiedliche Varianten:

- Die erste Variante wird als *allopatrische Artbildung* bezeichnet. Bei der allopatrischen Artbildung findet als erstes immer eine Isolation statt. Häufig sind das

Kontinentaldrifte oder Gebirgsbildungen. Die restlichen Evolutionsfaktoren finden immer im Anschluss an die Isolation statt.
- Die zweite Varianten wird als *sympatrische Artbildung* bezeichnet. Bei dieser Variante ist der erste Evolutionsfaktor die Mutation. Ein gutes Beispiel hierfür ist eine Polyploidie bei Pflanzen. Im Anschluss an die Mutation folgen später die restlichen Evolutionsfaktoren, damit eine neue Art entsteht.

4.3 Physik

4.3.1 Größen und Einheiten

Jede physikalische Größe ist das Produkt eines Zahlenwertes mit einer Einheit. Die Einheiten aller physikalischen Größen können aus den sieben SI-Einheiten abgeleitet werden (vgl. Tabelle 23). Sie werden dabei im Allgemeinen als Potenzprodukt angegeben und mit einem Präfix in der jeweiligen Größe bezeichnet.

4.3.1.1 SI-Einheiten

Das *Système international d'unités* (SI) ist ein international anerkanntes Einheitensystem für Basisgrößen. Es umfasst sieben Basisgrößen, durch welche alle weiteren physikalischen Größen dargestellt werden können (vgl. Tabelle 23).

Tabelle 23: SI-Basisgrößen

Größe	Abkürzung der Einheit	Einheit
Länge	m	Meter
Masse	kg	Kilogramm
Zeit	s	Sekunde
elektrische Stromstärke	A	Ampere
Stoffmenge	mol	Mol
Temperatur	K	Kelvin
Lichtstärke	cd	Candela

4.3.1.2 Präfixe

Jede der genannten SI-Einheiten kann in verschiedenen Präfixe angeben werden. Ein Beispiel dafür ist die Masse, welche in kg, g, mg … usw. angegeben werden kann. Für die unterschiedlichen Dimensionen werden dabei immer verschiedene Buchstaben genutzt, welche in Tabelle 24 abgebildet sind.

Tabelle 24: Gebräuchliche Präfixe

Präfix	Abkürzung	Potenz
tera	T	10^{12}
giga	G	10^{9}
mega	M	10^{6}
kilo	k	10^{3}
hekto	h	10^{2}
deka	da	10^{1}
dezi	d	10^{-1}
centi	c	10^{-2}
milli	m	10^{-3}
micro	µ	10^{-6}
nano	n	10^{-9}
pico	p	10^{-12}

4.3.1.3 Abgeleitete Einheiten

Alle physikalischen Größen lassen sich durch die SI-Einheiten ausdrücken. Einige dieser abgeleiteten Einheiten haben ihren eigenen Namen (z. B. die Frequenz). Will man am HAM-Nat-Test teilnehmen, ist es unabdingbar, die Tabelle 25 mit den dort vermerkten Einheiten auswendig zu lernen.

Tabelle 25: Abgeleitete Einheiten

Physikalische Größe	Name der Einheit	Symbol	Basiseinheit
Frequenz [f]	Hertz	Hz	$\frac{1}{s}$
Beschleunigung [a]	–	–	$\frac{m}{s^2}$
Energie und Arbeit	Joule	J	$\frac{kg \cdot m^2}{s^2} = N \cdot m$
Kraft [F]	Newton	N	$\frac{kg \cdot m}{s^2} = \frac{J}{m}$
Druck [P]	Pascal	Pa	$\frac{kg}{m \cdot s^2} = \frac{N}{m^2}$

Tabelle 25: Fortsetzung

Physikalische Größe	Name der Einheit	Symbol	Basiseinheit
Impuls [p]	–	–	$\frac{kg \cdot m}{s}$
Leistung [P]	Watt	W	$A \cdot V = \frac{kg \cdot m^2}{s^3} = \frac{J}{s}$
elektrische Ladung [Q]	Coulomb	C	$A \cdot s$
elektrische Spannung [U]	Volt	V	$\frac{W}{A} = \frac{J}{C} = \frac{kg \cdot m^2}{s^3 \cdot A}$
elektrische Kapazität [C]	Farad	F	$\frac{C}{V} = \frac{A^2 \cdot s^4}{kg \cdot m^2}$
elektrischer Widerstand [R]	Ohm	Ω	$\frac{V}{A} = \frac{kg \cdot m^2}{s^3 \cdot A^2}$
elektrische Feldstärke [E]	–	–	$\frac{V}{m}$
magnetische Feldstärke [H]	–	–	$\frac{A}{m}$
Wärmekapazität [C]	–	–	$\frac{J}{K} = \frac{m^2 \cdot kg}{s^2 \cdot K}$
Wärmekapazität pro Masse [c_p]	–	–	$\frac{J}{kg \cdot K}$
Winkel	Radiant	rad	$\frac{m}{m}$

4.3.2 Mechanik

Mechanik:

Die Mechanik ist das Teilgebiet der Physik, welche sich mit der Bewegung von Körpern, sowie mit Kräften und deren Wirkungen beschäftigt. Zur Mechanik gehören auch die mechanischen Schwingungen und Wellen sowie die Lehre vom Schall (Akustik).

4.3.2.1 Grundgrößen

In der Mechanik existieren drei Prinzipien, die newtonschen Axiome, welche immer erfüllt werden müssen:

- Das *Trägheitsprinzip* besagt, dass ein Körper im Zustand der Ruhe oder gleichförmigen Bewegung verharrt, sofern keine Kraft auf ihn wirkt.

$\vec{v} = \text{konst.}$; wenn $\vec{F} = 0$

- Das *Aktionsprinzip* besagt, dass die Beschleunigung eines Körpers direkt proportional zu der auf ihn wirkenden Kraft ist. Die Masse des Körpers stellt den Proportionalitätsfaktor dar. Dabei wird der Körper in Richtung der Kraft beschleunigt.

  $\vec{F} = m \cdot \vec{a}$

- Das *Reaktionsprinzip* besagt, dass die Kraft, die ein Körper auf einen weiteren Körper ausübt, entgegengesetzt gleich der Kraft ist, mit der der zweite Körper auf den ersten Körper einwirkt (vgl. Abbildung 125). Bekannt ist das Prinzip von Newton auch unter: *„actio = reactio"*.

  $\vec{F_1} = -\vec{F_2}$

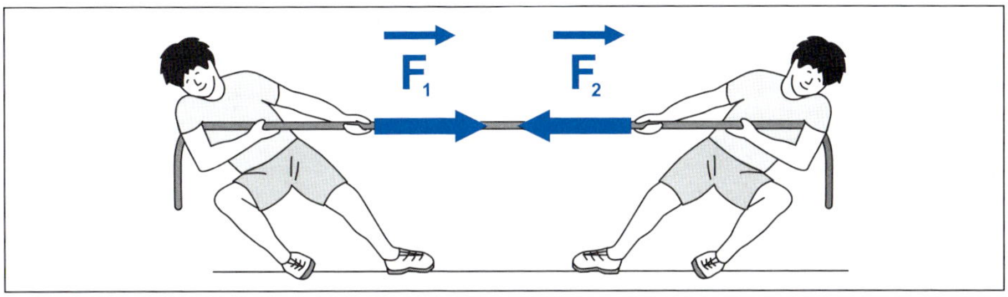

Abbildung 125: Reaktionsprinzip

Durchschnittsgeschwindigkeit und mittlere Beschleunigung

Sollte sich ein Objekt von Punkt A nach Punkt B bewegen, so hat dieses Objekt eine gewisse Geschwindigkeit und Beschleunigung. Um diese Geschwindigkeit auszurechen, wird der zurückgelegte Weg durch die benötige Zeit geteilt.

$$v = \frac{\Delta s}{\Delta t} = \frac{s_2 - s_1}{t_2 - t_1}$$

Damit erhält die Geschwindigkeit die Einheit $\frac{m}{s}$. Um die mittlere Beschleunigung a des bewegten Objekts auszurechnen, wird die Geschwindigkeitsänderung durch die dafür benötigte Zeit geteilt.

$$a = \frac{\Delta v}{\Delta t} = \frac{v_2 - v_1}{t_2 - t_1}$$

Dabei hat die Beschleunigung die Einheit $\frac{m}{s^2}$.

Beispiel:

Als Beispiel betrachten wir ein Auto, welches nach einer Stunde und 20 Minuten 80 km zurückgelegt hat. Wie groß ist die Geschwindigkeit in km/h des Autos zwischen Start und Ziel? Dabei soll davon ausgegangen werden, dass das Auto weder beschleunigt, noch gebremst wird.

$$v = \frac{s_2 - s_1}{t_2 - t_1} = \frac{80 \cdot 10^3\ m - 0\ m}{4{,}8 \cdot 10^3\ s - 0\ s} = \frac{20}{1{,}2}\frac{m}{s} \triangleq 60\ \frac{km}{h}$$

Die Umrechnung von $\frac{m}{s}$ in $\frac{km}{h}$ ist eine essenzielle Rechnung, welche im Kapitel 4.4 (Mathematik) ausführlich erläutert wird.

Kraft

Kraft:

Eine Kraft ist eine physikalische Größe, welche eine Wechselwirkung eines Objekts mit seiner Umgebung oder mit anderen Objekten beschreibt.

Es gibt viele verschiedene Arten von Kräften. Es gibt zum Beispiel die Gravitationskraft, welche Gegenstände am Boden hält. Eine weitere Kraft ist die Zentripetalkraft, welche bei Rotationsvorgängen, entsteht.

Kräfte sind richtungsabhängige Größen und müssen demnach vektoriell geschrieben werden. Des Weiteren können sich gemäß einer Vektoraddition Kräfte addieren, das heißt, sie können sich verstärken oder gegenseitig aufheben. Abbildung 126 verdeutlicht diesen Sachverhalt.

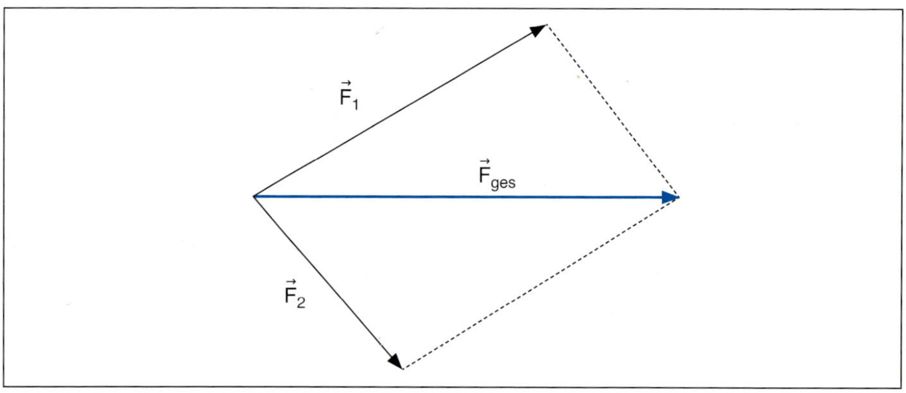

Abbildung 126: Kräfteaddition $\vec{F}_{ges} = \vec{F}_1 + \vec{F}_2$

Ein gutes Beispiel stellt das Gravitationsfeld der Erde dar. In der Nähe der Erdoberfläche wird eine *Gravitationskraft* auf einen Gegenstand mit der Masse m ausgeübt. Die Größe dieser Kraft lässt sich mit folgender Formel bestimmen.

$$F = m \cdot g$$

Dabei stellt g die Erdbeschleunigung mit 9,81 $\frac{m}{s^2}$ dar. Aus dem newtonschen Aktionsprinzip, welches besagt, dass: $F = m \cdot a$, lässt sich folgende Aussage tätigen.

$$m \cdot a = m \cdot g \curvearrowright a = g$$

Eine weitere Kraft stellt die *Federkraft* dar. Diese ist in Abhängigkeit der Federkonstante D, welche ein Maß für die Steifigkeit der Feder darstellt (vgl. Abbildung 127). Zusätzlich stellt s die Auslenkung dar.

$$F = D \cdot s$$

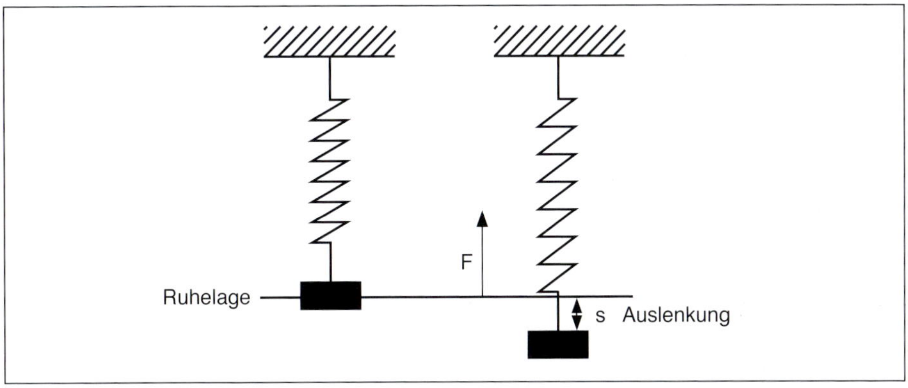

Abbildung 127: Federkraft und Auslenkung einer Feder

Beispiel:

Wird beispielsweise an einer Feder mit der Federkonstante von 2 $\frac{N}{m}$ eine Masse von 1 000 g aufgehängt. Wie große wäre die Auslenkung der Feder?

$$F_{Gravitation} = F_{Feder}$$

Um auf die Lösung zu kommen, wird ein Kräftegleichgewicht von Gravitationskraft und Federkraft angenommen, um mittels der Erdanziehungskraft die Auslenkung der Feder zu erlangen.

$$s = \frac{m \cdot g}{D} = \frac{1\ \text{kg} \cdot 9{,}81\ \frac{m}{s^2}}{2\ \frac{\text{kg} \cdot m}{s^2 \cdot m}} = 4{,}905\ m$$

Impuls

Wird auf ein ruhendes Objekt eine Kraft ausgeübt, so erhält dieses Objekt eine Geschwindigkeit. Die physikalische Größe, welche die Geschwindigkeit $\vec{v}$ und die Masse m des Objektes in sich vereint, wird als Impuls $\vec{p}$ bezeichnet.

$$\vec{p} = m \cdot \vec{v}$$

Der Impuls hat die Einheit $\frac{kg \cdot m}{s}$.

Energie

Energie:

Als Energie wird die Fähigkeit eines Systems bezeichnet, Arbeit zu verrichten. Beachtet werden muss, dass die Energie eine Erhaltungsgröße einer beliebigen Transformation ist. Als Transformation wird jede mögliche Bewegung oder Rotation eines Teilchens oder Systems zu einer beliebigen Zeit angesehen. Dabei gilt, dass Energie in einem abgeschlossenen System weder erzeugt, noch vernichtet werden kann, dass also die Energiemenge eines abgeschlossenen Systems konstant ist.

Bei einem abgeschlossenes System, handelt es sich um einen Raum, bei dem ein Austausch von Energie und Stoffen nicht möglich ist (vgl. Abbildung 128).

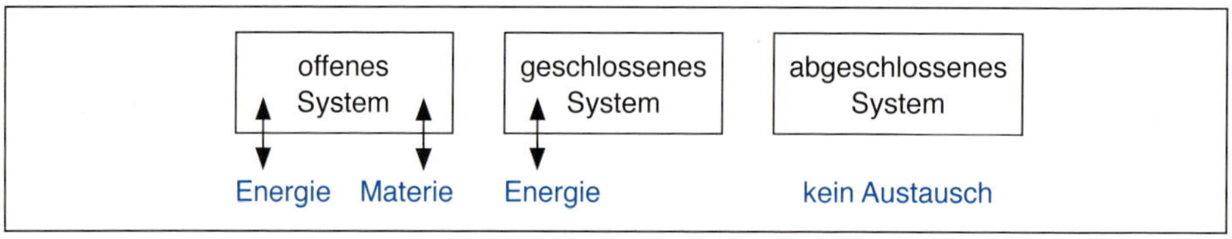

Abbildung 128: Thermodynamische Systeme

Es existieren unterschiedliche Arten von Energie. Dazu gehören unter anderem
- die Bewegungsenergie, auch kinetische Energie E_{kin},
- die Lageenergie, auch potenzielle Energie, E_{pot},
- die Wärmeenergie Q und
- die elektrische Energie E_{el}.

$$E_{ges} = E_{kin} + E_{pot} + \ldots$$

Die Einheit der Energie ist Joule. Energie kann gemäß dem Erhaltungssatz nicht erzeugt oder vernichtet werden, jedoch lassen sich unterschiedliche Formen der Energie ineinander umwandeln. Ein klassisches Beispiel hierfür ist, dass eine Kugel aus einer bestimmten Höhe fallengelassen wird. Dabei findet eine Umwandlung der potenziellen Energie aufgrund der Höhe der Kugel in die kinetische Energie beim Fallen statt.

Kinetische Energie

Die kinetische Energie (Bewegungsenergie) beschreibt die Energie eines Systems oder eines Objektes, die es aufgrund von Bewegung erhält. Dabei wird die Geschwindigkeit des Objekts betrachtet, also die Änderung eines Ortes über eine Zeitdauer.

$$E_{kin} = \frac{1}{2} m \cdot v^2$$

Beispiel:

Wenn wir beispielsweise ein Auto betrachten mit der Masse von 1 t und der Geschwindigkeit von 72 km/h, wie groß ist dann seine Bewegungsenergie?

$$E_{Kin} = \frac{1}{2} m \cdot v^2 = \frac{1}{2} 10^3 \text{ kg} \cdot \left(20 \ \frac{m}{s}\right)^2 = 200 \text{ kJ}$$

Potenzielle Energie

Wird ein Körper mit der Masse m im Gravitationsfeld der Erde betrachtet, kann man ihm dort eine Energie in Abhängigkeit seines Ortes zuordnen. Diese Energie wird als Lageenergie oder potenzielle Energie bezeichnet. Dabei nimmt die Stärke der Energie in Kraftrichtung des Feldes ab und gegen die Kraftrichtung zu. Aufgrund dessen besitzt ein Körper eine höhere Energie, je höher der Ort liegt, an dem er sich befindet (vgl. Abbildung 129).

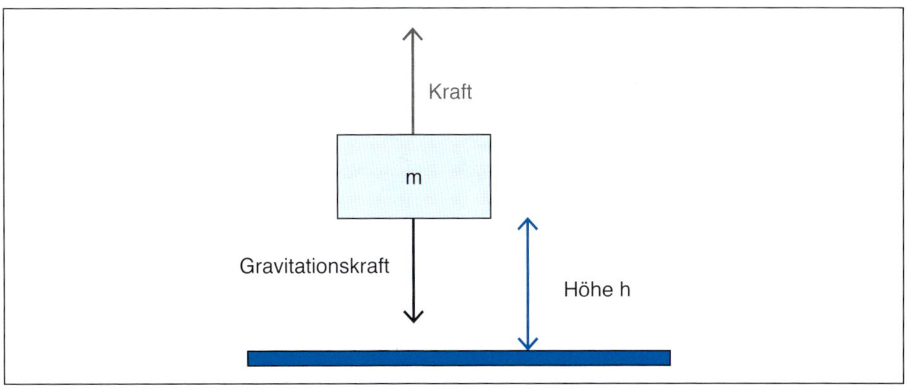

Abbildung 129: Potenzielle Energie

Dabei ist das Gravitationskraftfeld der Erde eine zum Boden wirkende Kraft auf den Körper, welche den Körper mit einer definierten Beschleunigung, der Erdbeschleunigung g mit 9,81 $\frac{m}{s^2}$ beschleunigt. In der Nähe der Erdoberfläche kann die potenzielle Energie durch

$$E_{pot} = m \cdot g \cdot h$$

beschrieben werden, dabei ist m die Masse des Körpers und h dessen Höhe.

Wärmeenergie

Eine weitere Energieform ist die Wärmeenergie. Diese lässt sich als Zu- oder Abnahme der Temperatur eines Systems oder eines Objektes messen. Die Wärmeenergie eines Objektes ist abhängig von seiner Masse, seiner spezifischen Wärmekapazität c_p und der Änderung seiner Temperatur. Dabei ist die spezifische Wärmekapazität eine tabellierte Größe.

$$\Delta Q = c_p \cdot m \cdot \Delta T$$

Beispiel:

Als Beispiel betrachten wir 100 g Holz mit einem Brennwert von 2 MJ. Angenommen, diese Energie wird zum Erwärmen von Wasser genutzt. Um wie viel Grad Celsius könnte man mit 100 g Holz 100 kg Wasser erwärmen? Die Wärmekapazität von Wasser liegt bei 4 $\frac{kJ}{K \cdot kg}$.

$$\Delta T = \frac{\Delta Q}{c_p \cdot m} = \frac{2 \cdot 10^6\ J}{4 \cdot 10^3\ \frac{J}{K \cdot kg} \cdot 10^2\ kg} = 5\ K = 5\ °C$$

Elektrische Energie

Die elektrische Energie beschreibt die Form von Energie, welche mittels Elektrizität übertragen werden kann. Im Alltag wird die elektrische Energie in eine andere Form der Energie umgewandelt, beispielsweise die Erzeugung von Licht und Wärme einer Glühlampe, welche an eine Batterie angeschlossen ist. Die elektrische Energie kann nur bei einer konstanten Spannung U und konstanten Stromstärke I, innerhalb einer gewissen Zeit, berechnet werden.

$$E_{el} = U \cdot I \cdot \Delta t$$

Normalerweise wird die elektrische Energie in Joule angegeben. Im Alltag hat sich eine weitere Einheit etabliert, die Wattsekunde Ws. Dabei gilt, dass 1 J = 1 Ws. Der Verbrauch von elektrischen Haushaltsgeräten wird beispielsweise in Wattstunden Wh oder Kilowattstunden kWh angegeben.

4.3.2.2 Translation

Unter Translation wird die Bewegung eines Körpers verstanden. Das beste Beispiel stellt die Erde, welche sich um die Sonne dreht, dar (vgl. Abbildung 130).

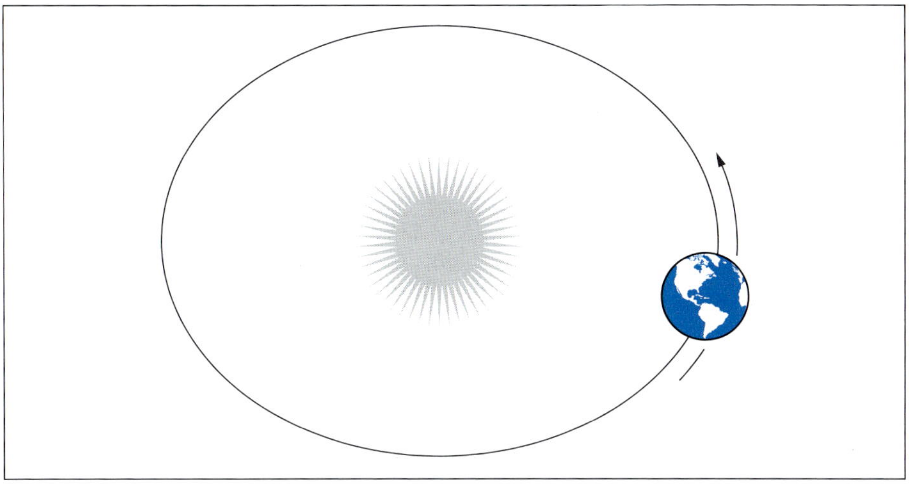

Abbildung 130: Beispiel für Translation

Zur Translation gehören verschiedene Arten der Bewegung: die gleichförmige, geradlinige Bewegung und die gleichförmige, beschleunigte Bewegung.

Gleichförmige, geradlinige Bewegung

Bei einer gleichförmigen, geradlinigen Bewegung wird von einer konstanten Geschwindigkeit in eine bestimmte Richtung ausgegangen (vgl. Abbildung 131).

$$s = v \cdot t \quad \text{bei } v = \text{const.};\ a = 0$$

Dies besagt, dass der zurückgelegte Weg s proportional mit der Zeit t wächst. Somit werden in gleichen Zeitintervallen Δt die gleichen Wegstrecken Δs zurückgelegt.

Beispiel:

Betrachten wir einen Läufer, welcher eine Strecke von 100 m mit konstanter Geschwindigkeit innerhalb von 10 s zurücklegt. Wie groß wäre dessen Geschwindigkeit in km/h?

$$v = \frac{s}{t} = \frac{100\ \text{m}}{10\ \text{s}} \triangleq 36\ \frac{\text{km}}{\text{h}}$$

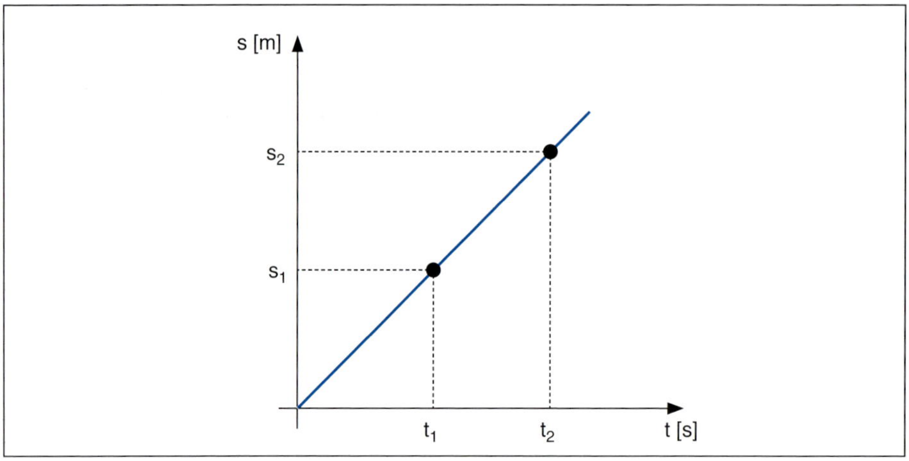

Abbildung 131: Gleichförmige, geradlinige Bewegung

Gleichförmige, beschleunigte Bewegung

Für die gleichförmig, beschleunigte Bewegung wird die Beschleunigung eines Objekts als konstant angesehen. Der zurückgelegte Weg ist dabei von der Beschleunigung aus einer Ruhephase ($v_0 = 0$) und der dafür benötigten Zeit abhängig.

$$s = \frac{1}{2} a \cdot t^2 \quad \text{bei } a = \text{const.};\ v_0 = 0$$

In Abbildung 132 ist grafisch der Verlauf einer gleichförmigen, beschleunigten Bewegung dargestellt.

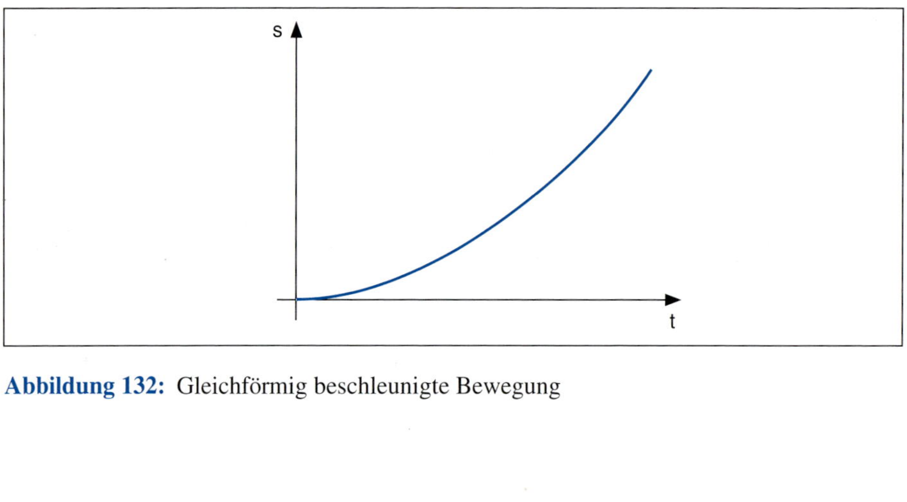

Abbildung 132: Gleichförmig beschleunigte Bewegung

Freier Fall

Zur Betrachtung des freien Falls wird ein Körper von einer bestimmten Höhe h herunterfallen gelassen. Dabei wird dieser aufgrund des Gravitationsfelds der Erde mit der Erdbeschleunigung g (9,81 $\frac{m}{s^2}$) nach unten beschleunigt. Die dabei zurückgelegte Streckte stellt s dar.

$$s = \frac{1}{2} g \cdot t^2$$

Die Geschwindigkeit, welche der Körper im Fall erreicht, errechnet sich folgendermaßen.

$$v = g \cdot t$$

In der Physik ist es nicht unüblich, dass bei der Berechnung des freien Falls eine negative Geschwindigkeit betrachtet wird. Dies liegt am zurückgelegten Weg, welcher in Richtung Erdboden geht. Verdeutlicht wird dieser Sachverhalt in Abbildung 133.

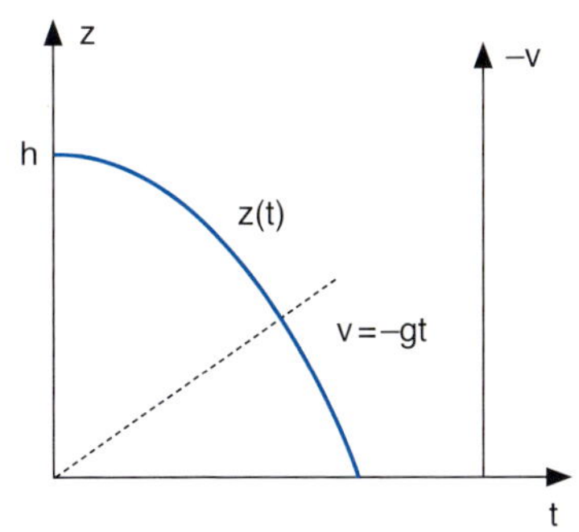

Abbildung 133: Freier Fall aus der Höhe h

Beispiel:

Als Bespiel betrachten wir einen Stein mit einem Gewicht von 500 g, welcher aus einer Höhe von 20 m fallengelassen wird. Auf welcher Höhe befindet er sich nach 1.5 s?

$$h = h_0 - s$$

$$h = h_0 - \frac{1}{2} g \cdot t^2 = 20\ \text{m} - \left(\frac{1}{2} \cdot 9{,}81\ \frac{\text{m}}{\text{s}^2} \cdot \left(\frac{3}{2}\text{s}\right)^2\right) = 20\ \text{m} - 11\ \text{m} = 9\ \text{m}$$

4.3.2.3 Rotation und harmonische Schwingungen

Rotation:

Die Rotation beschreibt die Bewegung eines Objekts um eine Rotationsachse. Die wichtigen Größen bei der Betrachtung der Rotation sind die Winkelgeschwindigkeit, die Tangentialgeschwindigkeit, der Drehimpuls und der Drehmoment.

Winkel- und Tangentialgeschwindigkeit

Die Winkelgeschwindigkeit ω tritt bei rotierenden Objekten auf und ist definiert als die Änderung des Drehwinkels φ um die Rotationsachse mit der Zeit.

$$\omega = \frac{d\varphi}{dt}$$

Betrachtet wird in dieser Gleichung die Ableitung der Änderung des Drehwinkels nach der Zeit. Die Abbildung 134 soll am Beispiel eines geworfenen Messers die Winkelgeschwindigkeit verdeutlichen.

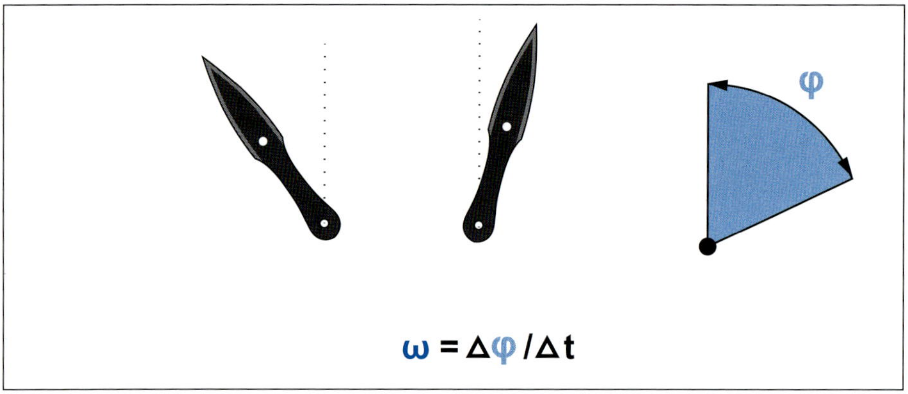

Abbildung 134: Beispiel für Winkelgeschwindigkeit

Beispiel:

Zum Anwenden der Gleichung wird ein rotierendes Glücksrad so gedreht, dass es sich in 0,25 Sekunden um 360° dreht. Daraus ergibt sich:

$$\omega = \frac{2\pi}{0{,}25\ \mathrm{s}} = \frac{8\pi}{s}$$

Wichtig zum Lösen solcher Aufgaben ist, dass 2π im Bogenmaß 360° entsprechen. Die Einheit der Winkelgeschwindigkeit lautet $\frac{\mathrm{rad}}{\mathrm{s}}$. Dabei ist rad der Radiant, die

Länge des entsprechenden Kreisbogens im Einheitskreis. Auf einem Kreis mit 2 cm Radius markiert ein Winkel von 1 rad also einen 2 cm langen Bogen (vgl. Abbildung 135).

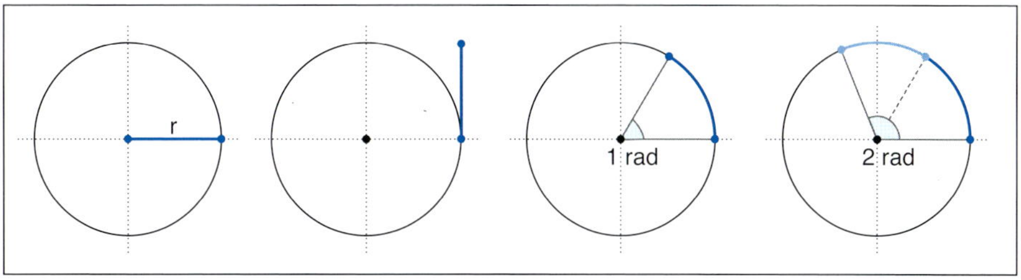

Abbildung 135: Radiant

Die Geschwindigkeit eines Punktes auf einer Kreisbahn mit einem Radius r wird Tangentialgeschwindigkeit genannt (vgl. Abbildung 136). Der tangentiale Geschwindigkeitsvektor steht senkrecht auf dem Radius der Bewegung. Dabei ist die Tangentialgeschwindigkeit proportional zur Winkelgeschwindigkeit.

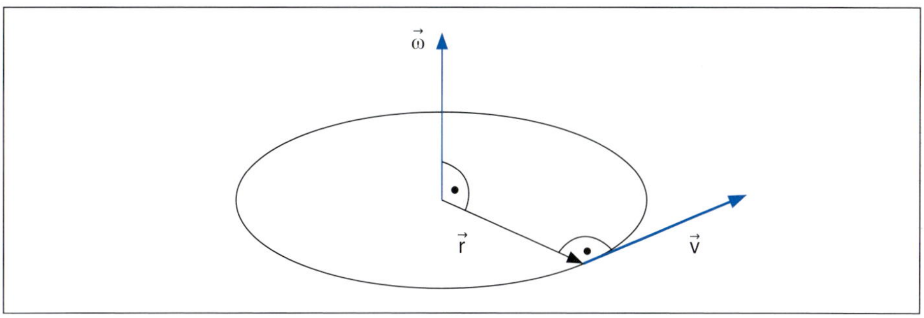

Abbildung 136: Tangentialgeschwindigkeit

Der entscheidende Proportionalitätsfaktor wird durch den Radius r des sich drehenden Objekts gegeben.

$$v = r \cdot \omega$$

Drehimpuls

Der Drehimpuls L beschreibt den Bewegungszustand eines rotierenden Körpers um eine Drehachse (vgl. Abbildung 137).

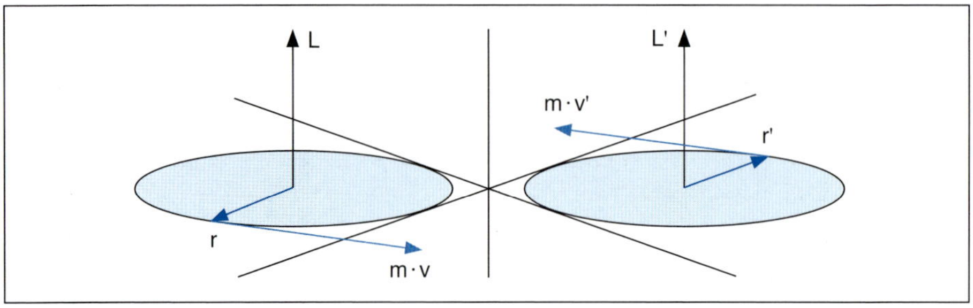

Abbildung 137: Drehimpuls

Der Drehimpuls ist, wie der Impuls, eine richtungsabhängige Größe, welche sich aus dem Betrag der Winkelgeschwindigkeit, dem Radius des Objekts und der Masse ergibt. Die Einheit des Drehimpulses ist $\frac{kg \cdot m^2}{s}$.

$$L = m \cdot r^2 \cdot \omega$$

Drehmoment

Das Drehmoment ist als der Moment, der an einem Massepunkt angreifenden Kraft F bezüglich eines festen Punktes definiert. Besonders wichtig ist es bei der Bewegung starrer Körper. Ist der feste Punkt der Ursprung des Bezugssystems, so wird das Drehmoment M durch das Produkt des Abstands r der nach unten gerichteten Kraft von der Drehachse und der Kraft F definiert. Für ein Teilchen, welches sich auf einer Kreisbahn bewegt, berechnet sich das Drehmoment wie folgt:

$$M = r \cdot F$$

Betrachtet man einen zweiarmigen Hebel (vgl. Abbildung 138), auf den mehrere Kräfte in unterschiedlichen Abständen wirken, so ist die Summe aller Drehmomente links und rechts gleich.

$$\sum_R r_R \cdot F_R = \sum_L r_L \cdot F_L$$

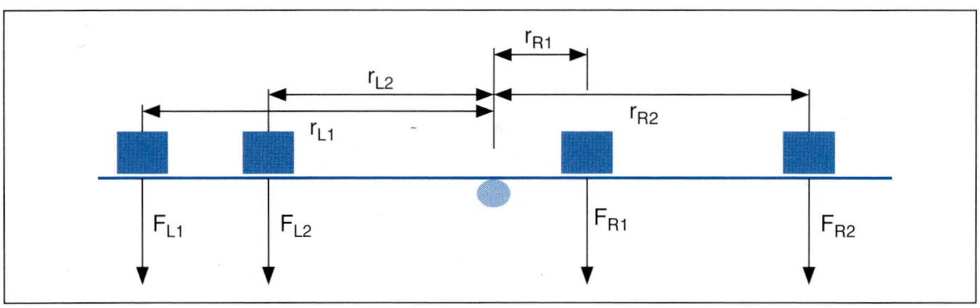

Abbildung 138: Zweiarmiger Hebel

Zentripetalkraft und Zentrifugalkraft

Schleudert man eine Masse mit gleicher Geschwindigkeit im Kreis, so wirkt auf diese eine stets zum Kreismittelpunkt gerichtete Kraft. Diese Kraft wird als Radialkraft oder auch als Zentripetalkraft bezeichnet. Die Zentrifugalkraft hingegen ist eine Trägheitskraft, die ein Beobachter wahrnimmt, der sich in einem rotierenden Bezugssystem befindet. Demnach müsste ein Beobachter auf der rotierenden Masse sitzen, damit die Zentrifugalkraft auf ihn wirkt (vgl. Abbildung 139).

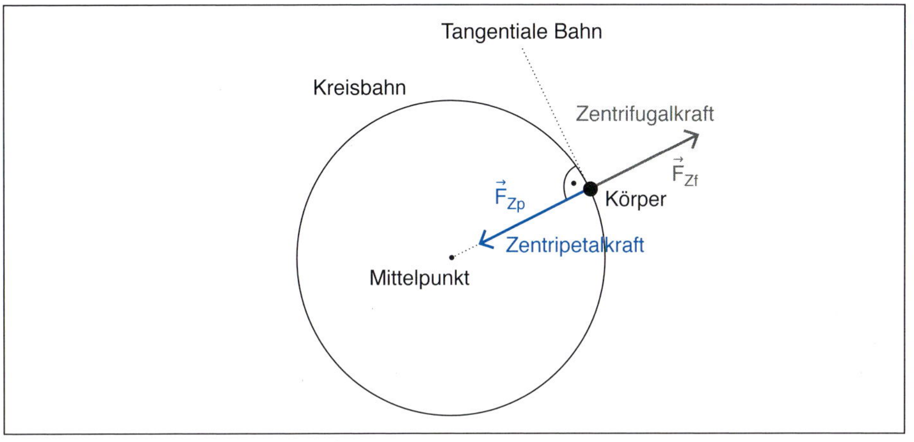

Abbildung 139: Zentripetalkraft und Zentrifugalkraft

Dabei sind die Zentripetalkraft und die Zentrifugalkraft gleich groß, die Formeln zur betragsmäßigen Berechnung der Kräfte sind somit gleich.

$$F = \frac{m \cdot v^2}{r}$$

4.3.2.4 Akustik

Akustik:

Die Akustik ist die Lehre des Schalls. Schallwellen sind sogenannte Longitudinalwellen, welche im Gegensatz zu transversalen Wellen, wie zum Beispiel Licht, nicht orthogonal zur Ausbreitungsrichtung schwingen, sondern entlang der Ausbreitungsrichtung. Die Frequenz f und die Wellenlänge λ einer solchen Welle sind über die Schallgeschwindigkeit des Mediums gekoppelt.

Die Schallgeschwindigkeit c lässt sich durch die folgende Gleichung berechnen.

$$c_{Schall} = \lambda \cdot f$$

Diese Gleichung gilt aber nicht nur für den Schall, sondern für jede Art von Wellen. Zu jedem Schall gibt es auch eine Schallintensität. Die Schallintensität I beschreibt die Leistung der Welle W pro Fläche senkrecht zu ihrer Ausbreitung.

$$I = \frac{W}{m^2}$$

Dabei muss beachtet werden, dass die Schallintensität I sich antiproportional zum Abstand r der Schallquelle zum Beobachter verhält.

$$I \propto \frac{1}{r^2}$$

Der Schalldruck L ist ein Maß für die Lautstärke einer Schallquelle. Der Schalldruck beim Beobachter verhält sich antiproportional zum Abstand zur Quelle.

$$L \propto \frac{1}{r}$$

Beispiel:

Eine Beispielfrage wäre, wie verändern sich die Schallintensität und der Schalldruck bei Verdreifachung des Abstandes des Beobachters zur Schallquelle? Die Antwort wäre, dass die Schallintensität nur noch $\frac{1}{9}$ so stark und der Schalldruck nur noch $\frac{1}{3}$ so stark wäre.

4.3.2.5 Arbeit

Unter dem Begriff Arbeit versteht man in der Physik das Produkt aus der aufgewendeten Kraft F in Wegrichtung und der zurückgelegten Wegstrecke s.

$$W = F \cdot s$$

Die Arbeit W besitzt die Einheit Joule J. Arbeit kann in vielen verschiedenen Formen verrichtet werden. Die beiden wichtigsten Formen von Arbeit werden im Folgenden erklärt.

Hubarbeit

Die Hubarbeit stellt die verrichtete Arbeit bei einer Bewegung dar. Sie ist die Änderung der potentiellen Energie. Daher wird bei der Hubarbeit auch die Erdgravitation miteinbezogen.

$$W = g \cdot h \cdot m$$

Federarbeit

Die Änderung der Energie, die von der Federarbeit verrichtet wird, bezeichnet man als Spannenergie. Berechnet wird die Spannenergie mit der Federkonstante D und der Auslenkung der Feder *s*.

$$W = \frac{1}{2} D \cdot s^2$$

4.3.2.6 Leistung

Die Leistung ist als Arbeit in einer bestimmten Zeit definiert. Daher gilt, dass die Leistung P das Produkt der Geschwindigkeit und der Kraft ist.

$$P = \frac{W}{t} = \vec{F} \cdot \vec{v}$$

Die Leistung wird in Watt W angegeben. Ein Watt entspricht $\frac{J}{s}$.

4.3.3 Wärmelehre

Wärmelehre:

Die Wärmelehre oder auch Thermodynamik genannt, ist ein Teilgebiet der Physik, welches sich mit der Temperatur von Körpern, der Zufuhr und Abgabe von Wärme und den damit verbundenen Temperatur- und Volumenänderungen, den Aggregatzuständen und ihren Änderungen beschäftigt.

4.3.3.1 Temperatur

Die Temperatur ist eine physikalische Grundgröße. Betrachtet man in einem System viele sich bewegende Teilchen, erhalten diese eine Energie. Fasst man die Teilchen hinsichtlich ihrer Geschwindigkeit zusammen, dann erhält man eine mittlere Energie aller Teilchen. Diese mittlere Energie der Teilchen ist proportional zu der Temperatur dieser. Daher kann man die Temperatur als Maß für die Teilchengeschwindigkeit ansehen.

In der Physik wird die Temperatur nicht in der bekannten Celsius-Skala gemessen. Es wird sich immer an der Kelvin-Temperaturskala orientiert. Daher wurde die Kelvin-Skala als SI-Größe mit durchweg positiven Zahlen eingeführt. Die Einteilung der Kelvin-Skala ist mit der Celsius-Skala identisch, allerdings ist diese verschoben worden. Da die Temperatur als eine Bewegung von Teilchen interpretiert werden kann, wurde die Kelvin-Skala so verschoben, dass 0 Kelvin dem absoluten Stillstand aller Teilchen gleich kommt. Als Orientierung gilt immer, dass 0 K einer Celsius-Temperatur von –273,15 °C entspricht. Rechnerisch würde man diesen Fakt folgendermaßen erklären.

$$\frac{T}{K} = 273{,}15 + \frac{T_C}{°C}$$

$$\frac{T_C}{°C} = \frac{T}{K} - 273{,}15$$

$$T\,[K] = 273{,}15 + T_C\,[°C]$$

Beispiel:

Sauerstoff erstarrt unter Normaldruck bei einer Temperatur von 54,8 K zu blassblauen Kristallen. Welcher Temperatur T_C in °C entspricht das?

$$T_C = 54{,}8\,K - 273{,}15 \triangleq -218{,}35\,°C$$

4.3.3.2 Arbeit und Wärme

Gemäß dem Energieerhaltungssatz kann Energie weder erzeugt noch vernichtet werden. Der Begriff Arbeit wurde bereits im vorherigen Kapitel erklärt. Bei dem Begriff Wärme handelt es sich um eine Form von Energieübertragung. Die Übertragung von Wärme führt zu einer Erhöhung der Temperatur. Die Summe aus der verrichteten Arbeit ΔW und der Wärmeänderung ΔQ ist gleich der Änderung der inneren Energie ΔU.

$$\Delta U = \Delta Q + \Delta W$$

Bei Umwandlungsprozessen, wie zum Beispiel Phasenübergängen, wird angenommen, dass die innere Energie konstant ist. Dies führt zu der Aussage, dass die Änderung der inneren Energie null ist.

$$\Delta Q = -\Delta W$$

Die Wärmemenge ΔQ ist von der Temperaturänderung ΔT in Kelvin abhängig. Des Weiteren ist die Wärmemenge bei Betrachtung eines beliebigen Körpers von dessen Masse m und von dessen spezifischer Wärmekapazität c_p abhängig.

$$\Delta Q = c_p \cdot m \cdot \Delta T$$

Die Wärmekapizität gibt an, wie viel Energie in Joule pro kg Substanz benötigt wird, um eine Temperaturänderung von einem Kelvin bzw. °C zu bewirken. Die Einheit ist $\frac{J}{kg \cdot K}$. In Tabelle 26 sind die wichtigsten Wärmekapazitäten verschiedener Stoffe angegeben.

Tabelle 26: Wärmekapazitäten verschiedener Stoffe

Substanz	$c_p \left[\frac{J}{kg \cdot K}\right]$
Silber	235
Ethanol	243
Kupfer	382
Eisen	452
Aluminium	896
Luft	1005
Wasser (20 °C)	4182
Wasserstoff	14320

Betrachten wir hierzu ein kurzes Beispiel:

Beispiel:

Ein Projektil der Masse 2 g einer Pistole fliegt mit einer Geschwindigkeit von 500 m/s gegen einen 1 kg schweren Kupferblock bei 20 °C. Es soll angenommen werden, dass keine Verlustwärme in die Umgebung abgestrahlt wird und sämtliche Bewegungsenergie umgesetzt wird. Wie warm wird der Kupferblock nach dem Aufprall des Projektils? Dabei ist $c_{Kupfer} = 400 \frac{J}{kg \cdot K}$.

$$\Delta E_{Kin} = \Delta Q_{Kupfer}$$

$$\Delta T = \frac{m \cdot v^2}{2 \cdot c \cdot m} = \frac{2 \cdot 10^{-3}\,kg \cdot \left(5 \cdot 10^2\,\frac{m}{s}\right)^2}{2 \cdot \left(4 \cdot 10^2\,\frac{J}{kg \cdot K}\right) \cdot 1\,kg} = \frac{5}{8}\,K = 0{,}625\,°C$$

4.3.3.3 Hauptsätze der Wärmelehre

Die Thermodynamik folgt drei allgemeingültigen Hauptsätzen. Diese Hauptsätze gehen zum Teil aus dem Energieerhaltungssatz hervor oder sind die Folge längerfristiger Berechnungen aus der statistischen Thermodynamik, welche sehr umfangreich und nicht trivial ist.

I. Hauptsatz der Thermodynamik

> **Der erste Hauptsatz der Thermodynamik lautet:**
>
> „Die Energie eines abgeschlossenen Systems ist konstant."

Das Prinzip geht direkt aus dem Energieerhaltungssatz hervor und sagt aus, dass Energie weder vernichtet, noch erzeugt werden kann. Ein abgeschlossenes System ist ein System, bei dem weder Materie, noch Wärme an die Umgebung abgegeben werden kann. Dies ist aber nur schwer umsetzbar. Näherungsweise abgeschlossene Systeme können daher zum Beispiel mit einer guten, geschlossenen Thermoskanne realisiert werden. Rechnerisch lautet der erste Hauptsatz folgendermaßen.

$$\Delta U = \Delta Q + \Delta W$$

II. Hauptsatz der Thermodynamik

> **Für den zweiten Hauptsatz der Thermodynamik existieren mehrere Aussagen, welche aber alle den gleichen Sachverhalt beschreiben:**
>
> - „Ausgleichs- und Mischungsvorgänge sind irreversibel."
> - „Wärme kann nicht von selbst von einem Körper niedriger Temperatur auf einen Körper höherer Temperatur übergehen."
> - „Das Gleichgewicht isolierter thermodynamischer Systeme ist durch ein Maximalprinzip der Entropie ausgezeichnet."

Der zweite Hauptsatz gibt vor, in welche Richtung physikalische Prozesse ablaufen müssen. Es wird immer ein Zustand einer größeren Entropie angestrebt. Die Entropie kann als eine mathematische Größe der Unordnung eines Systems verstanden werden. Des Weiteren besagt der Hauptsatz, dass zwei Flüssigkeiten zwar miteinander gemischt werden können, aber das Gemisch sich nicht spontan wieder in zwei Flüssigkeiten auftrennt.

III. Hauptsatz der Thermodynamik

> **Der dritte Hauptsatz der Thermodynamik lautet:**
>
> „Es ist nicht möglich, ein System bis zum absoluten Nullpunkt abzukühlen."

Aus der statistischen Quantentheorie geht hervor, dass sich ein System nicht auf null Kelvin herabkühlen lässt. Somit bleibt die Temperatur eines Systems stets über dem absoluten Nullpunkt.

4.3.3.4 Gasgesetze

Alle für eine Teilnahme am HAM-Nat relevanten Gasgesetze basieren auf dem Modell des idealen Gases.

Das Modell des idealen Gases beschreibt die Stoffmenge punktförmiger Teilchen, welche in einem Kasten eingeschlossen werden. Diese punktförmigen Teilchen haben keine Wechselwirkungen untereinander, außer durch elastische Stöße.

Das ideale Gas, welches mit einem Druck p in ein bestimmtes Volumen V bei einer bestimmten Temperatur T eingeschlossen ist, folgt vom Verhalten her der idealen Gasgleichung. Diese Gleichung ist die Zustandsgleichung für ein ideales Gas und beschreibt das Verhältnis der Größen zueinander.

$$p \cdot V = n \cdot R \cdot T$$

Dabei ist n die Stoffmenge, welche die Anzahl an Teilchen beschreibt. Ein Mol entspricht $6{,}022 \cdot 10^{23}$ Teilchen. Die in der Gleichung verwendete Variable R, stellt die universelle Gaskonstante, mit $8{,}314 \frac{J}{mol \cdot K}$, dar.

Beispiel:

Die folgende Beispielaufgabe, soll mittels der allgemeinen Gasgleichung gelöst werden. Welche Temperatur in °C besitzen 30 mmol Wasserstoff bei 5 kPa in einer Flasche, deren Fassungsvermögen 3 L beträgt?

$$T = \frac{p \cdot V}{n \cdot R} = \frac{5 \cdot 10^3\,\text{Pa} \cdot 3 \cdot 10^{-3}\text{m}^3}{30 \cdot 10^{-3}\,\text{mol} \cdot 8{,}3\,\frac{\text{J}}{\text{mol} \cdot \text{K}}} \approx \frac{15}{25 \cdot 10^{-2}}\text{K} = 0{,}6 \cdot 10^2\text{K} \triangleq -213{,}15\,°\text{C}$$

Aus der allgemeinen Gasgleichung lassen sich einfache Gesetzmäßigkeiten ableiten. Darunter fallen

- das Gesetz von Boyle-Mariotte,
- das Gesetz von Gay-Lussac und
- das Gesetz von Amontons.

Gesetz von Boyle-Mariotte

Das Gesetz von Boyle-Mariotte besagt, dass der Druck idealer Gase bei gleichbleibender Temperatur, auch isotherme Zustandsänderung genannt, und gleichbleibender Stoffmenge umgekehrt proportional zum Volumen ist. Ein Beispiel dafür ist: Halbiert sich das Volumen, verdoppelt sich der Druck.

$$\frac{p_1}{p_2} = \frac{V_2}{V_1}$$

Gesetz von Gay-Lussac

Das Gesetz von Gay-Lussac besagt, dass das Volumen idealer Gase bei gleichbleibendem Druck, auch isobare Zustandsänderung genannt, und gleichbleibender Stoffmenge direkt proportional zur Temperatur ist. Ein Beispiel wäre: Verdoppelt sich die Temperatur, verdoppelt sich auch das Volumen.

$$\frac{T_1}{T_2} = \frac{V_1}{V_2}$$

Gesetz von Amontons

Das Gesetz von Amontons besagt, dass der Druck idealer Gase bei gleichbleibendem Volumen, auch isochore Zustandsänderung genannt, und gleichbleibender Stoffmenge direkt proportional zur Temperatur ist. Ein Beispiel dafür wäre: Verdoppelt sich die Temperatur, verdoppelt sich auch der Druck.

$$\frac{T_1}{T_2} = \frac{p_1}{p_2}$$

Ein kurze Beispielfrage, um das Thema zu beenden.

Beispiel:

Auf welches Volumen muss Helium bei einer isothermen Kompression von 2 kPa auf 6 kPa gebracht werden, wenn es vor der Kompression 150 L ausgefüllt hatte?

$$\frac{p_1}{p_2} = \frac{V_2}{V_1} \curvearrowright V_2 = \frac{p_1}{p_2} \cdot V_1 = \frac{2 \cdot 10^3\ \text{Pa}}{6 \cdot 10^3\ \text{Pa}} \cdot 0{,}15\ \text{m}^3 = 0{,}05\ \text{m}^3 = 50\ \text{L}$$

4.3.4 Elektrizitätslehre

Elektrizität ist der physikalische Oberbegriff für alle Phänomene, die ruhende oder bewegte elektrische Ladung als Ursache haben. Im Alltag wären das Phänomene wie Blitze oder der Magnetismus. Der Begriff Elektrizität wird in verschiedene Themengebiete unterteilt. Darunter fallen

- die elektrische Ladung,
- der elektrische Strom,
- magnetische und elektrische Felder und
- die Elektrodynamik.

4.3.4.1 Ladung

Es gibt zwei unterschiedliche Arten elektrischer Ladung, welche durch ihre Kraftwirkungen aufeinander und durch ihre Ablenkung in elektrischen Feldern und magnetischen Feldern unterschieden werden. Man bezeichnet diese beiden Ladungen als positive ⊕ und negative ⊖ Ladungen. Sollten zwei Ladungen das gleiche Vorzeichen besitzen, stoßen diese sich ab. Wohingegen sich unterschiedliche Vorzeichen gegenseitig anziehen können. Dieser Sachverhalt ist in Abbildung 140 verdeutlicht.

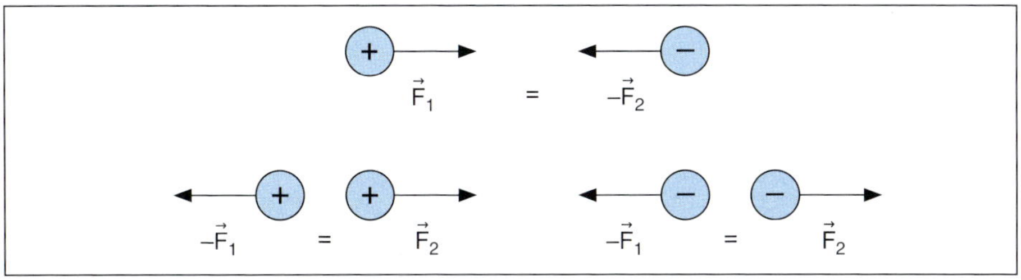

Abbildung 140: Reaktionen von Ladungen

Beachtet werden muss, dass Ladungen immer an massive Teilchen gebunden sind. Sowohl Elektronen e^-, als auch Anionen eines chemischen Elements, sind negativ geladen. Hingegen positiv geladen sind neben den Atomkernen auch Kationen eines chemischen Elements.

Die Elementarladung e eines Protons bzw. eines Elektrons stellt die kleinste bisher in der Natur beobachtete Ladungsmenge dar. Alle in der Natur vorkommenden Ladungen Q sind ganzzahlige Vielfache dieser Ladung. Obwohl nach dem Ladungserhaltungssatz die Gesamtladung eines abgeschlossenen Systems weder erzeugt noch vernichtet werden können, ist es möglich, Ladungen zu transportieren oder zu isolieren.

Die elektrische Ladung besitzt die Einheit Coulomb. Die Elementarladung e hat einen Wert von $1{,}602 \cdot 10^{-19}$ C. Neben der angesprochenen Kräftewirkung der Ladungen untereinander, können Ladungen auch über einen elektrischen Leiter durch einen Widerstand fließen und es kann der zeitliche Verlauf der Stromstärke I gemessen werden.

4.3.4.2 Stromstärke

Wenn elektrische Ladungen, zum Beispiel Elektronen, von einem Punkt zu einem anderen Punkt entlang eines elektrischen Leiters fließen und dabei eine Ladungsmenge ΔQ in einen bestimmten Zeitabschnitt Δt transportiert wird, dann definiert man die Stromstärke I.

$$I = \frac{\Delta Q}{\Delta t}$$

Die Stromstärke hat die SI-Einheit Ampere A. Die Stromrichtung wird aus historischen Gründen als Fluss positiv geladener Teilchen vom Plus zum Minuspol betrachtet. Sie kann aber auch eben so gut als Fluss negativ geladener Teilchen (Elektronen) vom Minus zum Pluspol gesehen werden. Betrachten wir dazu eine Beispielaufgabe.

Beispiel:

Während einer Reaktion, die die Oxidation von Cu zu Cu^{2+} innerhalb von 200 Minuten darstellt, werden 2 mmol Kupfer umgesetzt. Welcher Strom würde durch einen elektrischen Leiter fließen, wenn ihn alle abgegebenen Elektronen in dieser Zeit passieren? Dabei soll mit einer Stoffmenge von n = 1 mol ≅ $6 \cdot 10^{23}$ gerechnet werde.

$$I = \frac{\Delta Q}{\Delta t} = \frac{2 \cdot M_{Molarität} \cdot n \cdot e}{t}$$

Der Faktor zwei in Gleichung kommt von der Anzahl an übertragenen Elektronen von Cu nach Cu^{2+}.

$$I = \frac{2 \cdot (2 \cdot 10^{-3}) \cdot (6 \cdot 10^{23}) \cdot 1{,}6 \cdot 10^{-19}\,As}{12 \cdot 10^{3}\,s} = 3{,}2 \cdot 10^{-2}\,A = 32\,mA$$

4.3.4.3 Spannung

Die Verschiebung von elektrischen Ladungen innerhalb eines elektrischen Feldes ist mit einer Verrichtung von elektrischer Arbeit verbunden. Das elektrische Feld besitzt ein sogenanntes Potenzial, welches angibt, wie groß die Fähigkeit ist, elektrische Arbeit zu verrichten.

Wird die Differenz der Potenziale zweier Punkte betrachtet, stellt die Potenzialdifferenz die elektrische Spannung dar. Die Einheit der elektrischen Spannung wird Volt genannt.

$$V = \frac{W}{A} = \frac{J}{A \cdot s} = \frac{J}{C} = \frac{kg \cdot m^2}{A \cdot s^3}$$

4.3.4.4 Elektrostatisches Feld

Unbewegte Ladungen erzeugen in ihrer Umgebung ein elektrostatisches Feld. In Abbildung 141 und 142 sind dafür 2 Beispiele, in denen die Feldlinien durch Pfeile beschrieben sind. Dieses Feld übt durch eine elektrische Ladung eine Kraft F auf eine andere Ladung aus.

Ein elektrostatisches Feld geht von unbewegten Ladungen aus und hat dabei eine bestimmte elektrische Feldstärke E $\left(\frac{N}{A \cdot s} = \frac{V}{m}\right)$. Die Kraft F, die auf eine Ladung q innerhalb eines elektrostatischen Feldes wirkt, ist von der Feldstärke des elektrostatischen Feldes abhängig.

$$F = q \cdot E$$

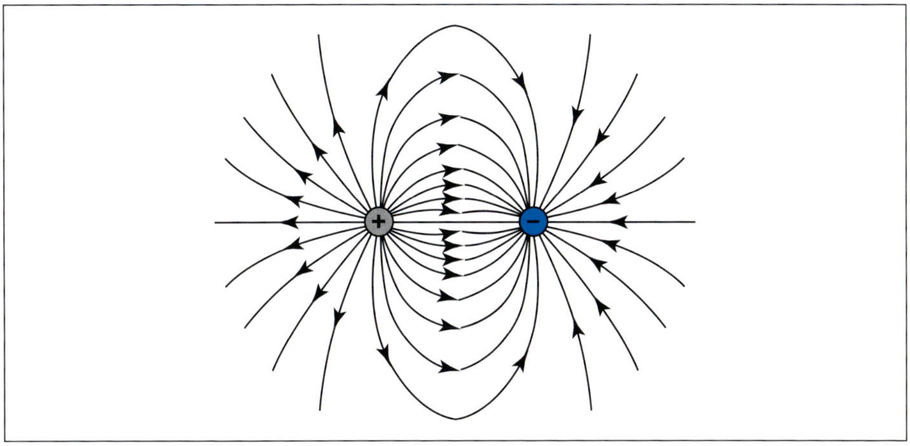

Abbildung 141: Elektrostatisches Feld bei Dipolen

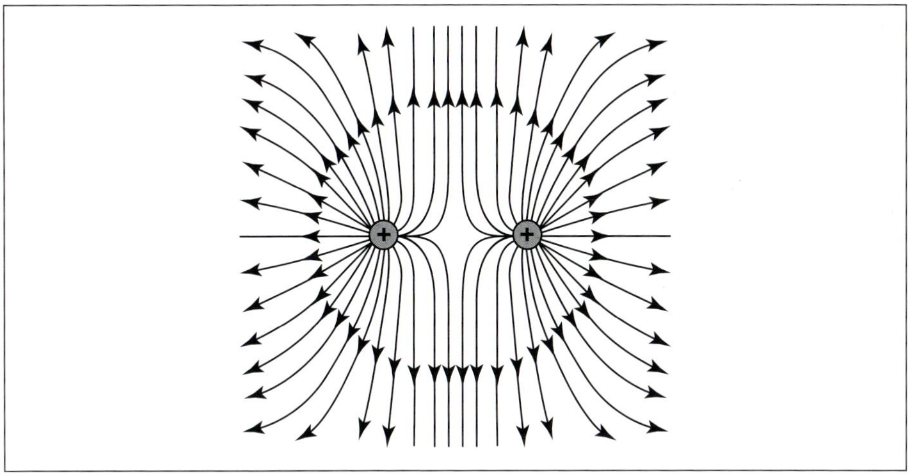

Abbildung 142: Elektrostatisches Feld bei gleichen Ladungen

Eine mögliche Frage zu diesem Thema könnte lauten:

Beispiel:

Welche Kraft wird auf eine Metallkugel mit der Masse von 500 g innerhalb eines elektrostatischen Feldes der Feldstärke $10 \frac{V}{m}$ ausgeübt, wenn die Kugel eine Ladung von $2 \cdot 10^{-2}$ C besitzt?

$$F = q \cdot E = 2 \cdot 10^{-2}\ As \cdot 10\ \frac{kg \cdot m}{A \cdot s^3} = 0{,}2\ N$$

4.3.4.5 Widerstand und Ohmsches Gesetz

Die Ursachen des elektrischen Widerstands sind unregelmäßige Wärmeschwingungen der Atome sowie Störungen im Aufbau des Kristallgitters. Wie groß der Widerstand ist, hängt vom verwendeten Material, dessen Aufbau und der Temperatur ab. Als Formelzeichen für den elektrischen Widerstand wird R verwendet. Die Einheit des Widerstands heißt Ohm $\left(\Omega = \frac{V}{m}\right)$. Ein Leiter, dessen Widerstand weder von der Stromstärke I noch von der angelegten Spannung U abhängig ist, wird Ohmscher Widerstand genannt.

$$U = R \cdot I \qquad \text{mit } R = \text{const.}$$

Hierbei berechnet sich die elektrische Arbeit aus dem Produkt der Spannung und der Stromstärke innerhalb eines Zeitintervalls.

$$W = U \cdot I \cdot \Delta t$$

Hierzu folgende Aufgabe:

Beispiel:

An einem Widerstand fällt eine Spannung von 6 V ab. Ein in Reihe geschaltetes Amperemeter zeigt dabei einen Stromfluss von 0.05 mA an. Wie groß ist der Widerstand?

$$R = \frac{U}{I} = \frac{6\,V}{0{,}5 \cdot 10^{-4}\,A} = 12 \cdot 10^4\,\Omega = 120\,k\Omega$$

Bei der Schaltung von Widerständen in einem Stromkreis, gibt es zwei unterschiedliche Möglichkeiten der Anordnung. Man kann die Widerstände in einer Reihenschaltung (vgl. Abbildung 143) oder einer Parallelschaltung (vgl. Abbildung 144) anordnen.

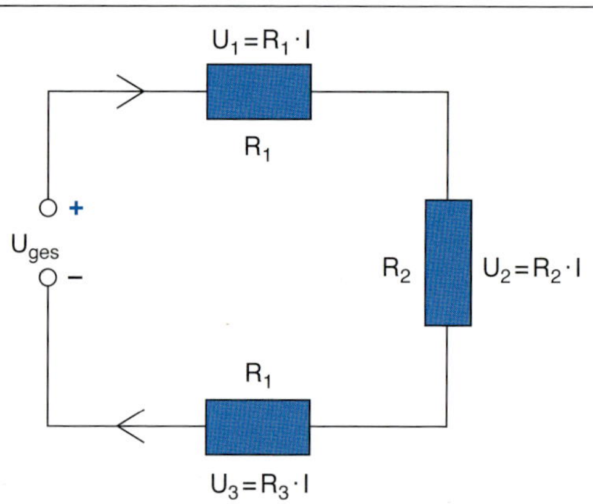

Abbildung 143: Widerstände in Reihenschaltung

Für eine Reihenschaltung von Widerständen gilt, dass n hintereinandergeschaltete Widerstände sich zu einem Gesamtwiderstand R_{ges} addieren.

$$R_{ges} = R_1 + R_2 + R_3 + \ldots + R_n$$

Daher lassen sich die an den einzelnen Widerständen abfallenden Spannungen addieren. Daraus ergibt sich, dass sich die Gesamtspannung U_{ges} aus der Summe der einzelnen Spannungen, die an n Widerständen abfallen, berechnen lässt.

$$U_{ges} = U_1 + U_2 + U_3 + \ldots + U_n$$

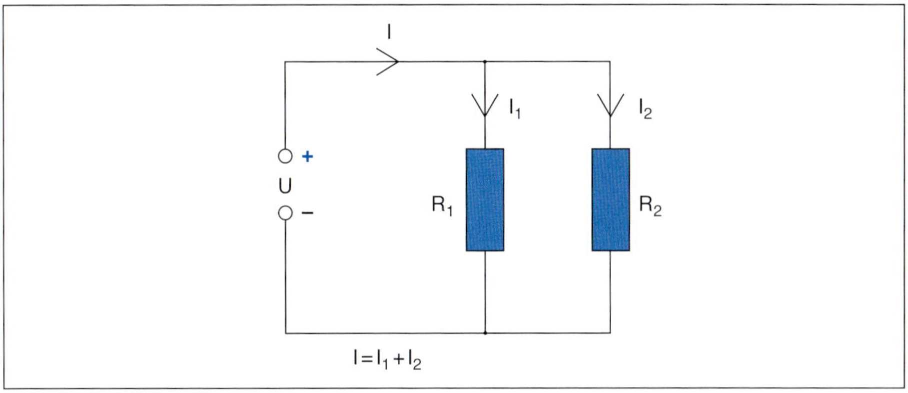

Abbildung 144: Widerstände in Parallelschaltung

Bei der Parallelschaltung gilt, dass der reziproke Gesamtwiderstand die Summe der reziproken Einzelwiderstände ist.

$$\frac{1}{R_{ges}} = \frac{1}{R_1} + \frac{1}{R_2} + \frac{1}{R_3} + \cdots + \frac{1}{R_n}$$

Beispiel:

Als Beispielaufgabe soll das Schaltbild in Abbildung 144 gegeben sein:

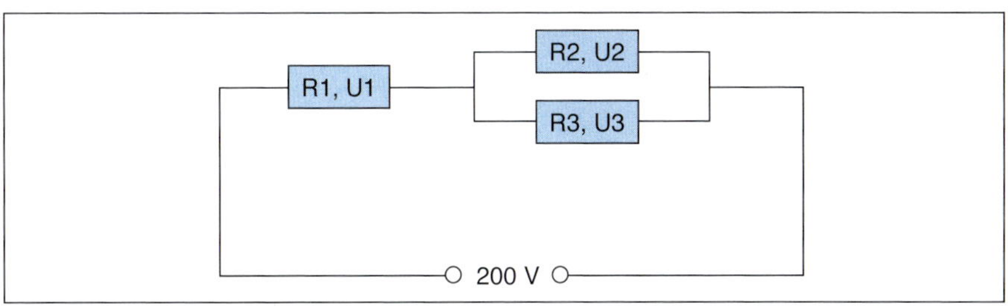

Abbildung 145: Schaltbild – Beispiel

Wenn R1 = 20 Ω, R2 = 10 Ω und R3 = 5 Ω sind, wie groß ist der Gesamtwiderstand?

$$R_{ges} = R1 + \frac{R2 \cdot R3}{R2 + R3} = 20\,\Omega + \frac{10\,\Omega \cdot 5\,\Omega}{10\,\Omega + 5\,\Omega} = 23{,}33\,\Omega$$

4.3.4.6 Coulombsches Gesetz

Das Coulombsche Gesetz geht von zwei unterschiedlichen punktförmigen Ladungen Q_1 und Q_2 mit dem Abstand r in einem elektrostatischen Feld aus (vgl. Abbildung 146). Dabei wirkt eine Kraft F der einen Ladung auf die andere Ladung.

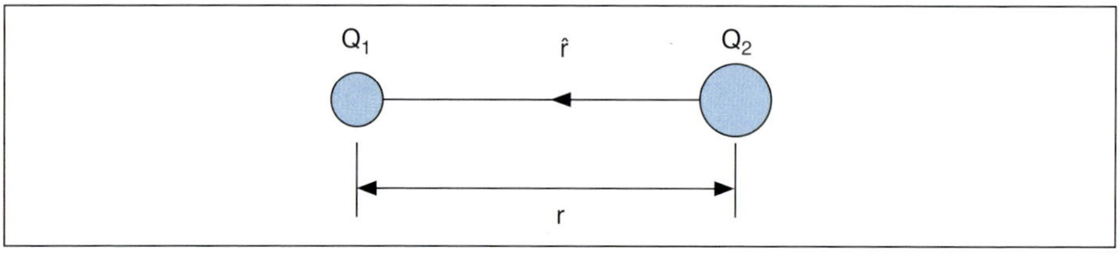

Abbildung 146: Coulombsches Gesetz

Die Kraft ist proportional zum Produkt beider Ladungen und proportional zum inversen Quadrat des Abstands.

$$F = f \cdot \frac{Q_1 \cdot Q_2}{r^2}$$

Der Proportionalitätsfaktor f regelt das Ausmaß der entstehenden Kraft zwischen den Ladungspunkten $\left(f = \frac{1}{4\pi \cdot \varepsilon_0}\right)$. Die enthaltene Konstante ε_0 ist die sogenannte Dielektrizitätskonstante mit $\varepsilon_0 = 8{,}854 \cdot 10^{-12} \frac{A^2 s^4}{kg \cdot m^3}$. Damit ergibt sich eine Größe für den Proportionalitätsfaktor mit $f = 8{,}99 \cdot 10^9 \frac{N \cdot m^2}{C^2}$. Zu beachten ist, dass sich in Abhängigkeit des Mediums, in dem sich die Ladungen aufhalten, unterschiedlich starke Kräfte bei gleichen Ladungen ausbilden.

4.3.4.7 Kirchhoffsche Gesetze

Die Kirchhoffschen Gesetze besagen: Wenn sich ein bestimmter Strom I mit einer bestimmten Spannung U in einem Stromkreis bewegt, kann die Spannungs- und Strombilanz aufgestellt werden. Es existieren zwei verschiedene Regeln: die Knotenregel als erste Kirchhoffsche Regel und die Maschenregel als zweite Kirchhoffsche Regel.

Knotenregel

Wenn sich mehrere Leiter in einem Punkt verzweigen, dann ist die Summe aller Ströme null. Das bedeutet, dass die eingehenden Ströme I_{ein} zum Punkt hin und die ausgehenden Ströme I_{aus} vom Punkt weg gleich groß sind. Die Abbildung 146 verdeutlicht diesen Sachverhalt.

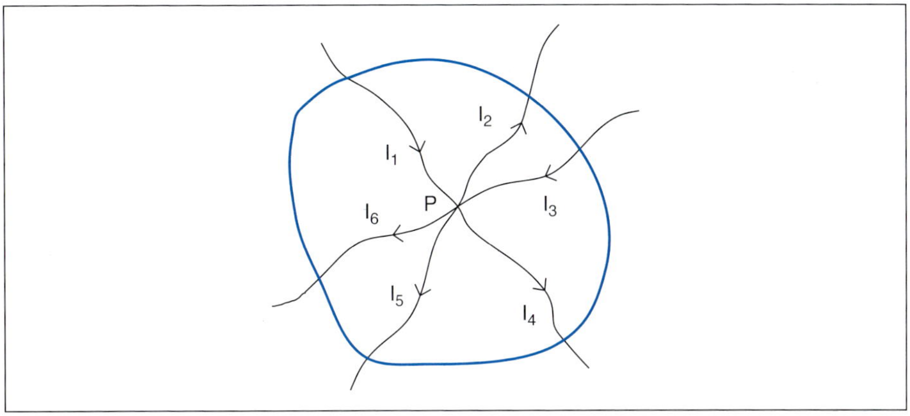

Abbildung 147: Knotenregel

Der in Abbildung 147 dargestellte Fall ergibt: $I_1 + I_3 = I_2 + I_4 + I_5 + I_6$

Maschenregel

Die Maschenregel besagt, dass die Summe der entstehenden Spannungen innerhalb eines Stromkreises (Masche) null ist. Die Abbildung 148 beschreibt diese Regel.

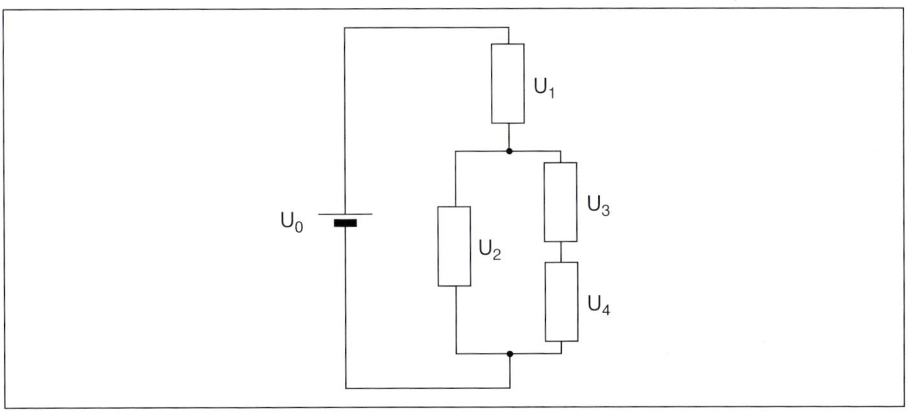

Abbildung 148: Maschenregel

Der in Abbildung 148 dargestellte Fall ergibt: $U_0 = U_1 + U_2$ oder $U_0 = U_1 + U_3 + U_4$ oder $U_2 = U_3 + U_4$. Bei Aufstellen der Gleichungen muss immer nur beachtet werden, dass die Erzeugerspannung U_0 positiv und alle Verbraucherspannungen (U_1, U_2, U_3, …) negativ sind.

4.3.4.8 Elektrische Leistung

Als elektrische Leistung P wird der Quotient aus elektrischer Arbeit und Zeit angesehen. Die Einheit der elektrischen Leistung ist Watt W.

$$P = \frac{W}{t} = \frac{U \cdot I \cdot t}{t}$$

Da sich in dieser Beziehung die Zeit rauskürzt, wird der folgende Term als elektrische Leistung bezeichnet:

$$P = U \cdot I$$

Für Widerstände, wie zum Beispiel Widerstände als Bauelemente oder auch Glühlampen, gilt folgende Formel für die Leistung P:

$$P = \frac{U^2}{R}$$

4.3.4.9 Amplitude und Frequenz von Wechselstrom

Die in den vorigen Abschnitten diskutierten Formeln und Gleichungen gelten zum größten Teil für konstante Ströme oder Spannungen. Dieser Zustand wird unter den Begriffen Gleichstrom oder Gleichspannung zusammengefasst. Gleichstrom wird in Batterien vorgefunden. Strom aus dem öffentlichen Stromnetz liegt jedoch als Wechselstrom, beziehungsweise Wechselspannung vor. Bei einer Wechselspannung liegt kein zeitlich konstanter Verlauf der Spannung vor, sondern ein zeitabhängiger Verlauf der Spannung, welche häufig durch eine Kosinusfunktion beschrieben werden kann.

$$U(t) = U_0 \cdot \cos(\omega \cdot t)$$

Dabei stellt ω die Kreisfrequenz dar, welche von der Frequenz f abhängig ist.

$$\omega = 2\pi \cdot f = \frac{2\pi}{T}$$

Die Frequenz ist der Kehrwert der Dauer einer Schwingung T. Liegt eine Wechselspannung an einem Ohmschen Widerstand R an, dann wird gemäß dem ohmschen Gesetz ein Wechselstrom erzeugt.

$$I(t) = I_0 \cdot \cos(\omega \cdot t)$$

U_0 und I_0 sind die Maximalwerte für die Spannung und die Stromstärke, somit die Amplitude der Wechselspannung bzw. des Wechselstroms. Die Abbildung 149 zeigt den typischen Verlauf einer Wechselspannung bzw. eines Wechselstroms. Die Frequenz des Netzstroms aus der Steckdose liegt in Deutschland bei f = 50 Hz, also T = 20 ms. Daraus ergibt sich eine Kreisfrequenz von $\omega = 2\pi \cdot 50\,\text{Hz} = 314\,\text{Hz}$.

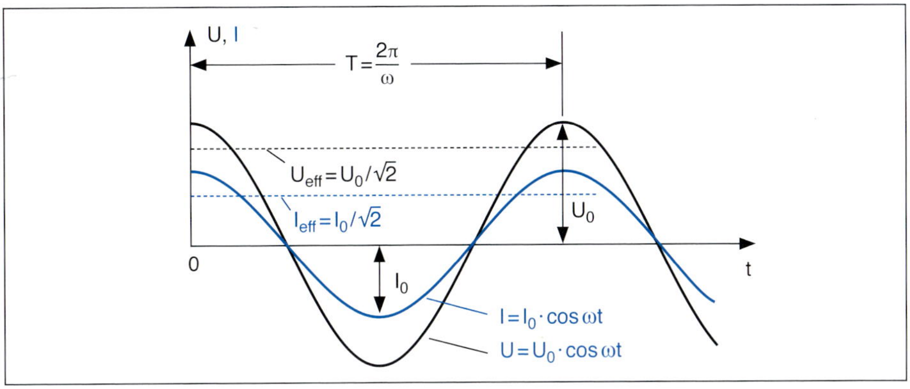

Abbildung 149: Wechselstrom und Wechselspannung

In Abbildung 149 ist in schwarz die Wechselspannung und in blau der Wechselstrom dargestellt. Aus der Effektivspannung U_{eff} beziehungsweise I_{eff} lassen sich die Amplituden U_0 und I_0 beschreiben.

$$U_{eff} = \frac{U_0}{\sqrt{2}} = U_0 \cdot 0{,}7$$

Beispielsweise ist die Effektivspannung bei Strom aus der Steckdose $U_{eff} = 230\,\text{V}$. Mit dieser Effektivspannung lässt sich die Funktion der Wechselspannung des öffentlichen Stromnetzes darstellen (vgl. Abbildung 150).

$$U(t) = 230\,\text{V} \cdot \sqrt{2} \cdot \cos(2\pi \cdot 50\,\text{Hz} \cdot \text{t})$$

4.3.4.10 Elektromagnetische Wellen

Eine elektromagnetische Welle stellt eine gekoppelte Welle aus einem elektrischen und magnetischen Feld dar. Zu elektromagnetischen Wellen gehören unter anderem

- Radiowellen,
- Mikrowellen,
- Infrarotstrahlung,
- sichtbares Licht,
- Röntgenstrahlung und
- Gammastrahlung.

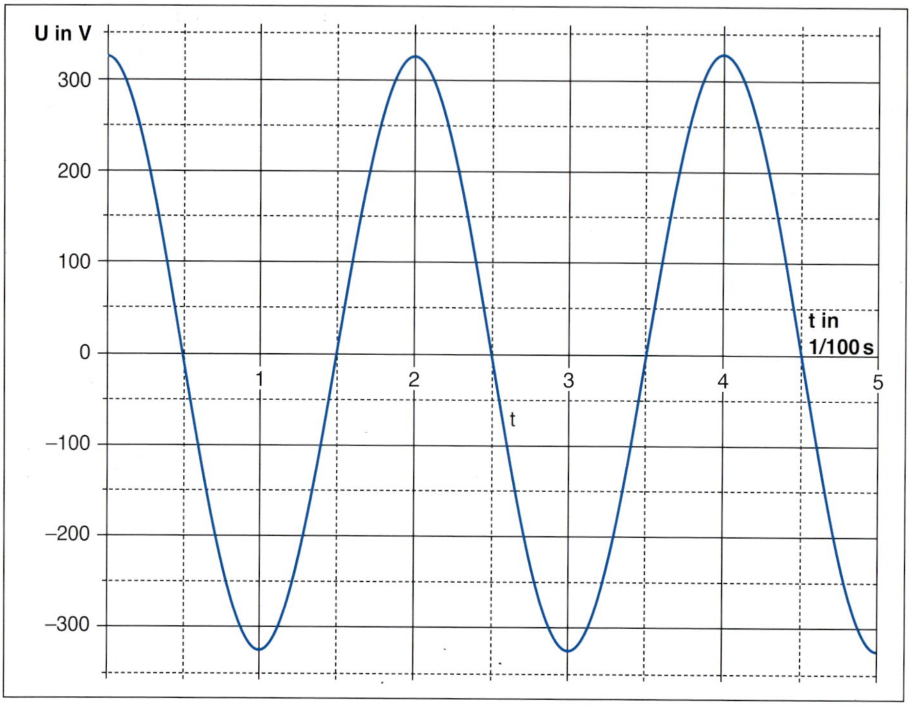

Abbildung 150: Spannung-Zeit-Verlauf der Wechselspannung des öffentlichen Stromnetzes

Diese unterscheiden sich hinsichtlich ihrer Frequenz und der damit verbundenen Interaktion mit der Materie. Die elektromagnetische Welle besteht im einfachsten Fall aus einem magnetischen und einem elektrischen Teil, die orthogonal zueinander angeordnet sind. Abbildung 151 soll diesen Sachverhalt verdeutlichen.

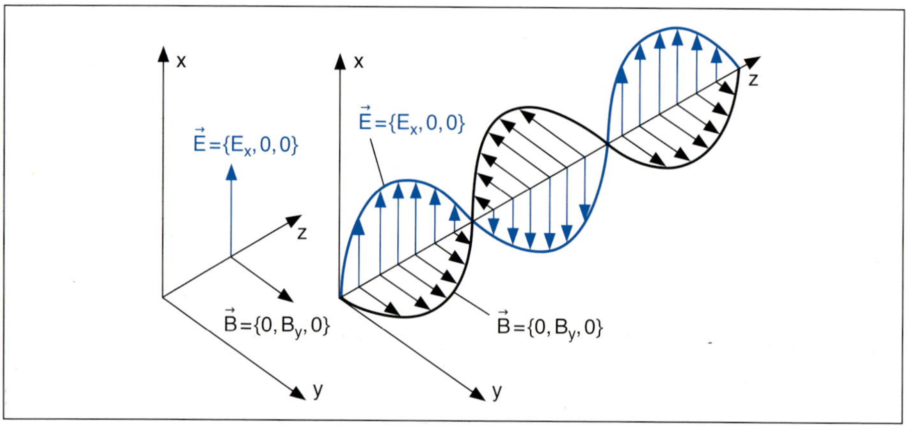

Abbildung 151: Ausbreitung einer elektromagnetischen Welle

Die Abbildung 151 stellt eine Kopplung eines elektrischen Feldes E mit einem magnetischen Feld B dar. In diesem Schema breitet sich diese in z-Richtung aus.

Für die Berechnung der Energie E eines Photons, das kleinste Teilchen des Lichts, wird dessen Frequenz f betrachtet. Dabei ist zu beachten, dass die Frequenz proportional zu dessen Energie ist.

$$E = h \cdot f$$

Dabei ist h das plancksche Wirkungsquantum mit $h = 6{,}626 \cdot 10^{-34}\ J \cdot s$. Die Frequenz wiederum ist invers zur Wellenlänge λ proportional.

$$f = \frac{c}{\lambda}$$

Dabei ist c die Lichtgeschwindigkeit mit $c = 2{,}998 \cdot 10^{8}\ \frac{m}{s}$. Beide Gleichungen zusammen beschreiben den Zusammenhang zwischen der Wellenlänge und der Energie des Lichtes.

$$E = \frac{h \cdot c}{\lambda}$$

Das elektromagnetische Spektrum des Lichts erstreckt sich von der äußerst energiereichen, kurzwelligen Höhenstrahlung bis zu den sehr energiearmen, langwelligen ELF-

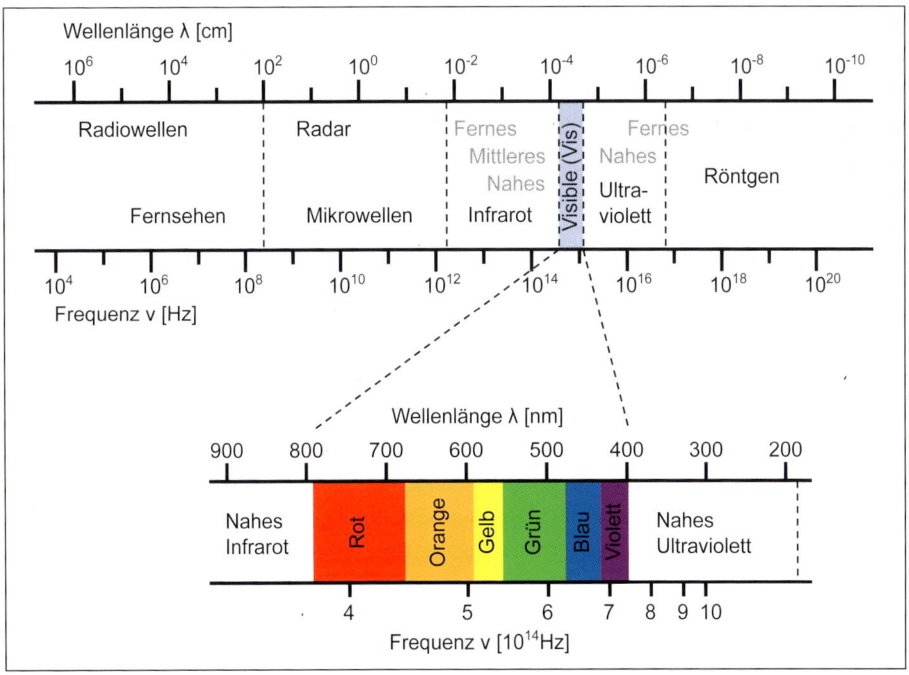

Abbildung 152: Elektromagnetisches Spektrum

Radiowellen. Nur ein sehr kleiner Teil davon ist für das menschliche Auge sichtbar. Während das menschliche Auge elektromagnetische Wellen von 400 bis 800 nm Wellenlänge als Farben erkennen kann, erstreckt sich das gesamte Spektrum in Wellenlängenbereichen von 10^{-6} nm bis 10^{15} nm. Einen Überblick über den gesamten Spektralbereich liefert Abbildung 152.

Jede Art von elektromagnetischer Strahlung hat eine unterschiedliche Art und Weise der Wechselwirkung mit Materie. Je energiereicher die Strahlung ist und je kleiner seine Wellenlänge, desto reaktiver ist diese Strahlung. Die Höhenstrahlung und die Gamma-Strahlung sind in der Lage, Atomkerne anzuregen und diese zu spalten. Sichtbares Licht wechselwirkt nur mit der energieärmeren Elektronenhülle. Radiowellen hingegen wechselwirken mit dem Magnetfeld von Molekülen.

Abschließend zu diesem Thema noch eine Beispielaufgabe.

Beispiel:

Welche Energie besitzt violettes Licht bei 400 nm?

$$E = \frac{h \cdot c}{\lambda} \approx \frac{6{,}6 \cdot 10^{-34}\,J \cdot s \cdot 3 \cdot 10^{8}\,\frac{m}{s}}{4 \cdot 10^{-7}\,m} = 4{,}95 \cdot 10^{-19}\,J$$

4.3.5 Optik

Die klassische Optik kann in die geometrische Optik und in die Wellenoptik aufgeteilt werden. Genau genommen stellt die geometrische Optik eine starke Vereinfachung der Wellenoptik dar. Licht besitzt als elektromagnetische Welle eine Ausbreitungsrichtung. In der geometrischen Optik wird diese Ausbreitungsrichtung als Lichtstrahl be-

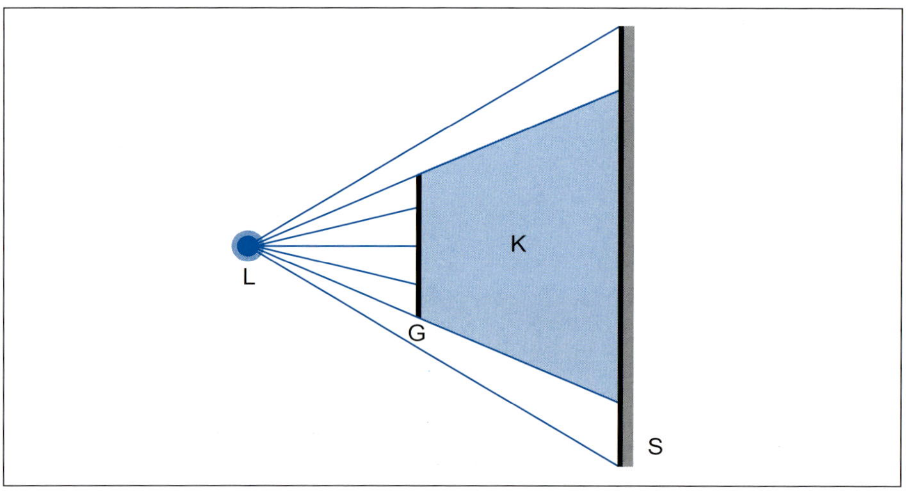

Abbildung 153: Lichtstrahl mit Schatten hinter Gegenstand

zeichnet (vgl. Abbildung 153). Somit breitet sich das Licht geradlinig aus und kann nicht gebeugt werden.

Wird die Lichtwelle durch Begrenzungen, zum Beispiel eine Blende, eingeschränkt, so wird die Begrenzung der Welle Lichtbündel genannt. Ein Lichtbündel kann als Summe aller Lichtstrahlen aufgefasst werden, welche einen Bündelquerschnitt ausfüllen. Die geometrische Optik baut auf drei Grundregeln auf.

1. In einem optisch homogenen Medium sind Lichtstrahlen linear, also Geraden.
2. An einer Grenzfläche werden Lichtstrahlen gemäß dem Reflexionsgesetz reflektiert und dem Brechungsgesetz nach Snellius gebrochen (vgl. auch Kapitel 4.3.5.2).
3. Kein Lichtstrahl wechselwirkt mit einem anderen Lichtstrahl, indem er ihn ablenkt. Das gleiche gilt für gesamte Strahlungsbündel.

4.3.5.1 Reflexionsgesetz

Nach dem Fermat'schen Prinzip erreicht ein von einem Punkt P_1 ausgehender Lichtstrahl einen sich willkürlich im Raum befindlichen Punkt P_2 unter Nutzung des Weges, der durch die minimale Lichtlaufzeit charakterisiert wird. Das Fermat'sche Prinzip erfüllt somit die Linearität von sich ausbreitenden Strahlen, da der kürzeste Weg zwischen zwei Punkten eine gerade Strecke von einem Punkt zum anderen ist. Angewendet auf einen Reflexionsvorgang bedeutet dies, dass der Winkel zwischen dem einfallenden Strahl und dem Lot und der Winkel zwischen dem Lot und dem ausfallenden Strahl gleich groß sind. Dadurch erfüllen die Strecken P_1R und P_2R das Prinzip der kürzesten Laufzeit des Lichtes (vgl. Abbildung 154).

Bei einem Hohlspiegel werden die parallel laufenden Lichtstrahlen nach der Reflexion in einen Brennpunkt F konzentriert. Durch die Veränderung des Abstandes des Objekts zum Brennpunkt ergibt sich für den Beobachter eine scheinbare Vergrößerung des beobachteten Motives. Hierbei können die Strahlensätze aus der Mathematik verwendet werden.

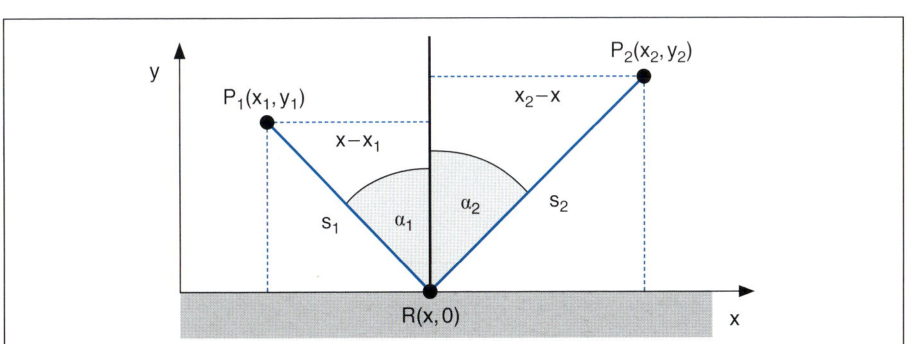

Abbildung 154: Brechungsgesetz nach Fermat'schen Prinzip

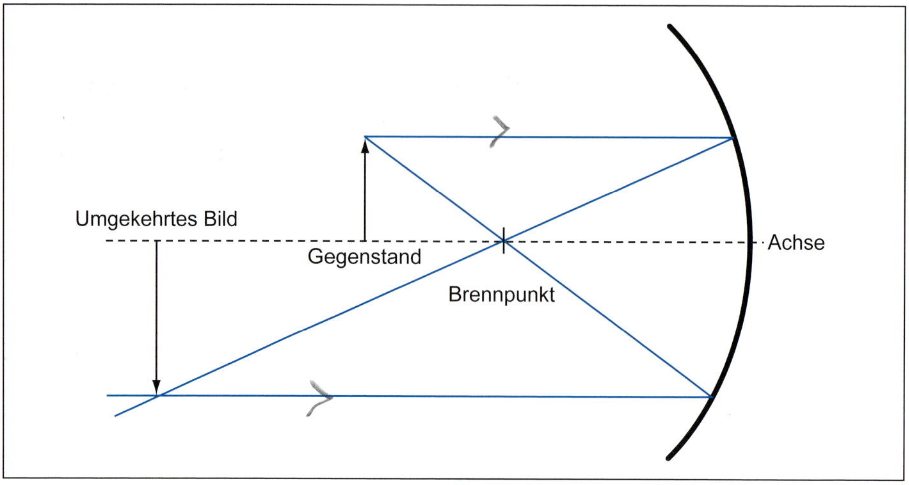

Abbildung 155: Spiegelung in Hohlspiegel

Beachtet werden muss aber, dass das Lot immer im 90°-Winkel zur Oberfläche gelegt werden muss. Das beste Bespiel für die Abhängigkeit der Größe des abgebildeten Motivs und des Abstandes vom Motiv zum Brennpunkt, stellt die Lochkamera dar. Diese besteht aus einem Film und einer kleinen Öffnung. Das Funktionsprinzip ist in Abbildung 156 dargestellt. Nach dem Strahlensatz lässt sich zum Beispiel bei bekannter Größe des Motivs und bei bekannter Größe r' und d' die Entfernung ermitteln.

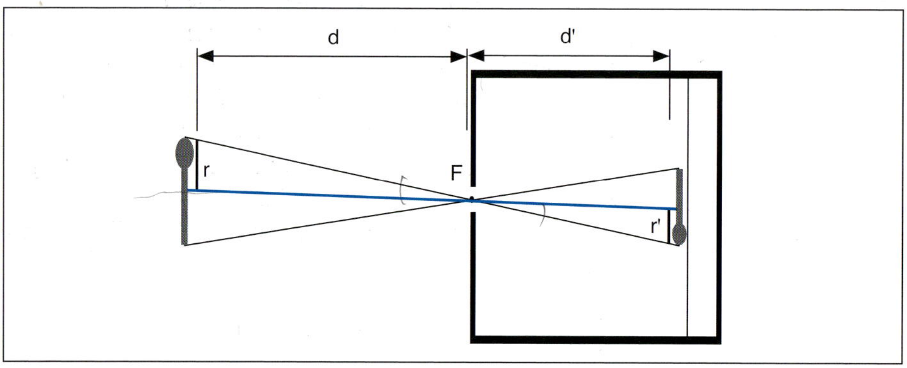

Abbildung 156: Lochkamera

Für die Berechnungen der Lochkamera wird folgender Strahlensatz benötigt:

$$\frac{r}{d} = \frac{r'}{d'}$$

4.3.5.2 Brechungsgesetz nach Snellius

Passiert ein Lichtstrahl ein optisch dichteres Medium, dann wird der Lichtstrahl um einen bestimmten Ablenkwinkel zum Lot hin gebrochen. Nach Austreten des gebrochenen Strahls wird der Lichtstrahl um den erneuten Ablenkwinkel vom Lot weggebrochen.

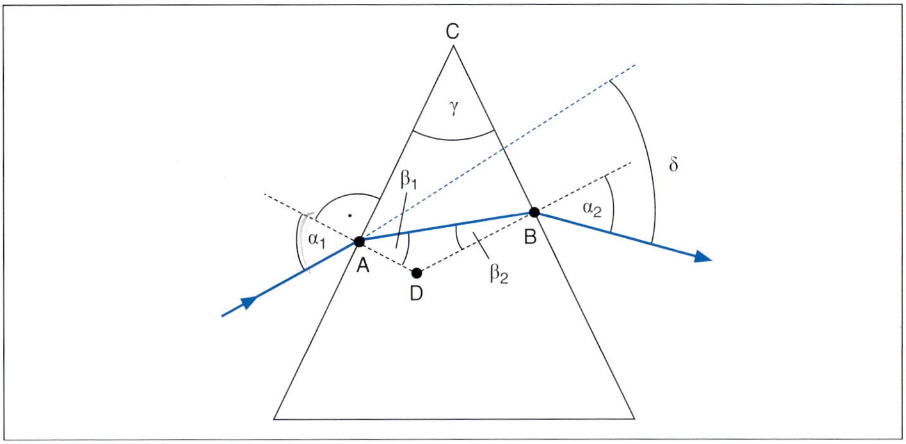

Abbildung 157: Lichtbrechung an einem Prisma

Das Snelliussche Brechungsgesetz besagt, dass die Verhältnisse der Brechungsindizes n, auch Brechzahlen genannt, des Mediums um den Körper herum und des Körpers selbst, gleich den Verhältnissen des Sinus des Winkels α und des Winkels β sind. Der Winkel α ist hierbei der äußere Winkel zwischen Strahl und Lot auf der Außenseite des Körpers und β der Winkel zwischen Strahl und Lot im optisch dichteren Medium. Wichtig ist, dass es sich bei der Brechzahl immer um einen tabellierten (gegebenen) Wert handelt. Des Weiteren sind auch die Verhältnisse der Ausbreitungsgeschwindigkeiten der Lichtwellen im Medium und außerhalb des Mediums indirekt proportional zum Brechzahlverhältnis.

$$\frac{n_{\text{Körper}}}{n_{\text{außen}}} = \frac{\sin \alpha}{\sin \beta} = \frac{v_{\text{Licht,außen}}}{v_{\text{Licht,innen}}}$$

Das optisch dichtere Medium ist immer das Medium mit der höheren Brechzahl. Bei einer Luftblase unter Wasser muss man sich die Winkel vertauscht vorstellen. Befinden sich die beiden Grenzflächen Medium 1 → Medium 2 und Medium 2 → Medium 1 parallel, dann ist der Lichtstrahl vor und nach Durchgang parallel. So ein Effekt tritt zum Beispiel bei Fensterscheiben auf. Die Größe des Ablenkwinkels hängt immer von der Brechzahl n des Mediums ab.

Des Weiteren gilt, dass ein Lichtstrahl, dessen Lichtwellenlänge kleiner ist, normalerweise stärker abgelenkt wird, als ein Strahl mit einer längeren Wellenlänge. Diese wellenlängenabhängige Brechungseigenschaft einer Substanz wird Dispersion genannt (vgl. Abbildung 158).

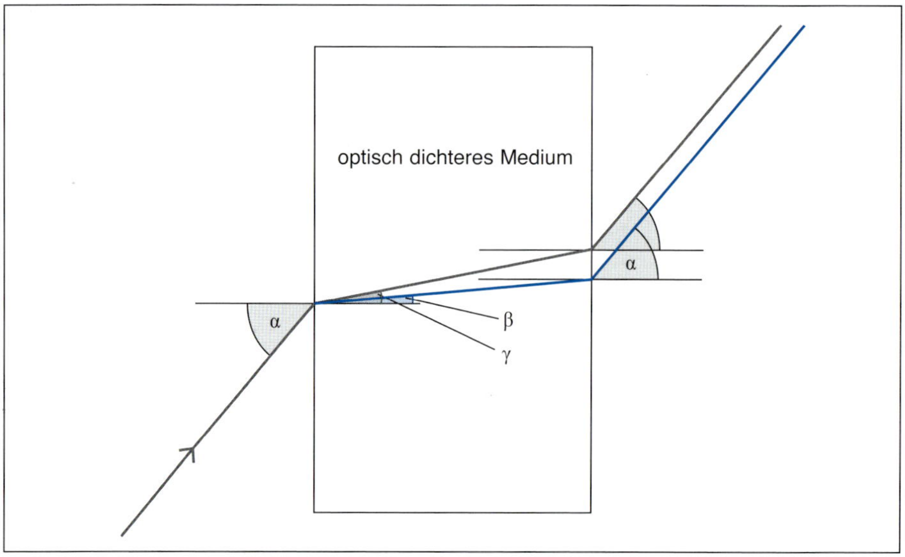

Abbildung 158: Dispersion

Im Beispiel in Abbildung 158 wird das blaue Licht stärker als das graue Licht gebrochen. Tabelle 27 soll einen Überblick über die Brechzahlen verschiedener Substanzen liefern.

Tabelle 27: Mittlere Brechzahlen gängiger Substanzen

Substanz	Brechzahl
Vakuum	1
Luft	1,000292
Eis	1,31
Wasser	1,33
Glas	1,35–1,42
Ethanol	1,3614
DUREX Glas	1,523
Diamant	2,42
Bleisulfid	3,9

4.3.5.3 Wellenoptik

1680 entwickelte Christiaan Huygens das nach ihm benannte Huygensche Prinzip. Dieses besagt, dass jeder Punkt einer Wellenfront Ausgangspunkt einer neuen Elementarwelle ist. Dies bedeutet, dass eine Lichtwellenfront, ähnlich wie eine Wasserwelle, als eine Summe aus vielen kleinen, sogenannten Elementarwellen betrachtet werden kann. Dem Verhalten der Wasseroberfläche ähnlich, kann eine Lichtwelle mit weiteren Lichtwellen überlagert werden, sodass sich in bestimmten Bereichen Wellen auslöschen und wieder in anderen Bereichen verstärkt werden. Dieses Phänomen wird als Interferenz bezeichnet. Es existieren demnach die konstruktive Interferenz, indem sich zwei Wellenberge addieren und die destruktive Interferenz, bei der sich Wellen gegenseitig auslöschen können, indem an einen bestimmten Ort ein Maximum und ein Minimum der Welle aufeinandertreffen (vgl. Abbildung 159).

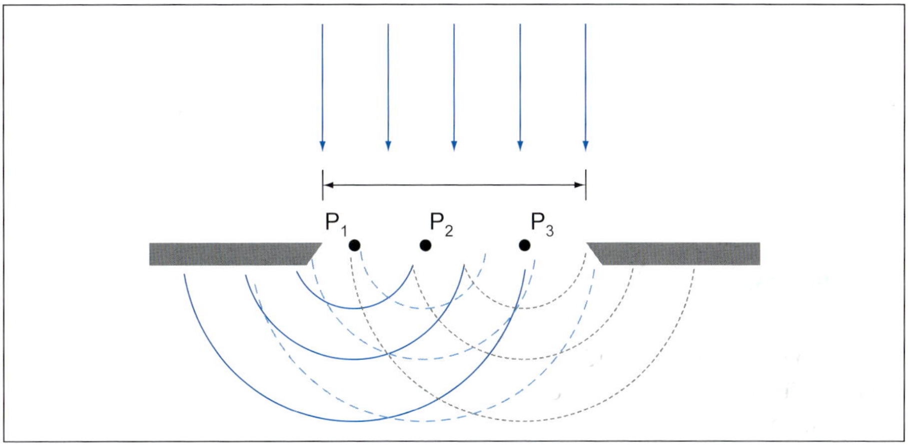

Abbildung 159: Welleninterferenz

Des Weiteren ist in Abbildung 159 der Sachverhalt der Beugung dargestellt. Jede Beugung von Licht beinhaltet eine Interferenz, also die Überlagerung von Wellen. Wenn zwei Maxima oder zwei Minima überlagern, addieren sich deren Lichtintensitäten und es entsteht eine konstruktive Interferenz. Bei Überlagerung von Minimum und Maximum ergibt sich eine destruktive Interferenz. Abbildung 160 zeigt eine Interferenz von zwei kreisförmigen Wellen.

Die in Abbildung 160 dargestellten dunkelblauen Linien zeigen alle Stellen, wo konstruktive Interferenzen auftreten, während die hellblauen Linien die Orte der destruktiven Interferenzen veranschaulichen. Es liegt nahe, dass die Orte der Interferenzen von der Wellenlänge und der Ausbreitungsrichtung der Wellen abhängig sind.

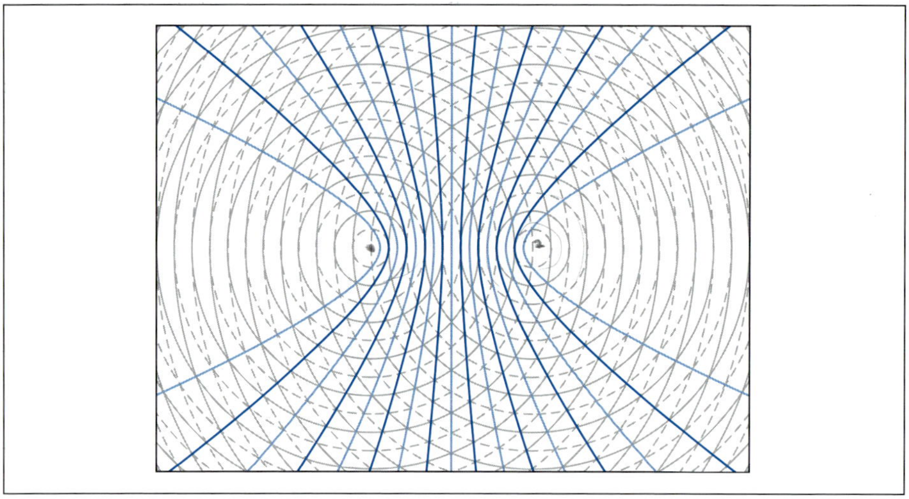

Abbildung 160: Interferenz kreisförmiger Wellen

4.3.5.4 Linsen

Als Linsen bezeichnet man in der Optik transparente Bauelemente, die Licht durch Brechung an ihren Oberflächen beeinflussen. Im Allgemeinen bestehen sie aus zwei gegenüberliegenden lichtbrechenden Flächen, von denen mindestens eine konvex oder konkav gewölbt ist (vgl. Abbildung 161).

Linsen werden in zwei unterschiedliche Arten unterteilt, die Sammellinsen und die Streulinsen. Wie stark das Licht in der Linse gebrochen wird, ist in der Brechkraft angegeben.

Sammellinsen

Sammellinsen, auch Konvexlinsen genannt, sind in der Lage einfallendes Licht zu sammeln. Die parallel einfallenden Lichtstrahlen treffen sich dabei im Brennpunkt F (vgl. Abbildung 162). Sammellinsen sind immer konvex geformt.

Der Abstand von der Mitte der Linse zum Brennpunkt F, wird als Brennweite f bezeichnet.

Streulinsen

Streulinsen, oder auch Zerstreuungslinsen, streuen einfallendes Licht. Diese Fähigkeit kommt von der konkaven Form der Linse. Die Brennweite f wird in der Regel mit einem negativen Vorzeichen versehen. Die Streuung selbst hängt von der Gegenstandsweite G ab (vgl. Abbildung 163).

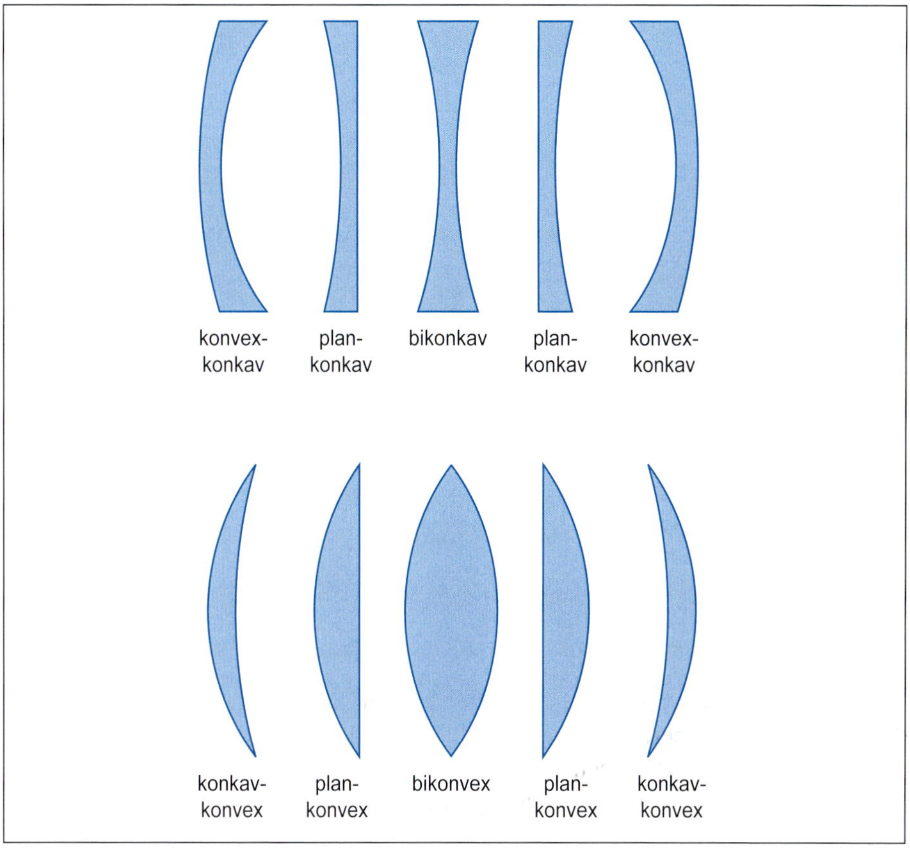

Abbildung 161: Linsenformen

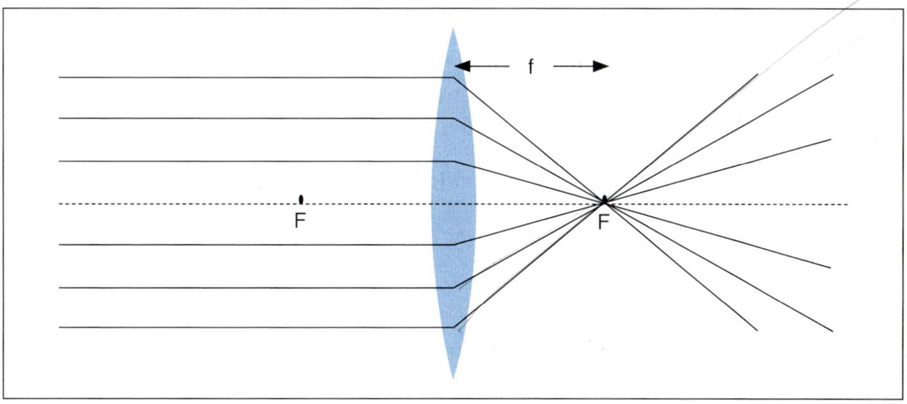

Abbildung 162: Sammellinse

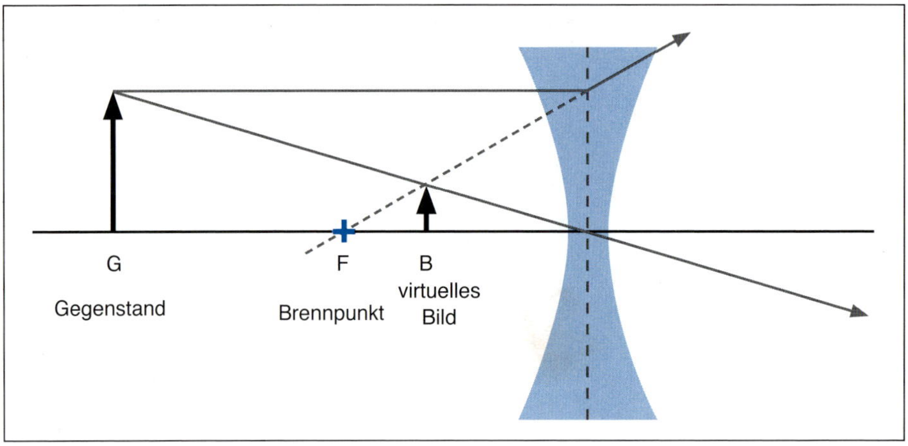

Abbildung 163: Streulinse

Brechkraft

Wie stark die Linse das Licht bricht, wird in der Brechzahl D angeben. Die Einheit der Brechzahl ist Dioptrie dpt.

$$D = \frac{1}{f}$$

Wird ein Linsensystem aus n Linsen betrachtet, so entsteht eine Linsengleichung, bei der sich die reziproken Brennweiten f addieren:

$$\frac{1}{f_{ges}} = \frac{1}{f_1} + \frac{1}{f_2} + \cdots + \frac{1}{f_n}$$

4.3.5.5 Auge

Der Sehsinn besteht neben dem Auge aus einem Teil des Gehirns; das Auge erstellt ein Bild und wandelt das auftreffende Licht in Nervenimpulse um. Diese werden im Gehirn zu nutzbaren Informationen verarbeitet. Dabei ist das Auge folgendermaßen aufgebaut (vgl. Abbildung 164): Zunächst haben wir eine konvex gewölbte, durchsichtige und formstabile Hornhaut, auch Cornea genannt. Darauf folgt die Regenbogenhaut, auch Iris genannt. Hinter der Regenbogenhaut befindet sich die elastische Linse. Im Augeninneren befindet sich der Glaskörper, welcher eine gelartige Flüssigkeit ist, die zu 98 % aus Wasser besteht. Die Augeninnenseite ist zum größten Teil von der Netzhaut, auch Retina genannt, beschichtet. Genau auf der Rückseite des Auges, an dem Punkt, der am Weitesten von der Linse entfernt ist, befindet sich der gelbe Fleck, welcher auch als Makula bezeichnet wird. Dies ist der Ort des schärfsten Sehens. Unter dem gelben Fleck sind gebündelte Sehnerven (Sehbahn), welche die Informationen aus der Netzhaut ins Gehirn weiterleiten.

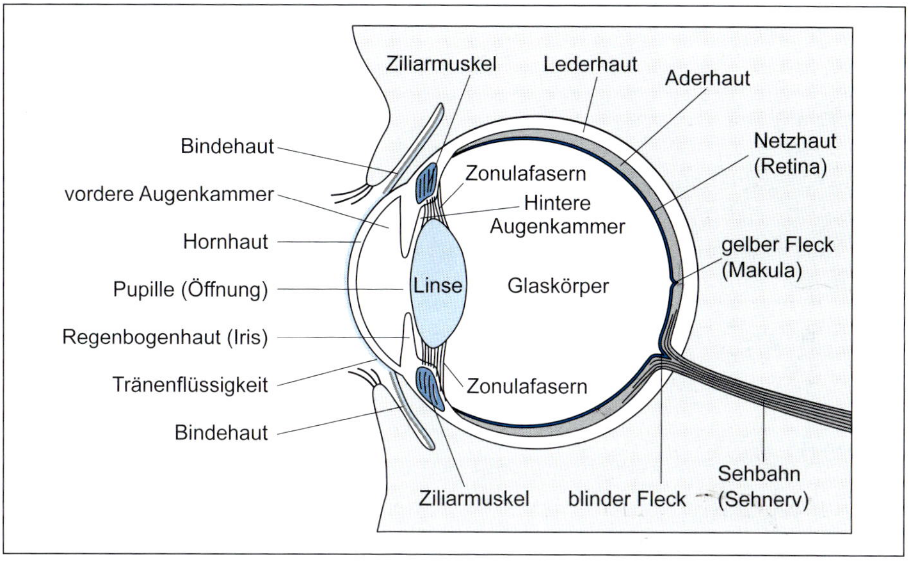

Abbildung 164: Aufbau des Auges

Sehvorgang

Das Licht wird idealerweise von der Hornhaut und der Linse direkt auf der Netzhaut fokussiert. Dabei ist der Brennpunkt des Lichtes direkt auf der Netzhaut. Die Regenbogenhaut reguliert wie eine Blende den Lichteinfall und die elastische Linse sorgt

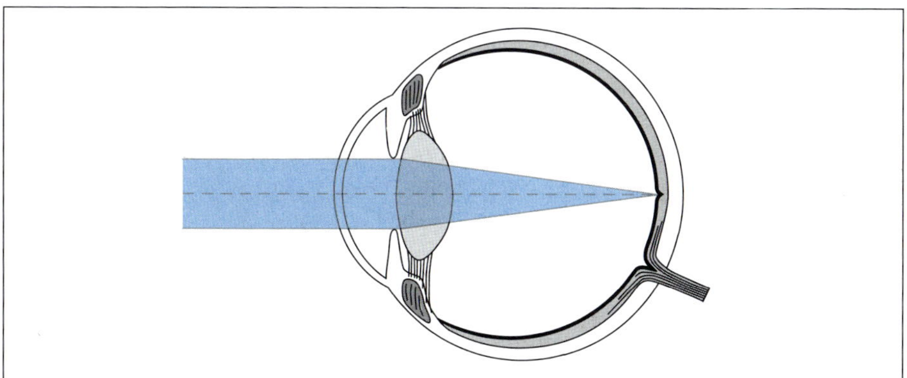

Abbildung 165: Sehvorgang

für eine dynamische Anpassung zwischen Nah- und Fernsicht. Auf der Netzhaut wird das Licht von Sehzellen in elektrische Impulse umgewandelt (vgl. Abbildung 165). Diese werden filtriert und sortiert über die Sehbahn ins Gehirn weitergeleitet. Der Glaskörper dient dabei der Stabilisierung der Form des Augapfels. Die Sehschärfe eines Auges basiert auf der Brechkraft des optischen Apparates.

Kurzsichtigkeit

Bei der Kurzsichtigkeit liegt der Brennpunkt des optischen Apparates vor der Netzhaut, sodass sich parallel einfallende Lichtstrahlen zu früh schneiden (vgl. Abbildung 166). Dadurch ist man nur in der Lage, auf kurze Distanz scharf zu sehen, Objekte in der Ferne liefern ein unscharfes Bild.

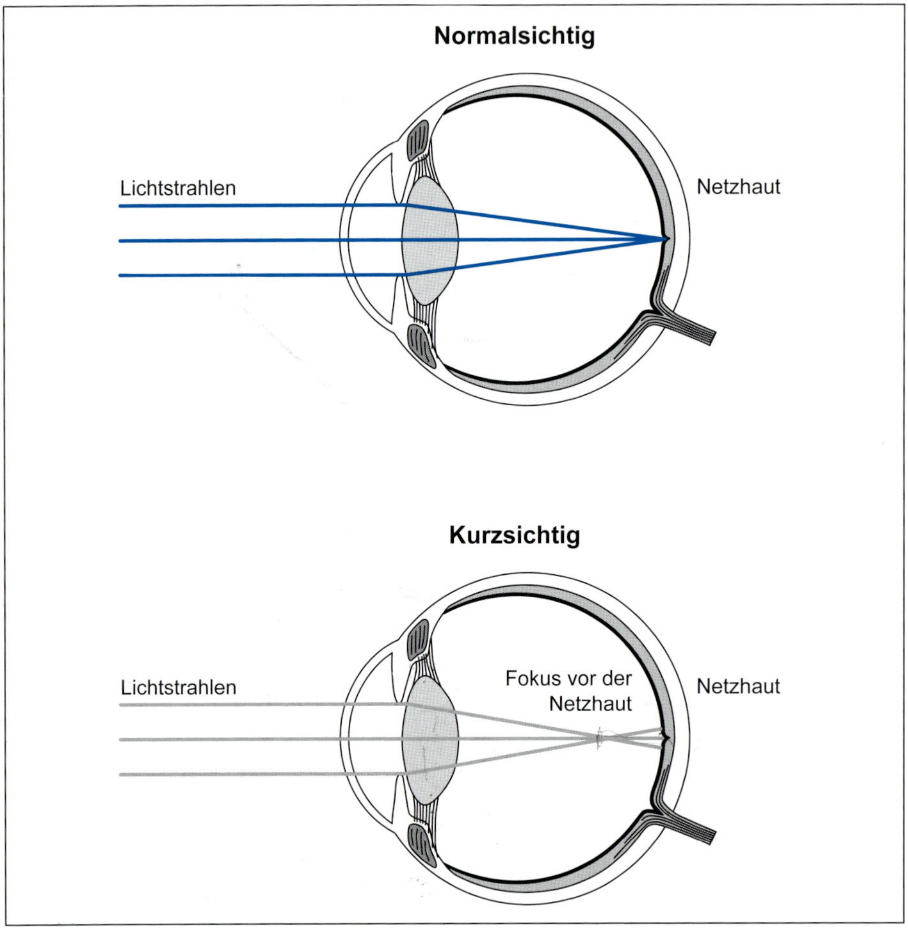

Abbildung 166: Kurzsichtigkeit

Die Ursache der Kurzsichtigkeit ist zumeist ein im Verhältnis zur Brechkraft zu lang gebauter Augapfel. Kurzsichtigkeit wird durch eine Zerstreuungslinse (konkave Linse) korrigiert. Die Linse bildet das parallel ankommende Licht auf der Netzhaut scharf ab.

Weitsichtigkeit

Bei der Weitsichtigkeit liegt der Brennpunkt des optischen Apparates hinter der Netzhaut. Grund dafür ist ein Elastizitätsverlust der Linse (vgl. Abbildung 167). Dadurch können Gegenstände bei naher Betrachtung keine Kugelgestalten mehr annehmen. Das räumliche Sehen wird erschwert. Die Bilder sind verschwommen.

Weitsichtigkeit wird mit einer Sammellinse (konvexe Linse) korrigiert. Die Linse bildet das parallel ankommende Licht auf der Netzhaut scharf ab.

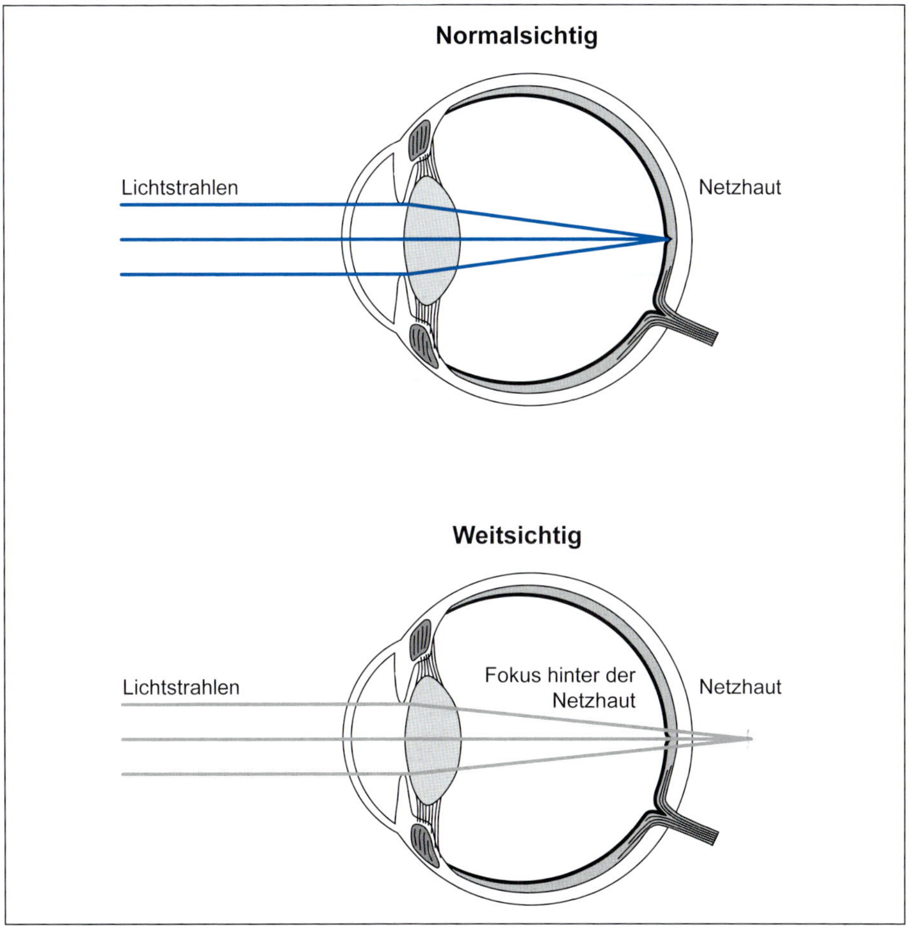

Abbildung 167: Weitsichtigkeit

4.4 Mathematik

Im Folgenden wird das für die Teilnahme am HAM-Nat und vergleichbaren naturwissenschaftlich orientierten Auswahltests notwendige mathematische Basiswissen vermittelt.

4.4.1 Flächeninhalt, Umfang und Volumen

Dieses Kapitel präsentiert alle Formeln, die für die Berechnung vom Umfang, Flächeninhalt und dem Volumen von 2-dimensionalen und 3-dimensinalen Köpern notwendig sind.

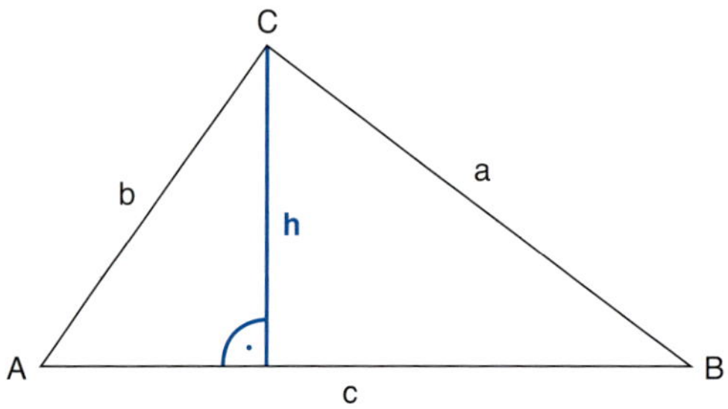

Allgemeines Dreieck:

$u = a + b + c$

$A = \frac{1}{2}c \cdot h$

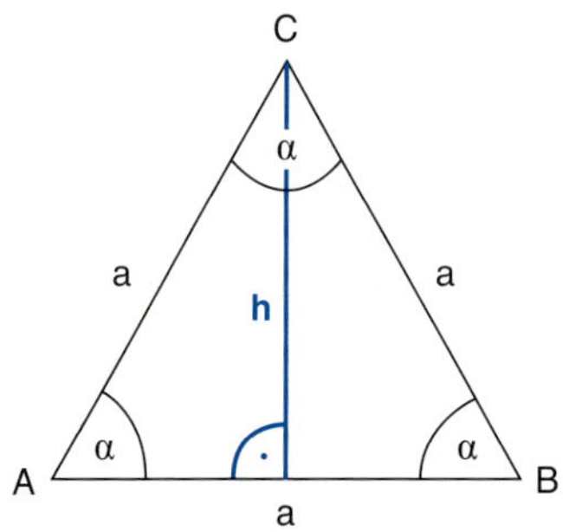

Gleichseitiges Dreieck:

$u = 3a$

$A = \frac{a^2}{4}\sqrt{3}$

$\alpha = 60°$

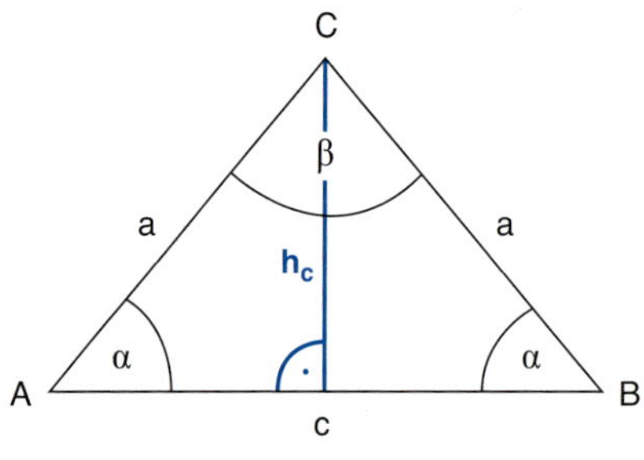

Gleichschenkliges Dreieck:

$u = 2a + c$

$A = \frac{1}{2}c \cdot h_c$

$\beta = 180° - 2\alpha$

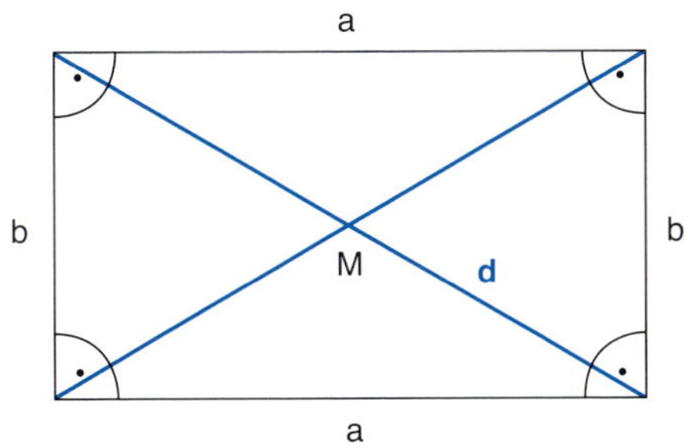

Rechteck:

$u = 2(a + b)$

$A = a \cdot b$

alle Winkel gleich 90°

$d = \sqrt{a^2 + b^2}$

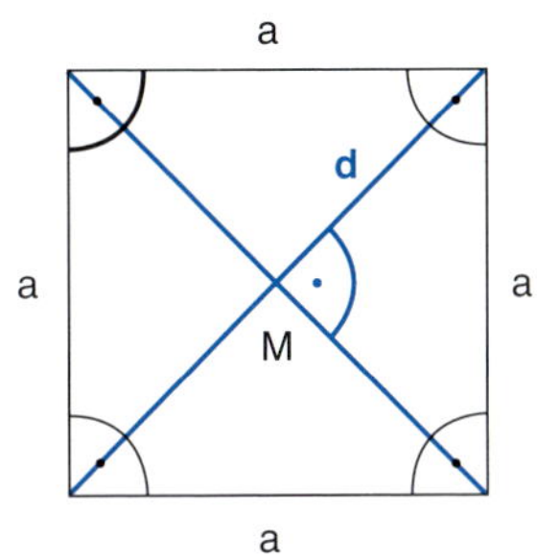

Quadrat:

$u = 4a$

$A = a^2$

alle Winkel gleich 90°

$d = a\sqrt{2}$

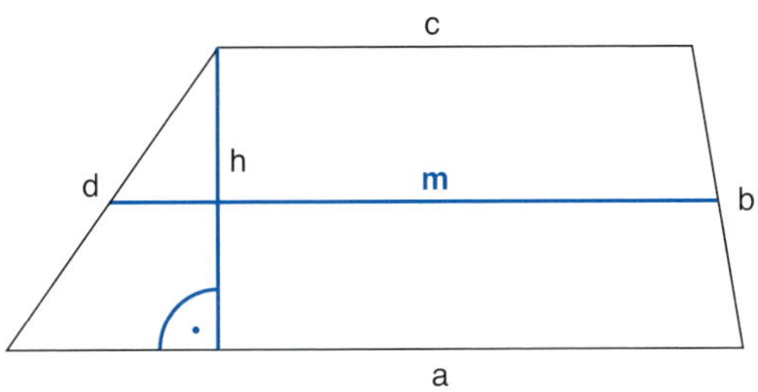

Trapez:

$u = a + b + c + d$

$A = \frac{1}{2}(a + c) \cdot h = m \cdot h$

$m = \frac{1}{2}(a + c)$

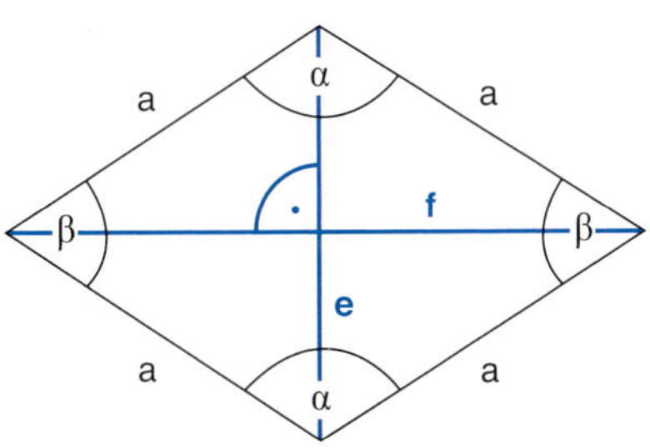

Raute:

$u = 4a$

$A = \frac{1}{2} e \cdot f$

$\alpha + \beta = 180°$

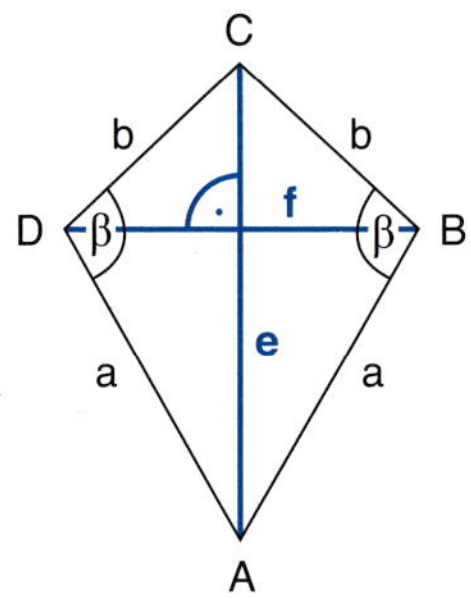

Drachenviereck:

$u = 2(a + b)$

$A = \frac{1}{2} e \cdot f$

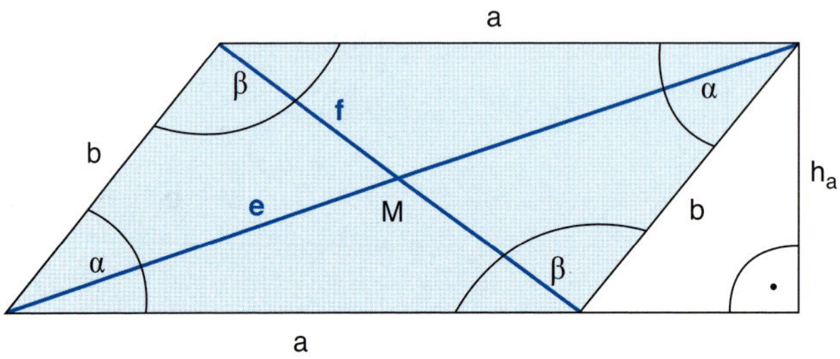

Parallelogramm:

$u = 2(a + b)$

$A = a \cdot h_a$

$\alpha + \beta = 180°$

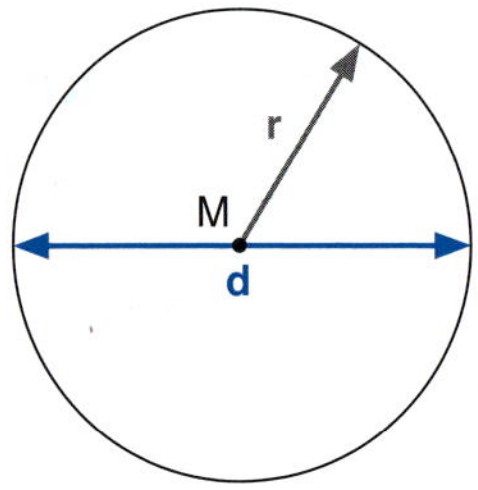

Kreis:

$u = 2\pi r = \pi d$

$A = \pi \cdot r^2 = \frac{1}{4} \pi \cdot d^2$

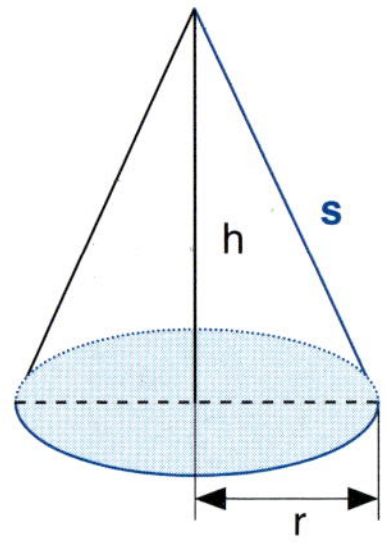

Kegel:

$V = \frac{1}{3} \pi \cdot r^2 \cdot h$

$A = \pi \cdot r(r + s)$

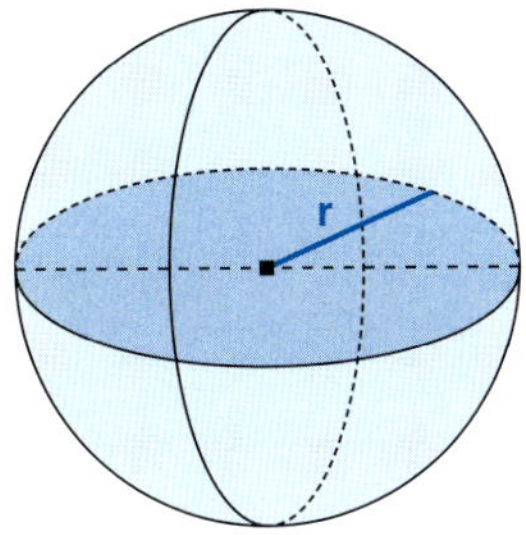

Kugel:

$V = \frac{4}{3}\pi \cdot r^3$

$A = 4\pi \cdot r^2$

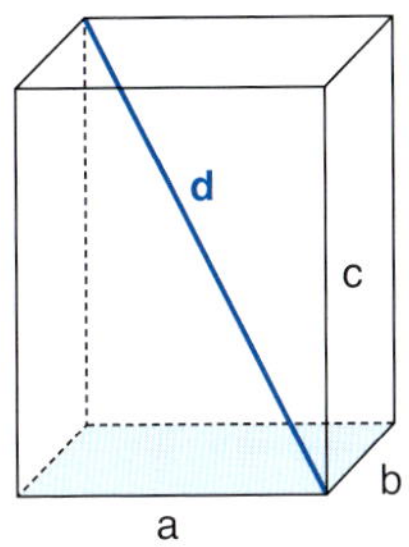

Quader:

$V = a \cdot b \cdot c$

$A = 2(a \cdot b + b \cdot c + a \cdot c)$

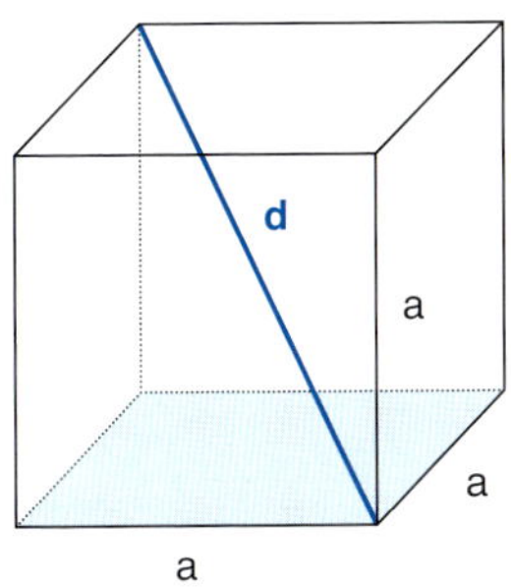

Würfel:

$V = a^3$

$A = 6a^2$

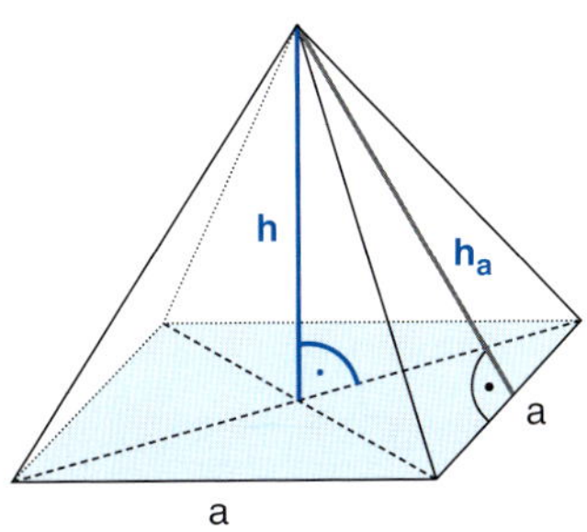

Quadratische Pyramide:

$V = \frac{1}{3}a^2 \cdot h$

$A = a^2 + 4\left(\frac{1}{2}a \cdot h_a\right)$

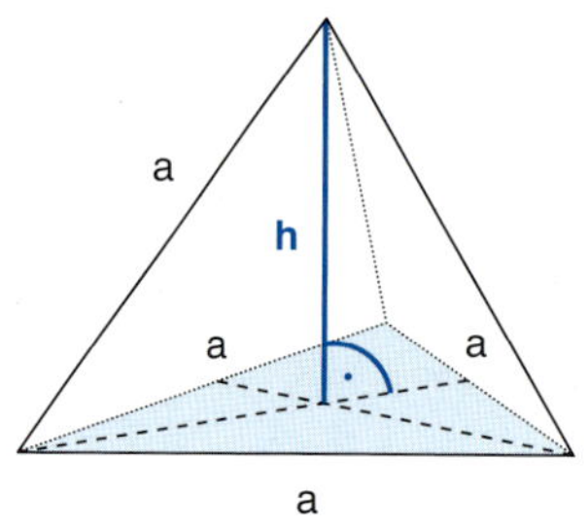

Tetraeder:

$$V = \frac{\sqrt{2}}{12} a^3 \approx 0{,}1 \cdot a^3$$

$$A = \sqrt{3} a^2 \approx 1{,}7 \cdot a^2$$

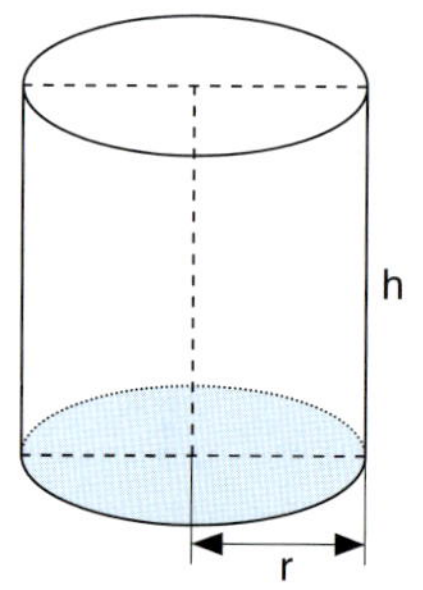

Zylinder:

$$V = \pi \cdot r^2 \cdot h$$

$$A = 2\pi \cdot r(r + h)$$

4.4.2 Zehnerpotenzen und Präfixe

Tabelle 28 stellt üblich verwendete Präfixe und deren zugehörige Zehnerpotenzen dar.

Tabelle 28: Präfixe und zugehörige Zehnerpotenzen

Präfix	Zeichen	Faktor	Zehnerpotenz
Exa	E	1.000.000.000.000.000.000	10^{18}
Peta	P	1.000.000.000.000.000	10^{15}
Tera	T	1.000.000.000.000	10^{12}
Giga	G	1.000.000.000	10^{9}
Mega	M	1.000.000	10^{6}
Kilo	k	1.000	10^{3}
Hekto	h	100	10^{2}

Tabelle 28: Fortsetzung

Präfix	Zeichen	Faktor	Zehnerpotenz
Deka	da	10	10^{1}
Dezi	d	0,1	10^{-1}
Zenti	c	0,01	10^{-2}
Milli	m	0,001	10^{-3}
Mikro	µ	0,000 001	10^{-6}
Nano	n	0,000 000 001	10^{-9}
Pico	p	0,000 000 000 001	10^{-12}
Femto	f	0,000 000 000 000 001	10^{-15}
Atto	a	0,000 000 000 000 000 001	10^{-18}

4.4.3 Logarithmus

Tabelle 29 stellt einen Auszug aus der Reihe des dekadischen Logarithmus vor.

Tabelle 29: Logarithmus

Wert	Zehnerpotenz	Logarithmus
0,00001	10^{-5}	$\lg(10^{-5}) = -5$
0,0001	10^{-4}	$\lg(10^{-4}) = -4$
0,001	10^{-3}	$\lg(10^{-3}) = -3$
0,01	10^{-2}	$\lg(10^{-2}) = -2$
0,1	10^{-1}	$\lg(10^{-1}) = -1$
1	10^{0}	$\lg(10^{0}) = 0$
10	10^{1}	$\lg(10^{1}) = 1$
100	10^{2}	$\lg(10^{2}) = 2$
1 000	10^{3}	$\lg(10^{3}) = 3$
10 000	10^{4}	$\lg(10^{4}) = 4$
100 000	10^{5}	$\lg(10^{5}) = 5$

4.4.4 Maßeinheiten

Tabelle 30 listet wichtige Maßeinheiten und ihre Umrechnung auf.

Tabelle 30: Maßeinheiten

Maß	Einheit	Zeichen	Umrechnung
Masse	Tonne	t	1 t = 1 000 kg
	Kilogramm	kg	1 kg = 1 000 g
	Gramm	g	1 g = 1 000 mg
	Milligramm	mg	
Zeit	Tag	d	1 d = 24 h
	Stunde	h	1 h = 60 min
	Minute	min	1 min = 60 s
	Sekunde	s	
Länge	Kilometer	km	1 km = 1 000 m
	Meter	m	1 m = 10 dm
	Dezimeter	dm	1 dm = 10 cm
	Zentimeter	cm	1 cm = 10 mm
	Millimeter	mm	
Flächeninhalte	Quadratkilometer	km^2	1 km^2 = 100 ha
	Hektar	ha	1 ha = 100 a
	Ar	a	1 a = 100 m^2
	Quadratmeter	m^2	1 m^2 = 100 dm^2
	Quadratdezimeter	dm^2	1 dm^2 = 100 cm^2
	Quadratzentimeter	cm^2	1 cm^2 = 100 mm^2
	Quadratmillimeter	mm^2	
Volumen	Kubikmeter	m^3	1 m^3 = 1 000 dm^3
	Kubikdezimeter	dm^3	1 dm^3 = 1 000 cm^3
	Kubikzentimeter	cm^3	1 cm^3 = 1 000 mm^3
	Kubikmillimeter	mm^3	
	Liter	l	1 l = 1 dm^3 = 1 000 cm^3 = 1 000 ml
	Milli~~meter~~ liter	ml	1 ml = 1 cm^3

Tabelle 30: Fortsetzung

Maß	Einheit	Zeichen	Umrechnung
Geschwindigkeit	–	–	$1\,km = 1\,000\,m$ $\frac{1}{1000}\,km = 1\,m$ $1\,h = 3600\,s$ $\frac{1}{3600}\,h = 1\,s$ $\mathbf{1\,\frac{m}{s}} = \frac{\frac{1}{1000}\,km}{\frac{1}{3600}\,h} = \mathbf{3{,}6\,\frac{km}{h}}$
	Als Faustregel kann man sich den Faktor 3,6 für die Umrechnung von $\frac{m}{s}$ in $\frac{km}{h}$ merken.		

4.4.5 Potenzgesetze

In Potenzen wird ausgedrückt, dass eine Zahl mehrere Male mit sich selbst multipliziert wird. Tabelle 31 bietet eine Übersicht über wichtige Potenzgesetze.

Tabelle 31: Grundlegende Potenzregeln

Regel	Beschreibung
$x^0 = 1$	Potenz mit dem Exponent 0
$x^1 = x$	Potenz mit dem Exponent 1
$x^m \cdot x^n = x^{m+n}$	Multiplikation von Potenzen mit gleicher Basis
$(x^n)^m = x^{n \cdot m}$	Potenzierung von Potenzen
$x^n \cdot y^n = (x \cdot y)^n$	Multiplikation von Potenzen mit gleicher Potenz
$x^{-n} = \frac{1}{x^n}$	Potenz mit negativem Exponenten
$\frac{x^n}{x^m} = x^{n-m}$	Division von Potenzen mit gleicher Basis
$x^{b/n} = \sqrt[n]{x^b}$	Potenz mit Bruch als Exponent

4.4.6 Vektoren

Im Allgemeinen ist ein Vektor ein Element von einem Vektorraum. Vektoren sind gerichtete Größen. Sie werden vollständig charakterisiert durch die Angabe eines Zahlenwertes und einer Richtung. Vektoren charakterisieren die Parallelverschiebung des Raumes aus dem Punkt A in den Punkt B (vgl. Abbildung 168).

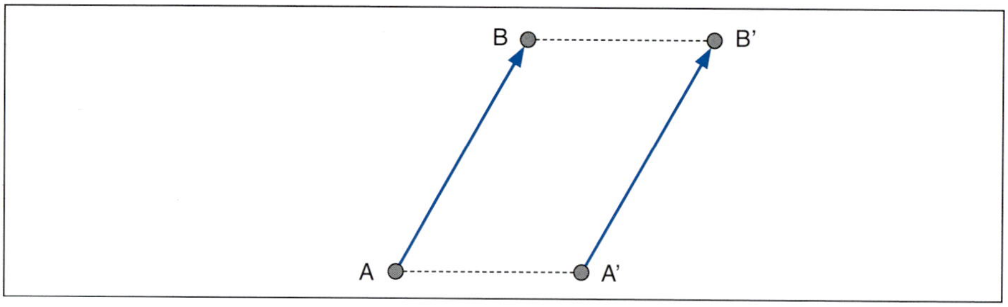

Abbildung 168: Vektordefintion

Dabei zeichnen sich Vektoren durch zwei Eigenschaften aus:
- die Länge (der Betrag des Vektors),
- die Orientierung (in welche Richtung der Pfeil zeigt).

Vektoren können folgendermaßen angeben werden:

$$\vec{x} = \begin{pmatrix} x \\ y \\ z \end{pmatrix} \quad \text{oder} \quad \vec{x} = (x, y, z)$$

Vektoraddition

Vektoren können folgendermaßen addiert werden (zur grafischen Veranschaulichung vgl. Abbildung 169):

$$\begin{pmatrix} a_x \\ a_y \\ a_z \end{pmatrix} + \begin{pmatrix} b_x \\ b_y \\ b_z \end{pmatrix} = \begin{pmatrix} a_x + b_x \\ a_y + b_y \\ a_z + b_z \end{pmatrix}$$

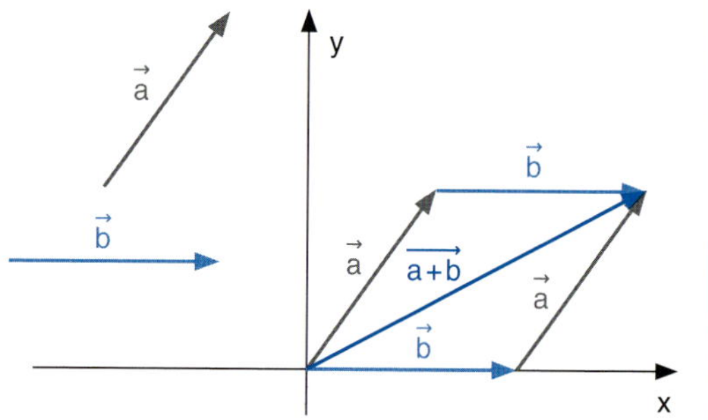

Abbildung 169: Vektoraddition

Vektormultiplikation

Vektoren können folgendermaßen multipliziert werden (zur grafischen Veranschaulichung vgl. Abbildung 170):

$$a \cdot \begin{pmatrix} x_a \\ x_b \\ x_c \end{pmatrix} = \begin{pmatrix} a \cdot x_a \\ a \cdot x_b \\ a \cdot x_c \end{pmatrix}$$

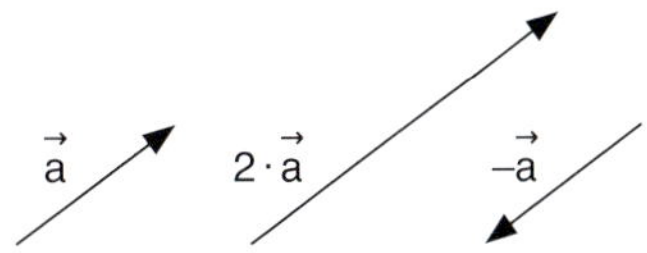

Abbildung 170: Vektormultiplikation

5 Naturwissenschaftliche Auswahltests

In diesem Abschnitt wollen wir dir die verschiedenen naturwissenschaftlichen Auswahltests im Detail vorstellen. Es werden Tests an deutschen Universitäten beschrieben, außerdem beliebte internationale Testverfahren sowie die von einigen osteuropäischen Universitäten, die für dich interessant sein könnten.

Es wird erst der Test an sich kurz dargestellt und im Anschluss der Themenkatalog abgebildet. Bei den englischsprachigen Tests wurde der Themenkatalog bewusst in der englischen Sprache belassen. Die Tests müssten sowieso in Englisch geschrieben werden und bei einer Übersetzung besteht immer die Gefahr, dass Inhalte verändert oder missverstanden werden.

Natürlich ist ein Auswahltest auf Englisch anders als einer auf Deutsch. Das beschränkt sich jedoch auf die Sprache. Die naturwissenschaftlichen Sachverhalte bleiben glücklicherweise gleich. Um einen Test auf Englisch schreiben zu können, musst du dir also ein gewisses Fachvokabular aneignen, damit du die Fragen und vorgegebenen Antworten richtig verstehst. Auch ohne Austauschjahr in den USA oder Australien kannst du an einem solchen Auswahltest teilnehmen.

5.1 Deutschland und Österreich

5.1.1 Das Hamburger Auswahlverfahren für Medizinische Studiengänge – Naturwissenschaftsteil (HAM-Nat)

Der Hamburger Naturwissenschaftstest ist ein Multiple Choice-Test mit Fragen zu medizinisch relevanten Aspekten der Fächer Mathematik, Physik, Chemie und Biologie. Vorausgesetzt wird bei den einzelnen Fächern Abiturniveau. Er wird von den Unis in Hamburg und Magdeburg, sowie von der Berliner Charité im Auswahlverfahren zukünftiger Human- und Zahnmedizinstudenten eingesetzt.

Der Test ist an allen drei Standorten gleich und ist folgendermaßen aufgebaut:

- 80 Fragen.
- 5 Antwortmöglichkeiten.
- Nur eine der Antwortmöglichkeiten ist richtig.
- Insgesamt hast du 120 Minuten Zeit, d. h. pro Frage stehen 90 Sekunden zur Beantwortung zur Verfügung.

HAM-Nat in Berlin für die Human- und Zahnmedizin

Der HAM-Nat wird in Berlin für die Human- und Zahnmedizin durchgeführt. Um eingeladen zu werden, musst du dich über Hochschulstart bewerben und in der AdH-Quote Berlin als erster Ortspräferenz nennen. Aus den Bewerbern wird eine

Rangliste nach der Abiturdurchschnittsnote erstellt. Die ausgewählten Bewerber werden wenige Tage vor dem Testtermin per E-Mail eingeladen. Bei Ranggleichheit wird ein Dienst[3] als nachrangiges Kriterium herangezogen. Sollte dann immer noch Ranggleichheit herrschen, entscheidet das Los. Der Test findet in Berlin statt und gilt nur für die aktuelle Bewerbungsrunde. Der Test kann beliebig oft wiederholt werden.

Maximal können 400 Punkte im Test erreicht werden. Die erreichte Punktzahl wird mit dem Punktwert, der aus der Abiturdurchschnittsnote errechnet wird, summiert. Mit der Gesamtpunktzahl wird wiederum eine Rangliste erstellt, anhand derer die Studienplätze vergeben werden. Tabelle 32 zeigt die Umrechnung der Abiturnote in den für das Auswahlverfahren verwendeten Punktwert.

Tabelle 32: UmrechnungsTabelle Berlin (Abiturnote in Punktwert)

Abi-note	Punkt-wert	Abi-note	Punkt-wert	Abi-note	Punkt-wert	Abi-note	Punkt-wert
1,0 =	900 Pkt.	1,3 =	810 Pkt.	1,6 =	720 Pkt.	1,9 =	630 Pkt.
1,1 =	870 Pkt.	1,4 =	780 Pkt.	1,7 =	690 Pkt.	2,0 =	600 Pkt.
1,2 =	840 Pkt.	1,5 =	750 Pkt.	1,8 =	660 Pkt.	2,1 =	570 Pkt.

Tabelle 33: Übersicht über Einladungen, Studienplätze und Auswahlgrenzen der letzten Jahre für die Humanmedizin

HAM-Nat Humanmedizin Berlin	WiSe 2013	SoSe 2014	WiSe 2014	SoSe 2015
eingeladene Teilnehmer	850	850	850	850
Vorauswahlgrenze bis Note	1,6*	1,7*	1,6*	1,6*
Anzahl Studienplätze die im AdH vergeben wurden	211	218	194	200
Direktzulassung bis	1 020 Pkt.	980 Pkt.	1 020 Pkt.	995 Pkt.

Quelle: http://www.charite.de/studium_lehre/studieren_an_der_charite/bewerbung/und www.hochschulstart.de und planZ Studienberatung (Zugriff am 19.03.2015)

3 Dienst nach Bundesfreiwilligendienstgesetz

Tabelle 34: Übersicht über Einladungen, Studienplätze und Auswahlgrenzen der letzten Jahre für die Zahnmedizin

HAM-Nat Zahnmedizin Berlin	WiSe 2013	SoSe 2014	WiSe 2014	SoSe 2015
eingeladene Teilnehmer	150	150	150	150
Vorauswahlgrenze bis Note	2,0	1,9	2,0	1,9
Anzahl Studienplätze die vergeben wurden im AdH	34	27	30	29
Direktzulassung bis	900 Pkt.	905 Pkt.	875 Pkt.	870 Pkt.

Quelle: http://www.charite.de/studium_lehre/studieren_an_der_charite/bewerbung/und www.hochschulstart.de und planZ Studienberatung (Zugriff am 19.03.2015)

HAM-Nat in Hamburg für die Human- und Zahnmedizin

Um am HAM-Nat in Hamburg teilzunehmen, musst du Hamburg in der AdH-Quote an erste Ortspräferenz setzen. Die Teilnahme am HAM-Nat ist auf ca. 1400 Personen für die Humanmedizin bzw. ca. 225 Personen für die Zahnmedizin begrenzt. Auch hier werden aus der Gesamtzahl der Bewerber diejenigen ausgewählt, die die beste Abiturdurchschnittsnote nachweisen können.

Insgesamt werden im AdH knapp 300 Studienplätze in der Humanmedizin verteilt. Davon rund 116 über eine Rangliste aus Abiturnote und HAM-Nat-Ergebnis, die übrigen über eine Rangliste aus Abiturnote, HAM-Nat-Ergebnis und HAM-Int (Kurzinterview). Tabelle 35 zeigt die Umrechnung der Abiturnote in den für das Auswahlverfahren verwendeten Punktwert.

Tabelle 35: UmrechnungsTabelle Hamburg (Abiturnote in Punktwert)

Abi-note	Punkt-wert	Abi-note	Punkt-wert	Abi-note	Punkt-wert	Abi-note	Punkt-wert
1,0 =	900 Pkt.	1,3 =	810 Pkt.	1,6 =	720 Pkt.	1,9 =	630 Pkt.
1,1 =	870 Pkt.	1,4 =	780 Pkt.	1,7 =	690 Pkt.	2,0 =	600 Pkt.
1,2 =	840 Pkt.	1,5 =	750 Pkt.	1,8 =	660 Pkt.	2,1 =	570 Pkt.

Tabelle 36: Übersicht über Einladungen, Studienplätze und Auswahlgrenzen der letzten Jahre für die Humanmedizin

HAM-Nat Humanmedizin Hamburg	2008	2009	2010	2011	2012	2013	2014
eingeladene Teilnehmer	1 000	700	900	1 000	1 221	1 250	1 406
tatsächlich teilgenommen	727	488	610	714	899	920	1 031
Vorauswahlgrenze	2,6 (Dienst +Los)	2,2 (Dienst)	2,0 (Los)	1,9 (Los)	1,9	1,9	1,9
Anzahl Studienplätze die im AdH vergeben wurden	163	107	200	226	224	236	221
Niedrigster Testwert				8,3 Pkt.	10,33 Pkt.	8,11 Pkt.	5,9 Pkt.
Höchster Testwert	45 Pkt.	46 Pkt.	56 Pkt.	53,7 Pkt.	56,79 Pkt.	52,36 Pkt.	53,84 Pkt.
Durchschnittlich erreichter Testwert	24 Pkt.		31 Pkt.	32,5 Pkt.	29,54 Pkt.	27,8 Pkt.	25,67 Pkt.
Direktzulassung (Abi + HAM-Nat-Ergebnis) bis	71 Pkt.	78 Pkt.	87 Pkt.	87 Pkt.	88,46 Pkt.	87,51 Pkt.	87,09 Pkt.
Einladung zum HAM-Int bis			77 Pkt.	80 Pkt.	79,61 Pkt.	79,19 Pkt.	78,98 Pkt.

Quelle: http://www.uke.de/studierende/index_64481.php (Zugriff am 19.03.2015)

Tabelle 37: Übersicht über Einladungen, Studienplätze und Auswahlgrenzen der letzten Jahre für die Zahnmedizin

HAM-Nat Zahnmedizin Hamburg	2009	2010	2011	2012	2013	2014
eingeladene Teilnehmer	200	200	200	222	223	228
tatsächlich teilgenommen	121	131	118	151	161	159
Vorauswahlgrenze bis Note	2,4 (Dienst)	2,3	2,2 (Los)	2,2	2,2	2,1
Anzahl Studienplätze die im AdH vergeben wurden	53	53	39	40	43	41
Niedrigster Testwert			10	5,16 Pkt.	7,38	7,38 Pkt.
Höchster Testwert	44 Pkt.	47 Pkt.	51 Pkt.	52,36 Pkt.	55,31	44,99 Pkt.

HAM-Nat Zahnmedizin Hamburg	2009	2010	2011	2012	2013	2014
Durchschnittlich erreichter Testwert		25 Pkt.	27 Pkt.	23,67 Pkt.	23,27 Pkt.	21,47 Pkt.
Direktzulassung (Abi + HAM-Nat-Ergebnis) bis	62 Pkt.	74 Pkt.				
Einladung zum HAM-Man (nur 2010) bis		63 Pkt.				
Direktzulassung (Abi + HAM-Nat + HAM-Man) bis			88 Pkt.	93,77 Pkt.		
Direktzulassung (Abi + HAM-Nat + HAM-Man + HAM-MRT) bis					108,53 Pkt.	109,17 Pkt.

Anmerkungen: HAM-MRT = Mentale Rotations Test; HAM-Man = Arbeitsprobe für angehende Zahnmediziner; *Quelle:* http://www.uke.de/studierende/index_64481.php (Zugriff am 19.03.2015)

HAM-Nat in Magdeburg für die Humanmedizin

Insgesamt werden rund 150 Plätze im AdH der Uni Magdeburg verteilt. Platz 1 bis 25 gehen zunächst an die Bewerber mit den besten Abiturnoten. Die übrigen werden mit Hilfe des HAM-Nats verteilt. Zum Test werden insgesamt rund 675 Kandidaten eingeladen. Auch hier wird eine Rangliste über die Abiturnote gebildet. Bei Ranggleichheit werden diejenigen, die einen Dienst abgeleistet hatten, bevorzugt. Besteht darüber hinaus Ranggleichheit, entscheidet das Los. Die Einladung zur Teilnahme am HAM-Nat erfolgt einige Tage vor dem Test per Mail. Tabelle 38 zeigt wiederum die Umrechnung der Abiturnote in den für das Auswahlverfahren verwendeten Punktwert.

Tabelle 38: UmrechnungsTabelle Magdeburg (Abiturnote in Punktwert)

Abinote	Punktwert	Abinote	Punktwert	Abinote	Punktwert
1,0 =	60 Pkt.	1,6 =	48 Pkt.	2,2 =	36 Pkt.
1,1=	58 Pkt.	1,7 =	46 Pkt.	2,3 =	34 Pkt.
1,2 =	56 Pkt.	1,8 =	44 Pkt.	2,4 =	32 Pkt.
1,3 =	54 Pkt.	1,9 =	42 Pkt.	2,5 =	30 Pkt.
1,4 =	52 Pkt.	2,0 =	40 Pkt.	2,6 =	28 Pkt.
1,5 =	50 Pkt.	2,1 =	38 Pkt.	2,7 =	26 Pkt.

Tabelle 39: Übersicht über Einladungen, Studienplätze und Auswahlgrenzen der letzten Jahre für die Humanmedizin

HAM-Nat Humanmedizin Magdeburg	WiSe 2012	WiSe 2013	WiSe 2014
eingeladene Teilnehmer	700	671	670
Vorauswahlgrenze bis Note	2,9	2,0	2,0
Anzahl Studienplätze die vergeben wurden	110	123	134
Direktzulassung bis	75 Pkt.	80 Pkt.	80 Pkt.

Quelle: http://www.med.uni-magdeburg.de/Studierende/Bewerbung+und+Zulassung.html und www.hochschulstart.de (Zugriff am 19.03.2015)

Tabelle 40: Themenkatalog HAM-Nat[4]

Mathematik	• Zehnerpotenzen und Präfixe • Grundrechenarten, Logarithmus • Prozentrechnung • Dreisatz • Flächen- und Volumenberechnungen • Textaufgaben (z. B. Berechnung von Stoffmengen, Konzentrationen und Verdünnungen)
Physik	• *Größen und Einheiten* • *Mechanik:* Grundgrößen und -gesetze der Mechanik; Translation, Rotation; Arbeit und Leistung • *Wellen:* harmonische Schwingungen und Wellen; Akustik • *Wärme:* Temperatur; Arbeit und Wärme; Hauptsätze der Wärmelehre; Gasgesetze • *Elektrizität:* Ladung, Stromstärke, Spannung; Elektrostatisches Feld; Ohm'sches Gesetz; Coulomb'sches Gesetz; Kirchhoff'sche Gesetze; elektrische Leistung, elektrische Arbeit; Amplitude und Frequenz von Wechselstrom; Elektromagnetische Wellen • *Optik:* geometrische und Wellenoptik; Auge
Chemie	• *Atombau:* Atomkern, Elektronenhülle; Ordnungszahlen; Atommasse; Elektronegativität; Periodensystem der Elemente; Radioaktivität • *Zustandsformen der Materie:* Phasen und -übergänge; Stoffe, Gemische, Lösungen; hydrophil/hydrophob; Chemische Bindung; Ionenbindung; Atombindung (kovalente Bindung); Wasserstoffbrückenbindung; van der Waals Bindungen

4 vgl. auch https://www.uke.de/studierende/downloads/zg-studierende/Themenkatalog_HAM-Nat_2014.pdf (Zugriff am 19.03.2015)

Chemie	• *Elemente und Moleküle:* Wasserstoff, Sauerstoff, Kohlenstoff, Stickstoff und deren einfache Verbindungen; Alkane, Alkene, Alkine, Alkohole, Ester, Aldehyde, Ketone, Carbonsäuren Aromaten (Benzol); Kohlenhydrate, Proteine, Fette; Isomerie; Berechnung von molaren Massen und Konzentrationen • *Chemische Reaktionen:* Formelschreibweise; Stöchiometrie; Exotherm/endotherm; Massenwirkungsgesetz und Gleichgewichte; Reaktionsgeschwindigkeit; Aktivierungsenergie, Katalysator • *Säure/Base:* pH-Wert; Säuren/Basen nach Brönsted; Autoprotolyse des Wassers; Säurestärke; häufig verwendete Säuren, Basen, Salze; Puffer • *Oxidation/Reduktion:* Redoxreaktionen, Oxidationszahlen; Galvanisches Element; Spannungsreihe
Biologie	• *Cytologie:* Prokaryonten; Eukaryonten; Zellaufbau und Organellen; Viren • *Prinzipien des Stoffwechsels:* Glykolyse, Citratzyklus, Atmungskette, enzymatische Reaktionen, Energieübertragung durch ATP • *Prinzipien der Regulation:* Hormone; Nervenreizleitung • *Genetik:* Mendelsche Regeln; Gene und Vererbung; Evolution; Zellteilung, Mitose, Meiose; Keimzellen; Aufbau des Genoms; Endosymbiontentheorie; Mutationen; DNA: Aufbau, Replikation, Reparatur; Proteinbiosynthese: Transkription, Translation; Gentechnik, z. B. Polymerasekettenreaktion, Klonierung

5.1.2 MedAT

In Österreich werden die zukünftigen Studierenden in der Human- und Zahnmedizin an den öffentlichen Universitäten in Linz, Wien, Innsbruck und Graz über den MedAT ausgewählt. Beim Auswahlverfahren in Österreich findet die Abiturnote generell keinerlei Berücksichtigung, einzig entscheidend ist das Ergebnis des Medizinertests (MedAT). Die Bewerber müssen sich für einen Standort entscheiden.

Der Test besteht aus mehreren Einzelteilen:

- *Teil 1:* Basiskenntnisse. Dieser Teil geht mit 40 % in die Gesamtwertung ein. Hier werden Multiple-Choice Fragen aus den Bereichen Biologie, Chemie, Physik und Mathe gestellt. Der Fragenanteil sieht folgendermaßen aus:
  - Biologie: 50 Fragen
  - Chemie: 30 Fragen
  - Physik: 20 Fragen
  - Mathematik: 20 Fragen

- *Teil 2:* Textverständnis. Dieser Teil geht mit 10 % in die Gesamtbewertung ein.
- *Teil 3:* Kognitive Testverfahren. Dieser Teil geht mit 50 % in die Gesamtwertung ein.

Tabelle 41: Themenkatalog MedAT[5] Teil 1

Biologie	• *Zelle:* Protozyten; Euzyten; Tierzellen und Pflanzenzellen, Fotosynthese; Tierische Euzyten; Zellmembranen; Zellkern; Zytoplasma; Mitochondrien; endoplasmatisches Retikulum; Ribosomen; Golgi-Apparat; Lysosomen; Zentriolen; Zytoskelett; Zellkontakte; Zilien, Geißeln; Stofftransport in Zellen; Lichtmikroskopie, Elektronenmikroskopie • *Fortpflanzung und Entwicklung des Menschen:* weibliche Geschlechtsorgane; weiblicher Zyklus; männliche Geschlechtsorgane; Eizellen; Spermien; Befruchtung; Zygote, Morula, Blastozyste, Einnistung, Keimblätter; Embryonalentwicklung; Schwangerschaft, Plazenta; Empfängnisregelung, Schwangerschaftsverhütung
Chemie	• *Atomaufbau:* Elementarteilchen; Atomkern; Elektronenhülle • *Mikrokosmos:* Unschärferelation; Licht/elektromagnetische Strahlung; Teilchen/Welle Dualismus • *Gasgesetze:* Gay-Lussac; Boyle-Mariotte; Absolute Temperatur; Ideale Gase, Gasgleichung • *Aggregatzustände:* Phasen; Phasenübergänge • *Periodensystem:* Ordnungsprinzip; Gruppen; Perioden; Schalen; Isotope • *Chemische Bindung:* Ionenbindung; Atombindung; Metallbindung • *Chemische Reaktionen:* Chemische Symbole; Formelschreibweise; Stöchiometrie • *Chemisches Gleichgewicht:* Reaktionsgeschwindigkeit; Aktivierungsenergie; Exotherm/endotherm; Massenwirkungsgesetz; Katalysator • *Elemente und deren Verbindungen:* Wasserstoff; Sauerstoff, Wasser; Kohlenstoff, Oxide, Kohlensäure; Stickstoff; Halogene • *Säure-Base-Reaktionen:* Autoprotolyse des Wassers; pH-Wert; Brönsted Säuren/Basen; Säurestärke; Mineralsäuren; Salze • *Redox-Reaktionen:* Oxidation/Reduktion; Oxidationszahlen; Galvanisches Element; Redox-Potenzial • *Organische Chemie:* Organische Verbindungen allgemein; Kohlenwasserstoffe • *Funktionelle Gruppen:* Naturstoffe; Kohlenhydrate; Proteine; Fette; Nukleinsäuren; Vitamine

5 vgl. auch http://www.medizinstudieren.at/der-test/ (Zugriff am 15.07.2015)

Physik	• *Größe und Einheiten:* Grundgrößen; Abgeleitete Größen; Einheiten • *Mechanik:* Grundgrößen der Mechanik; Grundgesetze der Mechanik; Erhaltungssätze der Mechanik; Translation; Rotation; Arbeit, Energie, Impuls, Leistung; Gravitation; Reibung; Dichte; Auftrieb; Gesetz von Bernoulli • *Schwingungen und Wellen:* Pendel; Harmonische Schwingung; Gedämpfte Schwingung; Elementarwelle; Harmonische Welle; Überlagerung von Wellen; Stehende Welle • *Wärmelehre:* Temperatur; Innere Energie; Aggregatzustände der Materie; Osmotischer Druck; Arbeit und Wärme; Hauptsätze der Wärmelehre; Gasgesetze; Zustandsgleichung; Wärmekraftmaschinen; Anomalie des Wassers • *Elektrizitätslehre:* Elektrostatik (ruhende Ladungen); Elektrische Ladungen; Elektrostatisches Feld; Elektrische Spannung; Gleichstrom (bewegte Ladungen); Stromstärke; Elektrische Leiter; Ohm'scher Widerstand; Ohm'sches Gesetz; Kirchhoff'sche Gesetze; Elektrische Leistung; Elektrische Arbeit; Magnetfeld; Wechselstrom; Effektivwert; Amplitude; Frequenz; Elektromagnetische Wellen; Elektromagnetische Wellen (Frequenzspektrum, Wellenlängen) • *Optik:* Geometrische Optik; Wellenoptik; Dualismus; Teilchen – Welle; Absorption; Optische Geräte; Physiologische Optik • *Atomphysik:* Atomaufbau; Atomkern; Starke Wechselwirkung; Schwache Wechselwirkung; Elektronen-Orbitale; Kernkräfte; Kernspaltung; Kernfusion; Antiteilchen; Radioaktive Stoffe; Radioaktivität; Aktivität; Ionisierende Strahlung; Absorption ionisierender Strahlung; Kosmische Strahlung
Mathematik	• *Zehnerpotenzen:* Präfixe; Rechenbeispiele • *Algebra:* Schlussrechnung; Prozentrechnung; Bruchrechnen; Gleichungen/Ungleichungen • *Geometrie:* Winkel; Kreis; Rechteck; Dreieck; Prisma; Quader; Zylinder; Kugel • *Einheiten:* Zeit; Längen; Flächen; Volumina; Umrechnungen • *Funktionen:* Winkelfunktionen; e-Funktionen; Logarithmus; Potenzfunktion; Differential; Integral; Geradenfunktion

5.1.3 Medizinisch-naturwissenschaftlicher Verständnistest der Universität Münster

Zum Auswahlverfahren der Universität werden die 160 Bewerber mit den besten Abiturnoten eingeladen, die die Uni Münster in der AdH-Quote an erste Ortspräferenz gesetzt haben. Der medizinisch-naturwissenschaftliche Verständnistest prüft vor allem logisches Denken und analytische Fähigkeiten ab. Grundlagen für den Test sind Kenntnisse der Fächer Mathematik, Physik, Chemie, Biologie und Englisch auf Abiturniveau. Die maximale Bearbeitungszeit beträgt 90 Minuten.

Falls Wissen erforderlich ist, das darüber hinausgeht, beginnt der Test mit einer Rechercheaufgabe, in der die Bewerber 90 Minuten Zeit haben, zu einem bestimmten Fachthema Informationen zu sammeln, z. B. durch Internetrecherche oder bereitgestellte wissenschaftliche Veröffentlichungen.

Eine größere Rolle spielt allerdings der praktische Teil, in dem den Bewerbern in „Multiple-Mini-Actions" Situationen aus der Berufspraxis als Rollenspiel vorgestellt werden und sie sich angemessen verhalten müssen.

5.1.4 Auswahltest der Paracelsus Medizinischen Privatuniversität (PMU) in Salzburg und Nürnberg

Der Test an der PMU findet unter starkem Zeitdruck am Computer statt. Insgesamt dauert der Test ca. 5 Stunden. Du kannst neben den naturwissenschaftlichen auch mit Fragen rechnen, die zum Beispiel deine Fähigkeiten zu logischem Denken oder deine Persönlichkeit testen. Tabelle 42 informiert über die naturwissenschaftlichen Themengebiete.

Tabelle 42: Naturwissenschaftlicher Themenkatalog der PMU

Biologie	• Zellbiologie • Genetik • Molekularbiologie • Mendelsches Gesetz • Immunbiologie • Neurobiologie • Evolutionsbiologie
Physik	• Schwerkraft • Auftrieb • Schallgeschwindigkeit • Dichte von Stoffen • Doppler-Effekt • Strahlengang bei Linsen • Ebener Spiegel • Ohmscher Widerstand • Coulomb-Gesetz • Bestandteile von Atomen
Chemie	• Elemente und Atome • Chemische Bindungen • Chemische Reaktionen und Reaktionsgeschwindigkeiten (Reaktionsgleichungen) • Säure und Basen • Oxidation und Reduktion • Materie und Energie

5.2 Englischsprachige naturwissenschaftliche Auswahltests aus England und den USA

5.2.1 SAT

Der SAT (Scholastic Assessment Test) ist ein in Amerika gebräuchlicher Test, der von der Vereinigung *College Board* an den High Schools durchgeführt wird. Das Abschneiden der Schüler entscheidet darüber, wie gut ihre Chancen an den Colleges sind – weit mehr als es die tatsächlichen Schulnoten tun. Über einen allgemeinen Teil hinaus, der sich mit Mathematik und Leseverstehen beschäftigt, dürfen die Schüler drei weitere Fächer wählen, in denen sie einen fachbezogenen SAT ablegen.

Die speziellen Tests für Mathematik, Biologie und Chemie sind auch für uns interessant. Es gibt private deutsche Universitäten, die diesen Test berücksichtigen, aber auch die englischsprachigen Aufnahmetests von osteuropäischen Universitäten lehnen sich oft stark an den SAT an.

Ein fachbezogener SAT dauert 60 Minuten und enthält 50 bis 90 Multiple Choice-Fragen. Die Inhalte der verschiedenen fachbezogenen Tests stellen wir dir jetzt vor (vgl. Tabelle 43). Die in Tabelle 43 vermerkten Prozentzahlen nach den Themenbereichen geben an, wie groß der Anteil der entsprechenden Bereiche am Gesamttest ist. Mit Ausnahme von Mathematik gibt es für alle Fächer nur einen einzigen Schwierigkeitsgrad. Für Mathematik gibt es die beiden Schwierigkeitsgrade *Level 1* und *Level 2*.

Wie bereits erwähnt haben wir bei den englischsprachigen Tests die Themenkataloge bewusst in der englischen Sprache belassen, sodass du die Begriffe in den Themenkatalogen auch gleich dazu benutzen kannst, dir eine Vokabeltabelle für englische Fachbegriffe anzulegen.

Tabelle 43: Themenkatalog SAT[6]

Mathematik Level 1: 50 Fragen	• *Numbers and Operations (10 %–14 %):* Operations, ratio and proportion, complex numbers, counting, elementary number theory, matrices, sequences • *Algebra and Functions (38 %–42 %):* Expressions, equations, inequalities, representation and modeling, properties of functions (linear, polynomial, rational, exponential) • *Geometry and Measurement (38 %–42 %):* Plane Euclidean; Coordinate: Lines, parabolas, circles, ellipses, hyperbolas, symmetry, transformations, polar coordinates; Three-dimensional: Solids, surface area and volume (cylinders, cones, pyramids, spheres, prisms); Trigonometry: Right triangles, identities

6 vgl. auch https://sat.collegeboard.org/practice/ (Zugriff am 15.03.2015)

Mathematik Level 1: 50 Fragen	• *Data analysis, statistics and probability (10 %–14 %):* Mean, median, mode, range, interquartile range, graphs and plots, least squares regression (linear), probability
Mathematik Level 2: 50 Fragen	• *Numbers and Operations (10 %–14 %):* Operations, ratio and proportion, complex numbers, counting, elementary number theory, matrices, sequences, series, vectors • *Algebra and Functions (48 %–52 %):* Expressions, equations, inequalities, representation and modeling, properties of functions (linear, polynomial, rational, exponential, logarithmic, trigonometric, inverse trigonometric, periodic, piecewise, recursive, parametric) • *Geometry and Measurement (28 %–32 %):* Coordinate: Lines, parabolas, circles, ellipses, hyperbolas, symmetry, transformations, polar coordinates; Three-dimensional: Solids, surface area and volume (cylinders, cones, pyramids, spheres, prisms), coordinates in three dimensions; Trigonometry: Right triangles, identities, radian measure, law of cosines, law of sines, equations, double angle formulas • *Data analysis, statistics and probability (12 %–16 %):* Mean, median, mode, range, interquartile range, standard deviation, graphs and plots, least squares regression (linear, quadratic, exponential), probability
Biologie: 80 Fragen	• *Cellular and molecular biology (15 %–27 %):* Cell structure and organization, mitosis, photosynthesis, cellular respiration, enzymes, biosynthesis, biological chemistry • *Ecology (13 %–23 %):* Energy flow, nutrient cycles, populations, communities, ecosystems, biomes, conservation biology, biodiversity, effects of human intervention • *Genetics (15 %–20 %):* Meiosis, Mendelian genetics, inheritance patterns, molecular genetics, population genetics • *Organismal Biology (25 %):* Structure, function, and development of organisms (with emphasis on plants and animals), animal behavior • *Evolution and diversity (15 %–22 %):* Origin of life, evidence of evolution, patterns of evolution, natural selection, speciation, classification and diversity of organisms
Chemie: 85 Fragen	• *Structure of matter (25 %):* Atomic Structure, including experimental evidence of atomic structure, quantum numbers and energy levels (orbitals), electron configurations, periodic trends; Molecular Structure, including Lewis structures, three-dimensional molecular shapes, polarity; Bonding, including ionic, covalent, and metallic bonds, relationships of bonding to properties and structures; intermolecular forces such as hydrogen bonding, dipole-dipole forces, dispersion (London) forces

Chemie: 85 Fragen	• *States of matter (16 %):* Gases, including the kinetic molecular theory, gas law relationships, molar volumes, density, and stoichiometry; Liquids and Solids, including intermolecular forces in liquids and solids, types of solids, phase changes, and phase diagrams; Solutions, including molarity and percent by mass concentrations, solution preparation and stoichiometry, factors affecting solubility of solids, liquids, and gases, qualitative aspects of colligative properties • *Reaction types (14 %):* Acids and Bases, including Brønsted-Lowry theory, strong and weak acids and bases, pH, titrations, indicators; Oxidation-Reduction, including recognition of oxidation-reduction reactions, combustion, oxidation numbers, use of activity series; Precipitation, including basic solubility rules • *Stoichiometry (14 %):* Mole Concept, including molar mass, Avogadro's number, empirical and molecular formulas; Chemical Equations, including the balancing of equations, stoichiometric calculations, percent yield, and limiting reactants • *Equilibrium and reaction rates (5 %):* Mole Concept, including molar mass, Avogadro's number, empirical and molecular formulas; Chemical Equations, including the balancing of equations, stoichiometric calculations, percent yield, and limiting reactants • *Thermochemistry (6 %):* Including conservation of energy, calorimetry and specific heats, enthalpy (heat) changes associated with phase changes and chemical reactions, heating and cooling curves, entropy • *Descriptive Chemistry (12 %):* Including common elements, nomenclature of ions and compounds, periodic trends in chemical and physical properties of the elements, reactivity of elements and prediction of products of chemical reactions, examples of simple organic compounds and compounds of environmental concern • *Laboratory (8 %):* Including knowledge of laboratory equipment, measurements, procedures, observations, safety, calculations, data analysis, interpretation of graphical data, drawing conclusions from observations and data
Physik: 75 Fragen	• *Mechanics (36 %–42 %):* Kinematics, such as velocity, acceleration, motion in one dimension, and motion of projectiles; Dynamics, such as force, Newton's laws, statics, and friction; Energy and Momentum, such as potential and kinetic energy, work, power, impulse, and conservation laws; Circular Motion, such as uniform circular motion and centripetal force; Simple Harmonic Motion, such as mass on a spring and the pendulum; Gravity, such as the law of gravitation, orbits, and Kepler's laws

Physik: 75 Fragen	• *Electricity and magnetism (18 %–24 %):* Electric Fields, Forces, and Potentials, such as Coulomb's law, induced charge, field and potential of groups of point charges, and charged particles in electric fields; Capacitance, such as parallel-plate capacitors and time-varying behavior in charging/discharging; Circuit Elements and DC Circuits, such as resistors, light bulbs, series and parallel networks, Ohm's law, and Joule's law; Magnetism, such as permanent magnets, fields caused by currents, particles in magnetic fields, Faraday's law, and Lenz's law • *Waves and optics (15 %–19 %):* General Wave Properties, such as wave speed, frequency, wavelength, superposition, standing wave diffraction, and Doppler effect; Reflection and Refraction, such as Snell's law and changes in wavelength and speed; Ray Optics, such as image formation using pinholes, mirrors, and lenses; Physical Optics, such as single-slit diffraction, double-slit interference, polarization, and color • *Heat and thermodynamics (6 %–11 %):* Thermal Properties, such as temperature, heat transfer, specific and latent heats, and thermal expansion; Laws of Thermodynamics, such as first and second laws, internal energy, entropy, and heat engine efficiency • *Modern physics (6 %–11 %):* Quantum Phenomena, such as photons and photoelectric effect; Atomic, such as the Rutherford and Bohr models, atomic energy levels, and atomic spectra; Nuclear and Particle Physics, such as radioactivity, nuclear reactions, and fundamental particles; Relativity, such as time dilation, length contraction, and mass-energy equivalence • *Miscellaneous (4 %–9 %):* General, such as history of physics and general questions that overlap several major topics; Analytical Skills, such as graphical analysis, measurement, and math skills; Contemporary Physics, such as astrophysics, superconductivity, and chaos theory

5.2.2 MCAT

Der MCAT ist ein Test der American Association of Medical Colleges. Er wird im Gegensatz zum SAT direkt von den Bildungsinstitutionen herausgegeben und nicht von einem Drittanbieter. Der Test existiert bereits seit 1920 und wurde bisher immer als Papierversion verwendet. Seit 2015 findet die Testdurchführung nur noch am Computer statt.

Der MCAT wird neben den USA und Canada auch in 15 weiteren Ländern angeboten. Ähnlich wie der SAT wird er in osteuropäischen Ländern gern als Vorlage für Auswahltests genutzt.

Es gibt vier Themengebiete:
- Chemical and Physical Foundations of Biological Systems,
- Biological and Biochemical Foundations of Living Systems,
- Psychological, Social, and Biological Foundations of Behavior,
- Critical Analysis and Reasoning Skills.

Der Test nimmt insgesamt 6 Stunden und 15 Minuten in Anspruch. Alle 90 Minuten gibt es eine Pause von 10 bzw. 30 Minuten. Tabelle 44 informiert über den Themenkatalog des MCAT.

Tabelle 44: Themenkatalog MCAT

Biologie	• *Protein:* structure of proteins; role of proline, cystine, hydrophobic bonding; Conformational stability; Denaturing and folding; Hydrophobic interactions; Solvation layer (entropy); Separation techniques; Isoelectric point; Electrophoresis • *Non-Enzymatic Protein Function:* Binding; Immune system; Motors • *Enzyme Structure and Function:* Function of enzymes in catalyzing biological reactions; Enzyme classification by reaction type; Reduction of activation energy; Substrates and enzyme specificity; Active Site Model; Induced-fit Model; Mechanism of catalysis (Cofactors, Coenzymes, Water-soluble vitamins); Effects of local conditions on enzyme activity; Control of Enzyme Activity (Kinetics, General catalysis, Michaelis–Menten, Cooperativity); Feedback regulation; Inhibition – types (Competitive, non-competitive, mixed, uncompetitive); Regulatory enzymes; Allosteric enzymes; Covalently-modified enzymes; Zymogen • *Nucleic Acid Structure and Function:* Description; Nucleotides and nucleosides (sugar phosphate backbone, pyrimidine, purine residues); Deoxyribonucleic acid (DNA): double helix, Watson–Crick model of DNA structure; Base pairing specificity: A with T, g with C; Function in transmission of genetic information; DNA denaturation, reannealing, hybridization • *DNA Replication:* Mechanism of replication: separation of strands, specific coupling of free nucleic acids; Semi-conservative nature of replication; Specific enzymes involved in replication; Origins of replication, multiple origins in eukaryotes; Replicating the ends of DNA molecules • *Repair of DNA:* Repair during replication; Repair of mutations • *Genetic Code:* Central Dogma: DNA → RNA → protein; The triplet code; Codon–anticodon relationship; Degenerate code, wobble pairing; Missense, nonsense codons; Initiation, termination codons; Messenger RNA (mRNA) • *Transcription:* Transfer RNA (tRNA); ribosomal RNA (rRNA); Mechanism of transcription; mRNA processing in eukaryotes, introns, exons; Ribozymes, spliceosomes, small nuclear ribonucleoproteins (snRNPs), small nuclear RNAs (snRNAs); Functional and evolutionary importance of introns;

Biologie

- *Translation:* Roles of mRNA, tRNA, rRNA; Role and structure of ribosomes; Initiation, termination co-factors; Post-translational modification of proteins
- *Eukaryotic Chromosome Organization:* Chromosomal proteins; Single copy vs. repetitive DNA; Supercoiling; Heterochromatin vs. Euchromatin; Telomeres, centromeres
- *Control of Gene Expression in Prokaryotes:* Operon Concept, Jacob–Monod Model; Gene repression in bacteria; Positive control in bacteria
- *Control of Gene Expression in Eukaryotes:* Transcriptional regulation; DNA binding proteins, transcription factors; Gene amplification and duplication; Post-transcriptional control, basic concept of splicing (introns, exons); Cancer as a failure of normal cellular controls, oncogenes, tumor suppressor genes; Regulation of chromatin structure; DNA methylation; Role of non-coding RNAs
- *Recombinant DNA and Biotechnology:* Gene cloning; Restriction enzymes; DNA libraries; Generation of cDNA; Hybridization; Expressing cloned genes; Polymerase chain reaction; Gel electrophoresis and Southern blotting; DNA sequencing; Analyzing gene expression; Determining gene function; Stem cells; Practical applications of DNA technology: medical applications, human gene therapy, pharmaceuticals, forensic evidence, environmental cleanup, agriculture; Safety and ethics of DNA technology
- *Mendelian Concepts:* Phenotype and genotype; Gene; Locus; Allele: single and multiple; Homozygosity and heterozygosity; Wild-type; Recessiveness; Complete dominance; Co-dominance; Incomplete dominance, leakage, penetrance, expressivity; Hybridization: viability; Gene pool
- *Meiosis and Other Factors Affecting Genetic Variability:* Significance of meiosis; Important differences between meiosis and mitosis; Segregation of genes (Independent assortment, Linkage, Recombination: Single crossovers, Double crossovers, Synaptonemal complex, Tetrad); Sex-linked characteristics (Very few genes on Y chromosome, Sex determination, Cytoplasmic/extranuclear inheritance); Mutation (General concept of mutation — error in DNA sequence, Types of mutations: random, translation error, transcription error, base substitution, inversion, addition, deletion, translocation, mispairing, advantageous vs. deleterious mutation, inborn errors of metabolism, relationship of mutagens to carcinogens); Genetic drift; Synapsis or crossing-over mechanism for increasing genetic diversity
- *Analytic Methods:* Hardy–Weinberg Principlec; Testcross (Backcross; concepts of parental, F1, and F2 generations); Gene mapping: crossover frequencies; Biometry: statistical methods
- *Evolution:* Natural selection Fitness concept (Selection by differential reproduction, concepts of natural and group selection, evolutionary success as increase in percent representation in the gene pool of the next generation); Speciation (Polymorphism, adaptation and specialization, inbreeding, outbreeding, bottlenecks); Evolutionary

Biologie	time as measured by gradual random changes in genome; Glycolysis, Gluconeogenesis, and the Pentose Phosphate Pathway; Glycolysis (aerobic), substrates and products (Feeder pathways: glycogen, starch metabolism); Fermentation (anaerobic glycolysis); Gluconeogenesis; Pentose phosphate pathway; Net molecular and energetic results of respiration processes • *Citric Acid Cycle:* Acetyl-CoA production; Reactions of the cycle, substrates and products; Regulation of the cycle; Net molecular and energetic results of respiration processes • *Metabolism of Fatty Acids and Proteins:* Description of fatty acids; Digestion, mobilization, and transport of fats; Oxidation of fatty acids (Saturated fats, unsaturated fats); Ketone bodies; Anabolism of fats; Non-template synthesis: biosynthesis of lipids and polysaccharides; Metabolism of proteins • *Oxidative Phosphorylation:* Electron transport chain and oxidative phosphorylation, substrates and products, general features of the pathway; Electron transfer in mitochondria (NADH, NADPH, Flavoproteins, Cytochromes); ATP synthase, chemiosmotic coupling (Proton motive force); Net molecular and energetic results of respiration processes; Regulation of oxidative phosphorylation; Mitochondria, apoptosis, oxidative stress • *Circulatory System:* Arterial and venous systems; pressure and flow characteristics • *Specialized Cell – Nerve Cell:* Myelin sheath, Schwann cells, insulation of axon; Nodes of Ranvier: propagation of nerve impulse along axon
Physik	• *Amino Acids:* Description (Absolute configuration at the α position, Amino acids as dipolar ions, Classifications, Acidic or basic, Hydrophobic or hydrophilic); Reactions (Sulfur linkage for cysteine and cystine, Peptide linkage: polypeptides and proteins, Hydrolysis) • *Principles of Bioenergetics:* Bioenergetics/thermodynamics (Free energy/Keq, Equilibrium constant, Relationship of the equilibrium constant and $\Delta G°$, Concentration, Le Châtelier's Principle, Endothermic/exothermic reactions, Free energy: G, Spontaneous reactions and $\Delta G°$); Phosphoryl group transfers and ATP (ATP hydrolysis $\Delta G \ll 0$, ATP group transfers); Biological oxidation-reduction (Half-reactions, Soluble electron carriers, Flavoproteins) • *Carbohydrates:* Description (Nomenclature and classification, common names, Absolute configuration, Cyclic structure and conformations of hexoses, Epimers and anomers); Hydrolysis of the glycoside linkage; Monosaccharides; Disaccharides; Polysaccharides; Principles of Metabolic Regulation; Regulation of metabolic pathways; Maintenance of a dynamic steady state; Regulation of glycolysis and gluconeogenesis; Metabolism of glycogen; Regulation of glycogen synthesis and breakdown; Allosteric and hormonal control; Analysis of metabolic control; Hormonal Regulation and Integration of Metabolism; Higher level integration of hormone structure and function; Tissue specific metabolism; Hormonal regulation of fuel metabolism;

Physik

Obesity and regulation of body mass; Gas Phase; Absolute temperature, (K) Kelvin Scale; Pressure, simple mercury barometer; Molar volume at 0 °C and 1 atm = 22.4 L/mol; Ideal gas (Definition, Ideal Gas Law: PV = nRT, Boyle's Law: PV = constant, Charles' Law: V/T = constant, Avogadro's Law: V/n = constant); Kinetic Molecular Theory of Gases; Heat capacity at constant volume and at constant pressure; Boltzmann's Constant; Deviation of real gas behavior from Ideal Gas Law (Qualitative, Quantitative, Van der Waals' Equation); Partial pressure, mole fraction; Dalton's Law relating partial pressure to composition

- *Electrochemistry:* Electrolytic cell (Electrolysis, Anode, cathode, Electrolyte, Faraday's Law relating amount of elements deposited or gas liberated at an electrode to current, Electron flow; oxidation, and reduction at the electrodes); Galvanic or Voltaic cells (Half-reactions, Reduction potentials, cell potential, Direction of electron flow); Concentration cell; Batteries (Electromotive force, Voltage, Lead-storage batteries, Nickel-cadmium batteries)
- *Molecular Structure and Absorption Spectra:* Infrared region (Intramolecular vibrations and rotations, Recognizing common characteristic group absorptions, fingerprint region); Visible region(Absorption in visible region gives complementary color, e. g., carotene, Effect of structural changes on absorption, e. g., indicators); Ultraviolet region (π-Electron and non-bonding electron transitions, Conjugated systems); NMR spectroscopy (Protons in a magnetic field; equivalent protons, Spin-spin splitting)
- *Atomic Nucleus:* Atomic number, atomic weight; Neutrons, protons, isotopes; Nuclear forces, binding energy; Radioactive decay (α, β, γ decay, Half-life, exponential decay, semi-log plots); Mass spectrometer
- *Electronic Structure:* Orbital structure of hydrogen atom, principal quantum number n, number of electrons per orbital; Ground state, excited states; Absorption and emission line spectra; Use of Pauli Exclusion Principle; Paramagnetism and diamagnetism; Conventional notation for electronic structure; Bohr atom; Heisenberg Uncertainty Principle; Effective nuclear charge; Photoelectric effect
- *The Periodic Table – Classification of Elements into Groups by Electronic Structure:* Alkali metals; Alkaline earth metals: their chemical characteristics; Halogens: their chemical characteristics; Noble gases: their physical and chemical characteristics; Transition metals; Representative elements; Metals and non-metals; Oxygen group; The Periodic Table – Variations of Chemical Properties with Group and Row; Valence electrons; First and second ionization energy (Definition, Prediction from electronic structure for elements in different groups or rows); Electron affinity (Definition, Variation with group and row); Electronegativity (Definition, Comparative values for some representative elements and important groups); Electron shells and the sizes of atoms; Electron shells and the sizes of ions
- *Stoichiometry:* Molecular weight; Empirical versus molecular formula; Metric units commonly used in the context of chemistry; Description

Physik	of composition by percent mass; Mole concept, Avogadro's number NA; Definition of density; Oxidation number (Common oxidizing and reducing agents, Disproportionation reactions); Description of reactions by chemical equations (Conventions for writing chemical equations, Balancing equations, including redox equations, Limiting reactants, Theoretical yields)
Chemie	• *Translational Motion:* Units and dimensions; Vectors, components; Vector addition; Speed, velocity (average and instantaneous); Acceleration • *Force:* Newton's First Law, inertia; Newton's Second Law (F = ma); Newton's Third Law, forces equal and opposite; Friction, static and kinetic; Center of mass • *Equilibrium:* Vector analysis of forces acting on a point object; Torques, lever arms • *Work:* Work done by a constant force: W = Fd cosθ; Mechanical advantage; Work Kinetic Energy Theorem; Conservative forces • *Energy of Point Object Systems:* Kinetic Energy: KE = ½ mv2; units; Potential Energy (PE = mgh, PE = ½ kx2); Conservation of energy; Power, units • *Periodic Motion:* Amplitude, frequency, phase; Transverse and longitudinal waves: wavelength and propagation speed • *Fluids:* Density, specific gravity; Buoyancy, Archimedes' Principle; Hydrostatic pressure (Pascal's Law, Hydrostatic pressure; P = ρgh , pressure vs. depth); Viscosity: Poiseuille Flow; Continuity equation (A · v = constant); Concept of turbulence at high velocities; Surface tension; Bernoulli's equation; Venturi effect, pitot tube • *Electrostatics:* Charge, conductors, charge conservation; Insulators; Coulomb's Law; Electric field E (Field lines, Field due to charge distribution); Electrostatic energy, electric potential at a point in space • *Circuit Elements:* Current I = ΔQ/Δt, sign conventions, units; Electromotive force, voltage; Resistance (Ohm's Law: I = V/R, Resistors in series, Resistors in parallel, Resistivity: ρ = R · A/L, Capacitance, Parallel plate capacitor, Energy of charged capacitor, Capacitors in series, Capacitors in parallel, Dielectrics); Conductivity (Metallic, Electrolytic); Meters • *Magnetism:* Definition of magnetic field B; Motion of charged particles in magnetic fields; Lorentz force • *Sound:* Production of sound; Relative speed of sound in solids, liquids, and gases; Intensity of sound, decibel units, log scale; Attenuation (Damping); Doppler Effect: moving sound source or observer, reflection of sound from a moving object; Pitch; Resonance in pipes and strings; Ultrasound; Shock waves • *Light, Electromagnetic Radiation:* Concept of Interference; Young Double-slit Experiment; Thin films, diffraction grating, single-slit diffraction; Other diffraction phenomena, X-ray diffraction; Polarization of light: linear and circular; Properties of electromagnetic radiation (Velocity equals constant c, in vacuo, Electromagnetic radiation consists of perpendicularly oscillating electric and magnetic fields; direc-

Chemie	tion of propagation is perpendicular to both); Classification of electromagnetic spectrum, photon energy $E = hf$; Visual spectrum, color • *Geometrical Optics:* Reflection from plane surface: angle of incidence equals angle of reflection; Refraction, refractive index n; Snell's law: $n1 \sin \theta 1 = n2 \sin \theta 2$; Dispersion, change of index of refraction with wavelength; Conditions for total internal reflection; Spherical mirrors (Center of curvature, Focal length, Real and virtual images); Thin lenses (Converging and diverging lenses, Use of formula $1/p + 1/q = 1/f$, with sign conventions, Lens strength, diopters); Combination of lenses; Lens aberration; Optical Instruments, including the human eye

5.2.3 BMAT

Der BMAT (BioMedical Admission Test) ist ein zweistündiger Mediziner-Test, der vor allem in Großbritannien als Aufnahmeprüfung für Studiengänge der Medizin genutzt wird. Mittlerweile wird er aber auch schon in den Niederlanden und Singapur eingesetzt. Folgende Universitäten nutzen den Auswahltest:

- University of Cambridge
- Imperial College London
- University of Oxford Medical School
- Royal Veterinary College
- University College London
- Leeds' School of Medicine
- Brighton & Sussex Medical School
- Lee Kong Chian School of Medicine (Singapur)
- University of Leiden (Niederlande)

Tabelle 45: Aufteilung der Aufgabenbereiche des BMAT

Aptitude & Skills	• 60 Minuten Bearbeitungszeit • 35 Fragen • Multiple Choice-Format • Mehrere Antworten können richtig sein • Naturwissenschaftliche Fragestellungen • Abgeprüft wird kritisches und logisches Denken, Datenanalyse-Fähigkeiten und Problemlösungsvermögen
Scientific Knowledge & Application	• 30 Minuten Bearbeitungszeit • 27 Fragen • Multiple Choice-Format, Lückentext oder selbstformulierte Antwort • Abgeprüft wird Grundwissen zu Physik, Chemie, Biologie, Mathematik auf Abiturniveau

Writing	• 30 Minuten Bearbeitungszeit • 1 umfangreiche Frage (auswählbar aus 4 Alternativen), naturwissenschaftliche Fragestellung • Abgeprüft wird die Fähigkeit, eine Argumentation klar und strukturiert aufzubauen

Tabelle 46: Themenkatalog des BMAT[7]

Physik	• *Electricity:* Basics of charge, voltage, current; Series and Parallel circuits, and associated calculations (related to voltage and current); Short Circuits – basics; Diodes – basics; Transformers – basics, simple calculations • *Mechanics:* SUVAT equations (arguably not strictly necessary, but still useful to know); Newton's Laws of Motion (especially II); Work, Energy Pressure and Power, and associated calculations; Conservation of Energy; Moments • *Nuclear Physics:* Basic principles; Radioactive decay (alpha, beta, gamma); Half-life; Measuring radioactivity • *Waves:* Basics (speed = frequency · wavelength); Refraction – Basics & Total Internal Reflection: Convection, Conduction, Radiation
Biologie	• *Genes, Alleles and Natural Selection:* Genetic diagrams – dominant, recessive; Mutants and clones; Mitosis and Meiosis; Genetic Engineering • *Respiratory & circulatory systems:* Alveoli, etc.; Direction of blood flow through the heart and body; Breathing • *Hormones:* Insulin & Glucagon; Adrenaline; Menstrual cycle hormones – FSH, LH, Oestrogen, Progesterone; Testosterone; ADH • *Homeostasis – the very basics:* Temperature regulation; Glucose regulation • *Nerves:* Basics of nervous transmission; Comparison with hormones • *Ecology:* Nitrogen Cycle
Chemie	• *Fundamentals:* Ionic and covalent bonding; Reactivity Series; Dynamic equilibrium – LeChatelier's principle • *Calculations:* Balancing equations; Isotope calculations; Empirical formulae; Ionic half equations; Percentage Yield; Volume of gas • *Organic Chemistry:* Polymerisation; Combustion

5.3 Themenkataloge osteuropäischer Länder

Im Folgenden beschäftigen wir uns mit den naturwissenschaftlichen Auswahltests an verschiedenen Universitäten in Osteuropa. Wir stellen dir die Themenkataloge vor, mit denen die Auswahltests bei der Bewerbung erstellt werden.

7 vgl. auch http://www.bmatcrashcourse.com/bmat-section-2-syllabus/ (Zugriff am 19.03.2015)

Die Tests arbeiten nach dem Multiple Choice-Prinzip und beinhalten – wie sollte es anders sein – Fragen aus den Themenbereichen Physik, Chemie, Biologie und manchmal auch Mathematik.

5.3.1 Slowakei

Comenius University of Bratislava, Faculty of Medicine

Der Test der medizinischen Fakultät der Universität Bratislava wird auf Englisch im Multiple Choice-Format geschrieben und besteht aus 100 Fragen aus dem Themenbereich Biologie und 100 Fragen aus dem Themenbereich Chemie. Die konkreten Fragen werden von einem Computer zufällig für jeden einzelnen Testteilnehmer ausgewählt.

Tabelle 47: Themenkatalog der Comenius University of Bratislava, Faculty of Medicine[8]

Biologie	• *Basics of Biology:* average ratio of most important elements, and small molecules in living organisms; composition, synthesis, function and importance of basic macromolecules (nucleic acids, proteins, lipids and polysaccharides); basic properties of life in animals and plants (composition from cells, growth and development, response to stimuli, reproduction, adaptation); metabolism, anabolism and catabolism, photosynthesis, reproduction of multicellular organisms (sexual and asexual-vegetative), exclusions (e. g. parthenogenesis and neoteny); individual development of an individual – basic phases (from origin of gamets to death) • *The Cell:* a cell as a basic structural, functional and reproductive unit of living organisms; structure of a cell (plasma membrane, cytosol, cytoskeleton, organelle, nucleus); function of organelles, their function in metabolisms of plants and animals; basic characteristics of metabolism in the cell, enzymes differences and common characteristics of prokaryotic and eukaryotic cells, cell cycle and division of the cell (mitosis and its phases, interphase); meiosis and origin of gametes; chromosomal pool of body cell and gamet; basic tissues of animals and humans, structure and function • *Microbiology and Immunology:* viruses (structure, size and shape, types, reproduction in the cell, examples of diseases, AIDS); bacteria (structure, size and shape, types, reproduction in the cell, examples of diseases); disinfection and pasteurization; parasites and parasitism

8 vgl. auch http://www.fmed.uniba.sk/fileadmin/user_upload/admin/AJ_primacky/chemistry_syllabus.pdf sowie http://www.fmed.uniba.sk/fileadmin/user_upload/admin/AJ_primacky/biology_syllabus.pdf (Zugriff am 19.03.2015)

Biologie	(e. g. parasitic protozoa) defensive mechanisms of an organism; (inborn and acquired immunity, active and passive immunity), phagocytosis, antigen and antibody) • *Animals:* overview of taxonomy, examples (e. g. Cestodes, Annelida, Arthropoda and Amphibia); convergence and diversity of traits; bases of comparative physiology of animals and humans • *Molecular biology:* composition and structure of DNA and RNA, complementarity of bases, genetic code; basic kinds of genes, their function; transcription and translation, synthesis of proteins; organisation of nuclear and extranuclear DNA and RNA, complementarity of bases, genetic code; basic kinds of genes, their function; transcription and translation, synthesis of proteins; organisation of nuclear and extranuclear DNA, plasmids; diseases caused by disorders in the structure of DNA – enzymopathies – examples and consequences • *Genetics:* methods of genetic research – experimental breeding, genealogy (pedigrees) and gemellology (traits in twins); basic terms (gene-locus, allele, genotype, phenotype, homozygote, heterozygote, Mendelian laws, monohybridism (single-gene and dihybridism) inheritance of blood groups AB0 and Rheukaryotic chromosomes, characteristics, number, chromosomal determination of sex (gonosomes, X-linked genes), set of chromosomes, haploid (n) and diploid (2n), X-linked recessive diseases (haemophilia A and colour blindness – daltonism), gene mutations, chromosomes and genome, aneuploidy and polyploidy • *Humans:* blood and tissue fluid (composition and function); skeleton – main parts (bones of skull, trunk and extremities), connections; heart and vessels (pulmonary and systemic circulation), structure, function and blood supply and action of the heart muscle; respiratory system – composition, function, characteristics, gastrointestinal system, composition, digestion and resorption of nutrients caused by lack of vitamins, control of vegetative functions; endocrine glands, overview of hormones and their action and importance for metabolism and control of organism, signs and diseases caused by lack or surplus of certain hormones; sense organs, structure and function; brain and spinal cord, structure and function, importance of brain parts; sexual glands, origin of gametes, fertilisation, development of the embryo and fetus; excretory system, structure and function of the kidney
Chemie	• *Basic chemical notions:* homogenous and heterogenous mixtures, solution, chemical individuum, matter, element, compound • *Atom:* elementary particles, atomic and mass number, nuclides, isotope, atomic and molecular mass; quantum numbers (principal, azimuthal, magnetic and spin), orbitals, Pauli's principle, Hund's rule, building-up principle, electron configuration • *Element classification:* periodicity in electronic configurations, characteristics of groups and periods, s-, p-, d- and f-elements, their basic properties and characteristics, octet rule, periodicity in chemical properties, periodical table; bonds between atoms in the molecules

Chemie	(ionic, covalent, coordinate covalent and hydrogene bond), electronegativity, polarity of covalent bond • *Solutions:* definition, concentration of solutions, osmosis, osmotic pressure, electrolytic dissociation, electrolytes • *Structure of molecules* • *Chemical reactions* • *Protolytic reactions:* acids and bases, conjugated pairs, ampholytes, chemical equilibrium of acids and bases in solutions, acidity and basicity, pK value • *Salts:* hydrolysis of salts; autoprotolysis of water, pH • *Oxidation-reduction reactions:* theory of oxidation and reduction, oxidation numbers • *Chemical kinetics and thermodynamics:* reaction rates, Guldberg-Waage law, the activated complex, catalysis, chemical equilibrium, equilibrium calculation, thermodynamics laws (1st and 2nd law), reaction energy (heat) • *Organic chemistry:* structure of organic compounds, division of organic compounds; nomenclature, isomerism, functional groups • *Hydrocarbons:* saturated, unsaturated, aromatic, their characteristics and typical reactions • *Derivatives of hydrocarbons:* halogenderivatives; hydroxyderivatives • *Alcohols and phenols – basic characteristics and reactions:* biologically important hydroxyderivatives • *Quinones* • *Oxoderivatives:* ethers, structure and chemical properties, aldehydes and ketones; basic characteristics and chemical properties • *Biologically important compounds* • *Amines:* characteristics and reactions • *Sulphur derivatives:* thiols disulphides, sulphonic acids • *Carboxylic acids:* basic characteristics, division, nomenclature, basic reactions, fatty acids • *Biologically important acids* • *Functional derivatives of carboxylic acids:* amides, esters, anhydrides – basic characteristics • *Substitutional derivatives of carboxylic acids:* hydroxy-, oxo-, amino-acids, Basic characteristics and reactions, basic biological important compounds; derivatives of carbonic acid; structure of urea and its derivatives; Heterocyclic compounds; division, basic characteristics. Five member heterocyclic compounds and their derivatives: aromatic nature, properties (furan, pyrole, thiophen, indol, porphin, tetrapyroles). Six-member heterocyclic compounds and their derivatives: aromatic nature and properties (pyridine – nicotinic acid, nicotin-amide, pyrimidine – uracil, thymine, cytosine, purine – adenine, guanine, uric acid, quinoline, isoquinoline); Natural compounds • *Carbohydrates (saccharides):* monosaccharides division, basic structure and properties; isomerism of monosaccharides (cyclic forms); disaccharides, structure and properties; polysaccharides; starch, glycogen, cellulose

Chemie	• *Lipids:* structure of simple lipids, triacylglycerols, basic properties (hydrolysis saponification); complex lipids, steroids, structure of phospholipids • *Amino acids:* structure, chemical properties, isoelectric point • *Proteins:* peptide bond, primary, secondary, tertiary and quartenary structure, denaturation of proteins; heteroproteins; division • *Nucleic acids:* DNA, RNA, basic structural characteristics, biological importance, nucleosides, nucleotides • *Vitamins:* their importance for functions of the organism, diseases • *Enzymes:* general characteristics

Comenius University of Bratislava, Jessenius Faculty (Standort: Martin)

Der Test an der Jessenius-Fakultät der Comenius Universität in Martin muss ebenfalls auf Englisch abgelegt werden. Die Fragen werden im Multiple Choice-Format gestellt.

Tabelle 48: Themenkatalog der Comenius University of Bratislava, Jessenius Faculty[9]

Biologie	• *Cytology Basics:* Basic characteristics of the cells; Prokaryotic and eukaryotic cell – principal differences; The cell as an open system; Organic and inorganic components in the cell; Carbohydrates in the cell – basic structure and function; Proteins in the cell – basic structure and function; Enzymes and enzymatic reactions; Functional and substrate specificity of enzymes; Nucleic acids in the cell – structure and function; Types of nucleic acids; Differences in the structure and function between DNA and RNA; Lipids in the cell – their structural and storage function; Biomembranes: Composition, orientation of membrane macromolecules, characteristics of the cytoplasm membrane, transport of molecules across membranes by diffusion and osmosis, the role of transport proteins in the transfer of metabolites across cell membranes; Endocytosis and exocytosis – the process of phagocytosis and pinocytosis, the role of Golgi complex in exocytosis, the role of cytoskeleton in these processes; Osmosis – transport of the water across semipermeabile membrane, hypertonic and hypotonic solutions, plant and animal cell in hypertonic and hypotonic environments • *Structure of the prokaryotic cell:* Organisation of DNA, membranous and non-membranous structures, composition of the cell wall, ribosome characteristics • *Structure of the eukaryotic cell:* Membranous structures of the cell characteristics and function; One- and two-membranous organelles; Non-membranous structures of the cell – characteristics and func-

9 vgl. auch http://staryweb.jfmed.uniba.sk/index.php?id=1736 (Zugriff am 19.03.2015)

Biologie

tion; Composition and function of the cytoskeleton, proteinous cellular structures, characteristics of the nucleus; Chromatine – composition; Nuclear chromosomes structure and shape; Extranuclear DNA in the cell – characteristics and function

- *Metabolism:* Catabolic and anabolic processes, energy exchange in the cell, primary source of energy in the cell, aerobic and anaerobic metabolism, oxidative phosphorylation in the eukaryotic and prokaryotic cells; Anaerobic glycolysis in eukaryotic and prokaryotic cells, the use of energy released by oxidative phosphorylation, the use of energy released during anaerobic glycolysis; The cell as an energetically autonomous unit; Autotrophy and its different types; Heterotrophy and its different types; Characteristics of photosystem I and photosystem II
- *Genetic material and protein synthesis:* Replication of DNA, transcription, translation, localisation of transcription and translation in prokaryotic and eukaryotic cells; The role of polymerases in replication and transcription, regulation of proteosynthesis
- *Cell division:* haploid and diploid cells, the process of amitosis and mitosis, the origin and the role of the spindle and centromere of chromosomes; Cell cycle and its phases, processes occuring during individual phases of the cell cycle, regulation of the cell cycle, cells during the phase GO, cells with the failure in the main control point
- *Multicellular organisms:* cell differentiation, tissue types, association of cells in plants, division and characteristics of tissues, regulation of processes in organism; types of reproduction in multicellular organisms, vegetative reproduction, sexual reproduction, the origin and types of gametes, isogamy and anisogamy
- *Meiotic division:* characteristics of phase I. and II. of meiotic division, homologous chromosomes, synapsis, tetrad, crossing-over, genetic recombination, spermatogenesis, oogenesis, ploidity of gametogonia and of gametes; copulation, fertilization and origin of the zygote, cleveage, gastrulation, ontogenetic development phases, hermaphroditism and gonochorism, determination of primary and of secondary sex traits, the role of gonosomes in sex determinations; haploid and diploid parthenogenesis, metagenesis, heterogony; reproduction of unicellular organisms: conjugation of prokaryotic and eukaryotic organisms, hologamy
- *Viruses:* division of viruses depending on nucleic acids, characteristics of viruses depending on external coats, shape of virions, reproduction of viruses, (+)RNA viruses and retroviruses, provirus, the process of virogeny, viruses and diseases
- *Bacteria:* the structure of bacterial cell, shape of bacteria, forms of autotrophic nutrition, bacterial plasmids, transformation, conjugation and transduction, the role of prophylaxy
- *Plants:* Plant cell and its cellular organelles, types of chlorophyles in plant cells, characteristics of plant tissues, active and passive intake of the water, water activity inside the cells, the process of transpiration, gutation, the main characteristics of photosynthesis, saprophytism, semiparasitism and parasitism, mixotrophic nutrition, breathing

Biologie

in plants, divisional and prolongational growth, regulation of tissue differentiation, plant development, plant movement and plant reproduction

- *Algae:* division depending on the type of chlorophyl, body structure and main characteristics, representatives of different classes and their characteristics
- *Land plants:* Dermal tissue system – epidermal cells, guard cells, hair cells – their description and function. Ground tissue system – parenchyma cells, collenchyma cells, sclerenchyma cells – their description and function. Vascular tissue system – xylem and phloem – description and function; The basic plant life cycle – alteration of generation, gametophyte and sporophyte. Bryophyta – body structure, alteration of generation, classes and representatives; General characteristics of Pteridophyta (ferns), Coniferophyta and Anthophyta (flowerig plants)
- *Fungi:* Characteristics of fungi: hyphae, haustoria, mycelium, mycorrhizae, saprobes. Chytridiomycota – general characterisation, type of reproductions, representative members; Endomycota – general characteristics, taxonomic division, representatives and their life cycle; Zygomycota – general characteristics, type of reproduction, representatives; Ascomycota – general characteristics representative members; Basidiomycota – general characteristics representative members
- *Unicellulars:* general characteristics, taxonomic division, representatives of individual classes with respect to the diseases which they determine, their life cycle and type of reproduction
- *Multicellulars:* Origins of multicellularity, taxonomic division – phylum, class, order, family, genus and species
- *Protostomes:* taxonomic division, characteristics of phyla, classes and families, body cavities of protostomes and their characteristics, types of nervous, sensory, excretory reproductive, circulatory and respiratory systems, types of blood pigments, ectoparasites and endoparasites of plants, animals and human beings, diseases which are caused by hosts and intermediate hosts of parasites
- *Deuterostomes:* characteristics of individual phyla, taxonomic division of Chordata, main characteristics of individual classes of Vertebrates: types of circulatory and transport, respiratory, immune, hormonal, nervous, sensory, excretory and reproductive systems, ontogenetic development, Anamniotes, Amniotes, ectothermy, endothermy, taxonomic division of Mammalia, their characteristics and representatives
- *Regulatory mechanisms in animal kingdom:* interrelationships between neural and chemical regulation, biorhytms, homeostasis in organisms
- *Metabolism and energy flow in the organism:* Phylogenesis of digestion system; Gas exchange between tissues and the environment; Phylogenesis of respiratory system; Types of body fluids in animals and in humans, composition and function; Systems of open and closed blood circulation, flow of the blood in blood vessels, blood groups and blood clotting in animals and in humans; The heart in

Biologie

vertebrates and in invertebrates, functional characteristics, phylogenesis of the circulatory system; Phylogenesis of the excretory system, structure and function of the nephron, secretion and composition of the urine; Hormonal regulations: mechanisms of direct and indirect effect of hormones, regulation of hormone level in body fluids, hormonal regulation in invertebrates and in vertebrates, species specific regulatory odours; The structure and the function of the neurone; Transfer of neural signal by neurone and on synapses, action potential of neurite, phylogenesis of nervous system, central nervous system in vertebrates; Instincts, conditioned and unconditioned reflexes, origin and stability of conditioned reflexes, memory and memory traces, learning and thinking; Sense organs: chemoreceptors, mechanoreceptors and radioreceptors, their sensitivity and function, phylogenetic development; Muscles: structure and function of muscle fibres, smooth muscle – its characteristics, striated muscle – its characteristics, characteristics of heart muscle and regulation of heart activity, classification of muscles according the content of myoglobine, energy sources for muscle activity, muscle fatigue; Immune reactions of organism: antigens, non-specific and specific immunity, cellular and antibody immunity reaction, response of B and T lymphocytes to antigen, allergy, passive and active immunization

- *Genetics:* Basic genetic terminology: codon, gene, allele, interrelationship between alleles, genotype, phenotype, homozygous and heterozygous individuals, autosomes and sex chromosomes, genome, karyotype, genofond; Regulatory genes, structural genes and genes for RNAs – their transcription and translation; Comparison of organisation of structural genes in prokaryotes and eukaryotes; Genetic information in prokaryotic and eukaryotic cell and its expression; Autosomal heredity: monohybrid and dihybrid crossing with complete and incomplete dominance, heredity of blood groups in human; Gene linkage; Genetic determination of sex: homogametic and heterogametic sex, gonosomal heredity in invertebrates, in birds, in mammals and in human, human diseases caused by gonosomes and their heredity; Modifications, mutations and their classification, gene and genomic mutations in human and their heredity; Heredity of quantitative and qualitative characteristics; Definition of the population, autogamic and panmictic populations and their development, validity and limits of validity of the law of population equilibrium, practical application of this law; Methods used in human genetics, genetic diseases and dispositions, genetic counselling, eugenics and its aim
- *Human biology:* Bones: structure, function, connection, scull, permanent and milk teeth, skeleton; Muscles: types of muscles, muscle systems, muscle innervations; Blood: composition, function, volume, blood cells – their origin, shape, function, sedimentation, types of haemoglobin, ABO system, Rh factor and its role, defence reactions of organism, blood transfusion; Heart: structure, activity, innervation, blood supply, minute volume of the heart, heart stroke, regulation of heart activity; Arteries, veins, capillaries – their structure and function,

Biologie	blood circulation, blood pressure, regulation of blood circulation, lymph production and function, hemostasis, emboly, thrombosis; Respiration: airways, mechanism of inspiration and expiration, internal and external gase exchange, breathing regulation, respiratory defence reflexes and respiratory diseases; Digestive system: composition and function, glands of digestive secretion and their products, intestinal juice and its composition, metabolism and energy exchange, digestion of different foods, liver and its function, liver and gall-bladder diseases, defecation reflex, starvation, malnutrition and obesity; Vitamins: names, their role, deficiency effects, hypovitaminosis and avitaminosis; Excretion: kidneys – their structure and function, primary and secondary urine – composition and amount, regulation of kidney function; Role of the skin excretion; Regulation of body functions: neural and chemical regulation, their interrelationship; Endocrine glands and their hormones, regulation of hormone secretion into blood, most important effects of hormones; Neural system: neurone, synaptic junction, central nervous system; Brain – its parts and function, head nerves, spinal cord, spinal nerves, reflex circuit, spinal somatic reflexes, sympatic and parasympatic nervous system, higher nervous activity; Receptors: stimulus, adaptation to stimuli, exteroreceptors, interoreceptors and proprioceptors, radioreceptors, chemoreceptors, mechanoreceptors and photoreceptors; Reproductive system of women and menstruation cycle, pregnancy, prenatal ontogenesis, parturition; Reproductive system in men • *Ecology:* Ecology as a science, basic terminology; The relationship between organism and its environment; Biotop, biocenosis, ecosystem, biosphere; The Sun and its role for ecosysteme; Athmosphere, hydrosphere, litosphere and pedosphere; Abiotic components of the environment; Biotical components of environment; Population – role, composition rule; Interrelationship between populations; Parasitism and predation, definitions; Communities; Ecosystem – definition, basic characteristics; Nutritionally chains of the ecosystem and nutrial pyramide; Flow of foodstuffs and of energy in ecosystem; Changes in the ecosystem; Influences on the ecosystem equilibrium; Biosphere – basic characteristics; Biome – definition and characteristics; The human – the active part of the environment; Negative effects of human; Human population – growth, differences in the concentration of inhabitants, effects of human activities and their consequences; The role of biology – biotechnology, gene engineering; Bionics and biocybernetics • *Theories of the origin of life:* Coacervate theory, eobiontes, prokaryotic and eukaryotic cells, Darwins's theory of evolution.
Chemie	• *General Chemistry:* Classification of matter; Physical versus chemical change; Elements, compounds, and mixtures; Unit conversion; Density; Specific gravity; Temperature; Units of energy; Atomic theory; Atomic number; Charged atoms; Isotopes; Mass number; Relative atomic mass; Average atomic weight; Electronic versus nuclear changes; Radioactivity; Properties of (-, (-, and (- radiation; Ionizing

Chemie

radiation; Medical uses of radioisotopes; Electron structure of the atom; Electron configuration notation; Periodic table; How can atoms achieve lower-energy states?; Metals lose electrons; Nonmetals gain electrons; Oxidation –reduction; Formulas for ionic compounds; Nomenclature; The nature of the ionic bond; Diatomic molecules; The nature of the covalent bond; Coordinate covalent bonds; Electronegativity and polarity; Recognizing ionic versus molecular compounds; Molecular shape; Molecular polarity; Molecular weight; Individuals versus "packages"; Relative weights; How many particles is in a mole?; Moles of compounds; Gram-mole-particle conversions; Chemical reactions and equations; Balancing equations; Types of reactions; Oxidation-reduction reactions; Molar interpretation of the balanced equation; The mole ratio; Mole-mole, mole-gram, gram-gram conversions; Heat as a reactant or product; Gases, liquids, solids; Characteristics of gases; Intermolecular forces; Physical properties of liquids; Classes of crystalline solids; Properties of solids; Solution terminology; Factors influencing solubility; Electrolytes; Particles in solution; Concentration expressions; Colligative properties of solutions; Osmotic pressure of solutions; Colloids and suspensions; Active transport; Osmotic pressure and fluid transport; Kinetics and equilibrium; The origin of heats of reaction (H); Gibbs free energy; Activation energy; Factors influencing reaction rate; Reversible reactions; Equilibrium constant; Acids and bases; The Arrhenius definition; Bronsted-Lowry definition; Acid and base strength; Ionization of water; pH, measurement of pH; Reactions of acids and bases; Acid-base indicators; General properties of organic compounds; Bonding in carbon compounds; Structural formulas for organic molecules; Condensed structural formulas; Functional-group concept; Homologous series; The R-group concept; The "action" is at the functional group; Isomerism; Geometry around carbon atoms; Rotation about single bonds; Isomerism revisited; Nomenclature; Common nomenclature; Writing structures from names; Nomenclature and isomerism; Physical properties of hydrocarbons; Chemical properties of alkanes; Alkenes; Nomenclature of alkenes; Geometric isomerism; Bonding in alkenes – The double bond; Alkene reactions; Polymerization; Alkynes; Cyclic hydrocarbons; Aromatic hydrocarbons; Biologically significant hydrocarbons; Properties of the halogenated hydrocarbons; The alcohol functional group; Hydrogen bonding in alcohols; Nomenclature of alcohols; Industrial source and use of some alcohols; Dehydration of alcohols; Oxidation of alcohols; Ethers; The carbonyl group; Aldehyde and ketone nomenclature; Physical properties of aldehydes and ketones; Oxidation and reduction of aldehydes and ketones; Alcohol addition to aldehydes and ketones; Aldol addition of aldehydes and ketones; Reactions of aldehydes and ketones with nitrogen compounds; The occurrence and use of a few aldehydes and ketones; Phenols; Thiols; Stereoisomerism; Stereoisomerism and glucose; Fischer projections; Multiple chiral centers; Classification: D-family versus L-family; Intramolecular hemiacetals and hemiketals; Haworth projections; Mutarotation;

Chemie	Formation of di- and polysaccharides; Monosaccharides; Classification: Reducing and nonreducing sugars; Disaccharides; Polysaccharides; Classification of amines; Nomenclature; Physical properties of amines; Amine basicity; Nomenclature of carboxylic acids; Physical properties of carboxylic acids; Acidity and salt formation; Fatty acid salts as soap; Esterification; A close examination of the ester functional group; Esters from phosphoric acids; Thioesters; Anhydrides of carboxylic acids; Hydrolysis of esters; Amides: Nomenclature; Properties of amides; Amide formation; Waxes; Fats and oils; Hydrogenation of oils; Hydrolysis of simple lipids and digestion; Compound lipids; Phospholipids; The lipid bilayer of cell membranes; Steroids; Structure of amino acids; Classification of amino acids; Stereoisomerism in amino acids; The peptide bond; Polypeptides; Primary structure of proteins; Secondary structure of proteins; Tertiary structure of proteins; Quaternary structure of proteins; Classification of proteins; Denaturation; Hydrolysis of proteins; Chemical composition of DNA; The primary structure of DNA; The secondary structure of DNA; Ribonucleic acids; The genetic code; Protein biosynthesis I: Transcription; Protein biosynthesis II: Translation; Enzyme composition; Enzyme classification and nomenclature; Mechanism of enzyme activity; Substrate specifity and the enzyme-substrate complex; Factors affecting enzyme catalysis; Enzyme inhibition; Coenzymes and vitaminsclassification, relationship; Hormones – classification, target effects; Thermodynamic principles; The role of ATP; The roles of eating and breathing

Pavol Jozef Šafárik University in Kosice

Auch der Test an der Pavol Jozef *Šafárik* Universität Kosice wird auf Englisch geschrieben. Die Fragen werden auch hier im Multiple Choice-Format gestellt.

Tabelle 49: Themenkatalog der Pavol Jozef Šafárik University[10]

Chemie	• *Nature of chemistry:* matter, mass and weight, substances and mixtures • *Atoms, molecules and ions:* naming of elements, inorganic and coordination compounds • *Atomic structure and periodic table:* atomic number, mass number, Bohr´s theory of the atom, isotopes, radioactivity, properties of elements – i. g. main group elements IA-VIIA, metals • *Bonding – general concepts:* types of bonding, orbitals, hybridization

10 vgl. auch http://www.upjs.sk/public/media/2255/Syllabus-Chemistry.pdf und http://www.upjs.sk/public/media/2255/Syllabus-Biology.pdf (Zugriff am 19. 03. 2015)

Chemie	• *Physical chemistry:* chemical kinetics, chemical equilibrium, spontaneity, entropy, enthalpy and free energy, thermochemistry, thermodynamics • *Liquids and solids:* electrochemistry, properties of solution, stoichiometry, colloid solutions • *Acids and bases:* Arrhenius theory, Brönsted-Lowry theory, Lewis theory, strengths of acids and bases, salts hydrolysis, buffer solutions, calculation of pH • *Reactions:* types of reactions, oxidation numbers, balancing of redox equations, oxidizing and reducing agents • *Hydrocarbons:* IUPAC nomenclature, special properties of carbon, alkanes, alkenes and alkynes series, aromatic hydrocarbons, reactions of hydrocarbons • *Derivatives of hydrocarbons:* nomenclature, alkyl – halides, alcohols, phenols, quinones, ethers, aldehydes, ketones, carboxylic acids, carboxylic acid derivatives, amines, thiols • *Heterocyclic compounds:* nomenclature, nonaromatic heterocycles, aromatic heterocycles, five and six- membered ring containing heterocycles with one and more heteroatom(s), heterocycle derivatives • *Carbohydrates:* monosaccharides, disaccharides and polysaccharides • *Lipids:* simple and complex lipids, fatty acids, waxes, phospholipids, isoprenoids, terpenes and steroids • *Amino acids, peptides and proteins:* structure of amino acids, acid-base properties, peptide bond, four levels of protein structure • *Nucleic acids:* purine and pyrimidine bases, nucleosides, nucleotides, polynucleotides and their conformation, DNA, RNA – structure, genetic code, major types of RNA • *Biochemistry:* chemical and biological properties of vitamins and hormones
Biologie	• *Characteristics of life:* properties of living matter, differences between living and non-living matter • *The building blocks of organisms:* biopolymers, structure and function of carbohydrates, lipids, proteins and nucleic acids • *Cell structure:* prokaryotic and eukaryotic cells. Membrane cell organelles – their structure and function • *Cell division:* cell cycle phases, mechanism and genetic consequences of mitosis, mechanism and genetic consequences of meiosis • *Molecular biology:* process of DNA replication, expression of genetic information (transcription and translation), genetic code, mutations • *The Mendelian genetics:* the basic terms of Mendelian genetics, the crosses and Mendel's principles of segregation and independent assortment, the allelic interactions (complete and incomplete dominance, codominance) • *Digestive system:* compounds of the human digestive system – the digestive tract and glands, functions of the human digestive system, mechanism of digestion

Biologie	• *Urinary system:* organs and functions of the human urinary system, structure of the nephron, process of urine formation in the kidneys • *Respiratory system:* compounds of the human respiratory system – the respiratory tract and lungs, functions of the human respiratory system, external and internal respiration, mechanics of breathing • *Circulatory system:* compounds and functions of the human circulatory system, blood circulation, compounds and functions of blood, lymphatic system • *Immune system:* compounds and functions of the human immune system, specific and nonspecific defense, immunogenetics, blood-group systems • *Hormonal (endocrine) system:* endocrine glands and secreted hormones, their functions • *Nervous system:* the basic functions and the constitution of the nervous system, the constitution and types of the neurons, the transferof the nerve message, the central nervous system: spinal cord and brain, the peripheral nervous system

5.3.2 Polen

University of Warmia and Mazury in Olsztyn

Der Medical College Admission Test[11] an der Universität Olsztyn wird auf Englisch und im Multiple Choice-Format geschrieben. Er dauert zwei Stunden. Die insgesamt 100 Fragen teilen sich auf die Bereiche Biologie, Chemie und Physik auf. Bei jeder Frage werden 5 Antwortmöglichkeiten angeboten. Es gibt keinen Abzug für falsche Antworten. Der Themenbereich, in dem du die wenigsten Punkte sammelst, wird aus der Bewertung gestrichen.

University of Gdańsk

Der Test an der Universität Danzig muss auf Englisch abgelegt werden und die Aufgaben werden im Multiple Choice-Format vorgegeben. Der Test konzentriert sich auf die Themengebiete Biologie und Chemie.

---

11 vgl. auch http://www.uwm.edu.pl/wnm/en/index.php/enrolment.html und für eine Auswahl an Beispielaufgaben siehe http://www.uwm.edu.pl/wnm/en/download/ExamplesMSATtests_2014.pdf (Zugriff am 15.07.2015)

Tabelle 50: Themenkatalog der University of Gdańsk[12]

Chemie	• International system of units • Matter and properties • Elements, compounds and mixtures • Periodic Table • Isotopes • Symbols and formulas • Chemical equations • Atoms, molecules and moles • Mass unit • Laws of chemical combination • Avogadro's number and the mole • Ideal Gas Laws • Writing empirical and structural formulas – acids, bases and salts • Balancing chemical reactions • Calculations based on chemical equations • Stoichiometry • Molar and normal concentration – calculations • Ionisation reactions, reactions between ions • Oxidation number • Redox reactions – balancing • Alkanes naming, structural isomers, reactions • Alkynes • Aromatic compounds • Benzene, nitration • Ortho, meta, para-isomerism • Alcohols, reactions, oxidation • Phenols • Aldehydes and ketones • Carboxylic acids, derivates – esters and amides • Carbohydrates – fructose, glucose, sucrose • Lipids • Fatty acids • Triglycerides – formation and hydrolysis • Proteins, nucleic acids – general view
Biologie	• Cells, structure and function, cell divisions • Prokaryotic and eukaryotic cells • Mendel's laws, segregation and independent assortment • Alleles, homozygotes, heterozygotes • Genotype and phenotype • Molecular basis of heredity • DNA, replication, genetic code

12 vgl. auch http://admission.mug.edu.pl/10723.html, http://admission.mug.edu.pl/attachment/attachment/8952/Biology_Sample_Questions_MUG_2014.pdf und http://admission.mug.edu.pl/attachment/attachment/8954/CHEMISTRY_update_2014.pdf (Zugriff am 15.03.2015)

Biologie	• RNA • Protein synthesis • Reproduction and development • External and internal fertilization, cleavage, blastula formation, gastrulation, neurulation • Classification and characteristics of the main taxonomic groups of animals, with special attention to Chordates, Vertebrates and Mammals

University of Krakow

Auch an der Universität Krakau wird der Test auf Englisch geschrieben und die Aufgaben werden im Multiple Choice-Format vorgegeben. Es werden 55 Fragen zum Themenbereich Biologie gestellt und 45 zur Chemie. Die maximale Bearbeitungsdauer beträgt 150 Minuten.

Tabelle 51: Themenkatalog der University of Krakow[13]

Biologie	• *Cellular Organisation:* Eukaryotic cell structures and their functions: nucleus, nucleolus and chromatin, endoplasmic reticulum (smooth and rough), ribosomes; Golgi complex, lysosomes, vacuoles, mitochondria and chloroplasts, peroxisomes and glyoxysomes, cytoskeleton (microtubules and microfilaments); Biological membranes: fluid mosaic model, transfer across plasma membrane, exocytosis and endocytosis, contacts between cells (junctions) • *Energy and Metabolism:* Metabolic reactions: adenosine triphosphate, enzymes; Respiration: aerobic, anaerobic, fermentation • *Genetics:* Eukaryotic chromosomes: chromosome structure, mitosis, meiosis; Principles of heredity: Mendel's principles of inheritance, sex determination, Barr body and X chromosome inactivation, polygenes; DNA: DNA structure, DNA replication, nucleosome structure; RNA and protein synthesis: RNA structure, transcription, translation, genetic code; Gene regulation: operons in bacteria, eukaryotic gene regulation; Genetic engineering: restriction enzymes, transgenic organisms; Human genetics: chromosome abnormalities, diseases inherited as autosomal and X-linked traits, prenatal diagnostic techniques, gene replacement therapy, genetic diversity in humans; Genes and development: cellular differentiation, developmental regulation

13 vgl. auch http://www.medschool.uj.edu.pl/documents/3128353/20168236/CHEMISTRY_subjects2.pdf und http://www.medschool.uj.edu.pl/documents/3128353/20168236/Biology_subjects.pdf (Zugriff am 15.03.2015)

Biologie	• *Structure and Function:* Tissues and organ systems: epithelial tissues, connective tissues, muscle tissues, nervous tissues, organ systems and their functions; Skin, skeleton and muscles: integumentary system in mammals, human skeletal system, vertebrate muscle structure and function; Neural control: cell types of the nervous system, function of neurons, synaptic transmission; Neural regulation: vertebrate brain, human central nervous system, sympathetic and parasympathetic systems; Sensory reception: classification of receptors, human ear, taste buds, human eye; Internal transport: cellular components of blood, blood vessels, human heart, cardiovascular system, lymphatic system; Internal defense: defense mechanisms, cells of immune system, active and passive immunity, AIDS; Gas exchange: human respiratory system, oxygen and carbon dioxide transports; Processing food and nutrition: human digestive system, digestion; Osmoregulation: metabolic waste products, human urinary system, kidney structure and function; Endocrine regulation: hormone secretion and function, endocrine glands and their hormones
Chemie	• *General Chemistry:* Atoms; The atomic mass unit; The mole concept; Modern periodic table. Metals and nonmetals; Acids, bases and salts; Reactions of nonmetals – formation of molecular compounds; Chemical bonds; Balancing chemical equations; Using a chemical equation in a calculation; Molar concentration (molarity); Gases and Avogadro's principle; Oxidation – reduction reactions; Galvanic cells; Chemical equilibrium; Acid-base equilibria in aqueous solution; The ionization of water; The pH concept; Conjugate acid-base system; Reactions between ions • *Organic Chemistry:* Alkanes; Alkenes and alkynes; Aromatic compounds; Organic Halogen Compounds; Alcohols; Aldehydes and ketones; Carboxylic acids and their derivatives; Lipids; Carbohydrates; Aminoacids, peptides and proteins; Nucleotides and Nucleic acids
Chemie – Schlüsselbegriffe	• *General Chemistry:* element, proton, neutron, electron, cation, anion, atomic number, nucleus, mass number, atomic mass units, average atomic mass, mole, Avogadro's number, reactant, product, periodic table, groups, representative elements, transition elements, lanthanides, actinides, valence shell, valence electrons, metals, nonmetals, metalloids, ionic compounds, salt, neutralization reaction, ionic bond, covalent bond, polar molecules, coordinate covalent bond, single, double, triple bonds, combustion, limiting – reactant, molar concentration, molarity, solute, solution, volumetric flask, neutralization, ideal gas law, standard temperature and pressure (STP), oxidation, reduction, reducing agent, oxidizing agent, oxidation numbers, galvanic (voltaic) cells, half-cells, salt bridge, cathode, anode, cell diagram, standard reduction potentials, hydrogen electrode, dynamic chemical equilibrium, equilibrium law, strong acid, weak acid, hydronium ion, hydroxide anion, dissociation constant, conjugated pair, ionic reactions, yield of reaction, precipitate, hydrated ions, molecular equation, ionic equation, net ionic equation, neutralization

Chemie – Schlüsselbegriffe	• *Organic Chemistry:* Tetravalent, alkanes, alkenes, alkynes, methylene group, homologous series, normal alkanes, isomers, root name, substituents, heteroatoms, addition, halogens, conjugated systems of double C=C bonds, alkyl halides, substitution, leaving group, elimination, alkoxide, primary alcohols, aldehyde, secondary alcohols, ketone, carbonyl group, carboxyl group, carboxylate anion, fatty acids, lipids, soap, micelles, monosaccharides, oligosaccharides, polysaccharides, triose, tetrose, pentose, hexose, aldose, ketose, hemiacetal group, hemiketals, pyranoses, furanoses, amino acids, isoelectrical point; primary, secondary, tertiary, quaternary structure, helix, deoxyribonuleic, ribonucleic acids, double helix, complementary base pairs, genetic code

University of Warsaw

Auch an der Universität Warschau wird der Auswahltest auf Englisch geschrieben. Die Aufgaben werden im Multiple Choice-Format vorgegeben. Es werden 35 Fragen zum Themenbereich Biologie gestellt, 35 Fragen zur Chemie und 30 Fragen zur Physik. Bei jeder Frage werden 4 Antwortmöglichkeiten angeboten. Die maximale Bearbeitungsdauer beträgt 120 Minuten.

Tabelle 52: Themenkatalog der University of Warsaw[14]

Biologie	• *The Cell:* viruses; prokaryotic and eukaryotic cell; cell membranes; cell divisions and cell cycles; cellular transport; energy in a cell; microbes and biotechnology • *The chemistry of life:* chemical elements and water; carbohydrates, lipids and proteins; DNA structure and replication; Transcription and translation; Enzymes; Cell respiration; Photosynthesis • *Genetics:* chromosomes, genes, alleles and mutations; Mendel's genetics and meiosis; theoretical genetics; patterns of heredity; genetic engineering and biotechnology; population genetics • *Ecology and evolution:* communities and ecosystems; the green house effect; ecology and conservation; community ecology; ecosystems and biomes; impact of humans on ecosystems; conservation of biodiversity; population ecology; origin of life; species and speciation; human evolution; phylogeny and systematic; classification of organisms • *Human health and physiology:* digestion and transport of digested food; human nutrition and health; circulation system; defenses against infectious diseases and immunity; gas exchange; nerves hormones

14 vgl. auch https://2wl.wum.edu.pl/sites/2wl.wum.edu.pl/files/biology_syllabus.pdf, https://2wl.wum.edu.pl/sites/2wl.wum.edu.pl/files/chemistry_syllabus.pdf und https://2wl.wum.edu.pl/sites/2wl.wum.edu.pl/files/physics_syllabus.pdf (Zugriff am 15. 03. 2015)

Biologie	and homeostasis; endocrine system and hormonal control; stimulus and response; perception of stimuli; innate and learned behavior; the nervous system and human brain; neurotransmitters and synapses; support and locomotion; muscles and movement; reproduction; urinary system • *Plant science:* the biology of the plant cell; plant structure and growth; plant physiology; reproduction in plants; Seedless plants; Seed-producing plants • *Zoology:* animal tissues; Invertebrates; Chordates; parasitology
Chemie	• *Stoichiometry:* Chemical formulas and the mole concept; Chemical reaction and equations; Concentrations of solutions; Calculations • *Atomic theory:* Simple model of the atom; Electronic structure: shells; Electronic structure: sub-shells and orbitals • *The Periodic Table of the elements:* Ionic bonding; Covalent bonding; Intermolecular forces; Metallic bonding; Molecular orbitals and hybridization • *States of matter:* Changes of state and kinetic theory; Gases; Gases Lows • *Energetics:* Enthalpy change; Calculation of enthalpy change; Hess' law; Entropy and free energy; Spontaneity of a reaction • *Kinetics:* Rates of reactions; Factors affecting the rate of reaction; Order of reaction and half-life • *Equilibrium law:* The equilibrium law; Applications of the equilibrium law • *Acids and bases:* Properties of acids and bases; Strong and weak acids and bases; Definitions of acids and bases and salt hydrolysis • *Oxidation and reduction:* Redox reactions, Electrolysis • *Organic chemistry:* Functional groups and homologous series; Properties of different functional groups; Isomerism (structural, geometric, optical) • *Hydrocarbons:* Alkanes (chemical properties); Alkenes (chemical properties, additions reactions, addition polimerization); Arenes (electrophilic substitution reactions) • *Halogenoalkanes:* Nucleophilic substitution reactions • *Acohols and ethers* • *Aldehydes (properties and reactions)*
Physik	• *Scalars and Vectors:* Distinction between scalar and vector quantities; Addition and subtractions of vectors; Multiplication and division of vectors by scalars; Decomposition of vectors into parallel and perpendicular components along chosen axes • *Motion:* Kinematic concepts (displacement, distance, trajectory, velocity, speed, acceleration); Frames of reference; Instantaneous and average values of speed, velocity and acceleration; Relative motion (relative velocity, relative acceleration); Uniform motion in a straight line; Uniformly accelerated motion in a straight line; Uniform circular motion (centripetal acceleration); Harmonic motion (simple harmonic oscillator); Models: mass on a spring, simple pendulum; Period and

Physik

frequency of harmonic oscillations; Graphical representation of motion; Elements of relativistic mechanics (speed of light, time dilation, length contraction, relativistic mass, momentum and energy)

- *Forces and dynamics:* Newton's laws of motion; Newton's first law; translational equilibrium; inertial reference frames; Newton's second law (momentum and impulse); Newton's third law; Law of conservation of linear momentum (isolated system, inertial frame); Inelastic collisions; Rockets (reaction engine); Fictitious forces, analysis of motion in noninertial reference frames; Dry friction; Static friction; Kinetic friction force due to air resistance (terminal velocity)
- *Fundamental Interactions (gravitation, electromagnetic, strong interaction):* Elementary particles (bosons, fermions: leptons, quarks (hadrons); Gravitational field; Newton's law of universal gravitation; Visualization of gravitational field – gravitational field lines; First and second cosmic velocities; Weightlessness and overload; Vertical free fall, vertical throw and horizontal throw near the Earth's surface; Electric field; Electric charge and Coulomb's law; Visualization of static electric field – electrostatic field lines; Motion of charged particles in static electric field; Magnetic field; Visualization of magnetic field – magnetic field lines; Magnetic field around a cylindrical current-carrying conductor; Magnetic field in a solenoid; Motion of charged particles in static magnetic field (Lorentz force); Electromagnetic waves (properties, spectrum); Strong interaction, week interaction
- *Matter properties:* Atomic structure and physical properties of matter; Solid phase; Amorphous body; Cristal body; Thermal expansion of a solid body; Liquid phase; Internal structure of liquids; Models of water structure; Surface tension, meniscus; Gaseous phase; Electric properties of matter; Electric conductors (metals); Electrical conductivity of metals as a function of temperature; Insulators; Semiconductors; Magnetic properties of matter; Diamagnetic materials; Paramagnetic materials; Ferromagnetic materials;
- *Order and chaos in nature:* Kinetic model of an ideal gas; The ideal gas equation; Boyle's law (T = const isothermal process); Charles' law (p = const; changes of thermal energy and work done by a gas in isobaric process); Gay-Lussac's law (V = const; changes of thermal energy in isochoric process); First law of thermodynamics (practical calculations/usage/application); Entropy and Second Law of Thermodynamics (formulate the law and resulting conclusions only); Heat engines; The Carnot engine; Efficiency of thermodynamic engines; Reversible/irreversible process (examples)
- *Optics:* The nature of light; Speed of light; Relation of speed, frequency and wavelength; Visible light spectrum; Reflection of light; Reflection in a plane and in a curved mirror (mirror equation); Constructing images formed by mirrors (type of image, magnification); Refraction of light; Refractive index; Snell's law; Dispersion due to a prism; Critical angle and total internal reflection; Lenses; Types of lenses; Focus, focal length, optical power, magnification; Image formation; Thin lens equation; Optical power of a thin lens (lens maker's formula); Optical instruments; Microscope; Telescope; Aberra-

Physik	tions; Diffraction; Diffraction grating; Interference; Interference from two point source; Young's double slit experiment; Polarization and polarizer; Absorptive polarizer; Beam-splitting polarizer; Polarization by reflection (Brewster angle); Birefringent polarizer; External photoelectric effect (photoelectric cell); Bohr's model of the hydrogen atom; Atomic energy states; Emission spectrum (frequencies, wavelengths); Absorption and emission spectra – application of spectrum analysis; Laser – design and practical application; The eye and sight; Myopia (nearsightedness) and hyperopia (farsightedness); Correction of vision defects • *Energy transport and transformation:* Work, energy and power; Kinetic energy; Potential energy; Gravitational potential energy; Elastic potential energy; Transformation of energy in harmonic motion; Mechanical resonance; The Principle of Energy Conservation; The Equivalence of Mass and Energy ($E = mc^2$); Nuclear fission; Nuclear structure; Mass number, atomic number; Nuclear energy levels; Isotope, nucleon; Uranium-235 chain reaction; Nuclear mass defect, nuclear binding energy; Radioactive decay law; Half-live of nuclear decay; Nuclear radiation (α particles, β particles, γ radiation) applications; Description of energy transport in wave movement; Description of thermal energy transfer; convection; conduction; radiation • *Structure and evolution of Universe:* Analysis of thermonuclear fusion in stars; Solar System – sizes and distances between astronomic objects; Planet movement – Kepler's laws; Star evolution, H-R diagram; The Big-Bang Model • *Unity of micro-world and macro-world:* De Broglie's hypothesis – a matter wave; Experimental confirmation of de Broglie hypothesis; Wave–particle duality; Heisenberg uncertainty principle • *Carboxylic acids and their derivatives (properties and reactions):* The –OH group in alcohols, phenols and acids • *Esters* • *Oils and fat* • *Nitrogen compounds:* Amines, amides and amino acids (properties and reactions)

5.3.3 Tschechien

Charles University of Prague, First Faculty & Faculty of Medicine in Pilsen

Die erste Fakultät der Universität Prag und die Medizinische Fakultät in Pilsen nutzen denselben Themenkatalog. Der Test wird auf Englisch geschrieben, die Aufgaben im Multiple Choice-Format vorgegeben. Der Test konzentriert sich auf die Themengebiete Biologie, Physik und Chemie. Das abgefragte Wissen orientiert sich stark am Oberstufen-Stoff in Großbritannien.

Tabelle 53: Themenkatalog der University of Praque und Pilsen[15]

Biologie	• *Systematic subtyping:* Protozoa – their subtyping and impact; Sporozoa; Ciliata; Porifera; Cnidaria and Acnidaria; Plathelmintes; Nemathelminthes; Mollusca; Annelida; Arthropoda – their characteristic and subtyping; Deuterostomia; Chordata; Vertebrata; Fish; Amphibians; Reptiles; Mammalia; Primates; Viruses; Bacteria • *General biology:* cell and its structure; cell cycle; cell division; cell metabolism; cell organelles – their structure and function; Chromosomes and their structure, number of chromosomes; Intra and extranuclear DNA, their structure and function; RNA and its types, structure and function; protein synthesis; genetic code; Mendel's hybridisation experiments and the rules of inheritance; Heritability of sex; Human hereditary diseases; Spontaneous and induced mutations and mutagenic factors; origin of the life on Earth and its evolution; origin and evolution of the man; main periods and human races; Sexual and asexual reproduction; Ontogenesis; Heterotrophy; autotrophy and mixotrophy; Photosynthesis; Ecology and basic ecological terms; circulation of substances in the nature and the food-chain; Biotic and abiotic compounds of the environment; Characteristic of the ecosystem and possible ways of its evolution; • *Biology of the man:* bones; their structure and conjunction; skeleton of the man; Voluntary and smooth muscles; internal environment and the subtyping of body fluids; blood; its composition; amount and function; red blood cells; their shape; composition; function and lifetime; Leukocytes; their subtyping; quantity and function; Non-specific and specific immunity; immunisation and vaccination; blood groups and transfusion; Rhesus-factor; coagulation of blood; human heart; its structure and function; circulation of blood; capillaries and the production of the tissue fluid; control of blood circulation; lymph and its circulation; respiratory system of the man; exchange of gasses in the lungs and tissues; breathing control; digestive system of the man and the function of its particular parts; digestion and digestive enzymes; Convertion of particular nutrients and the role of saccharids; lipids and proteins; liver and its function; optimal composition of the food according to quality and quantity; Vitamins soluble in lipids and their impact; B group vitamins, their function and avitaminosis manifestation; Vitamin C and its function, avitaminosis; body temperature and its regulation; kidneys and their function; skin and its working; endocrine glands; Insulin and its role; adrenals and their hormones; thyroid gland and its function; parathyroid glands; anterior and posterior lobe of the pituitary gland; their hormones and function; neurone and its structure; nervous impulse and its conduction; Conditioned and unconditioned reflexes; inocluntary nervous system and its function; human brain, its structure and function of the particular parts; olfaction; taste; skin perception;

15 vgl. auch http://www.lf1.cuni.cz/file/41717/chemistry_physics_biology.pdf, http://www.lf1.cuni.cz/document/40887/mathematics.pdf und http://www.lfp.cuni.cz/study_english.aspx (Zugriff am 15.03.2015)

Biologie	sight; eye, its structure and function; vestibular apparatus; men's hearing; function of the ovaries and female sex hormones; menstrual cycle; pregnancy; intrauterine development; placenta and its function; labour; function of the testes; male sex hormone and its effects; periods of man's lifetime and their characteristic
Physik	• *General Physics:* Standard prefixes used to denote multiples of ten; Conversion of metrical units of length, surface and volume, density of water; Kinematics; Newton's laws of motion; Circular motion; Work, energy, impulse of force, momentum; Hydrostatics and hydrodynamics; Isotherm, isobaric and isochoric processes; Laws of thermodynamics; Sound; Current, voltage and resistance, AC and DC current; Basic electrical elements, capacitors, resistors, coils. Series and parallel wiring; Light, lenses and mirrors, focal equation, microscope, telescope, human eye; The nature of the atom, x-rays; Radioactivity, radioactive decay, half life
Chemie	• *General Chemistry:* Atoms, atomic structure, the periodic table, electron structure, electron configuration and the periodic table; Chemical bonds, ionic and covalent bonds, H-bonds; Chemical names and formulas, chemical equations, the mole; Acids and bases, pH, strong and weak acids and bases; Oxidation ad reduction; The common inorganic compounds, chemistry of the Earth; The common compounds of H, Na, K, Cu, Ag; Water, concentration of the solutions in mol and %; The common compounds of Mg, Ca, Sr, Ba, Zn, Cd, Hg; The common compounds of B, Al, C, Si, Sn, Pb; The common compounds of A, P, As, Sb, Bi; The properties of oxygen; The common compounds of S, Se, Cr, Mo, W; The common compounds of F, Cl, Br, I, Mn; The common compounds of Fe, Co, Ni, Os, Pt; Chemical calculations based on chemical equations, the use of Avogadro+s number; Organic compounds, aliphatic and aromatic hydrocarbons, isomers, saturated and unsaturated aliphatic hydrocarbons the common halogen derivatives; Alkohols, aldehydes and acids, phenols and quinines; Carboxylic acid derivatives – esters, amides, anhydrides; Heterocyclic derivatives, pyridine, pyrrole, pyrimidine, purine, imidazole and some derivatives; Aminoacids, peptides, proteins; Saccharides – the most important mono-, di- and polysaccharides; Lipids – fats oils, phospholipids, Steroids – cholesterol; Nucleic acids and their components; Vitamins

Charles University of Prague, Second Faculty

An der zweiten Fakultät der Universität Prag gibt es zwei Vorgehensmöglichkeiten[16]:

1. Du unterziehst dich den drei spezifischen SAT-Tests in Physik, Biologie und Chemie, die wir dir schon im Kapitel 5.2.1 vorgestellt haben.

16 vgl. http://www.lf2.cuni.cz/en/studium/uchazeci/entrance-procedure-overview (Zugriff am 15.03.2015)

2. Du unterziehst dich dem Multiple Choice-Test an der Universität in Prag. Er enthält je 15 Fragen zu den Themengebieten Biologie, Physik, Chemie und zum logischen Denken. Mehrere Antworten können korrekt sein, die maximale Bearbeitungsdauer beträgt 75 Minuten. Das abgefragte Wissen bewegt sich auf Oberstufen-Niveau.

Charles University of Prague, Third Faculty

An der dritten Fakultät der Universität Prag wird der Test auf Englisch geschrieben. Die Aufgaben werden im Multiple Choice-Format gestellt.

Tabelle 54: Themenkatalog der Fakultät 3 der Universität Prag[17]

Allgemeine Chemie	• *General:* Atomic number. Mass number. Protons and neutrons. Electron configuration. Orbitals. Pauli exclusion principle. Hund's rule. Aufbau principle. Chemical symbols • *Nomenclature of inorganic compounds* • *Physical quantities:* mass, volume, temperature, time and quantity of chemical substance. Density, specific gravity • *Kinetic and Potential energy:* (Chemical energy as a form of potential energy. Law of Conversion of Energy). Heat. Specific heat and Heat capacity. Melting point of solids. Boiling point of liquid. Exothermic and endothermic reactions • *Periodic Table. Periodic law:* Representative elements, transition elements, inner transition elements. Metals and nonmetals. Biologically important elements (macroelements, inorganic ions, trace elements). Ionic compounds. Shapes, sizes and radii of ions. Octet rule • *Molecules:* Chemical bonds. Covalent, Polar covalent and Ionic bonds, Intermolecular attractive forces. Inorganic Chemical Compounds • *States of Matter:* Gaseous state. Pressure. The pressure-volume-temperature relationships for a fixed amount of gas. The general gas law. Avogadro's principle. Dalton's law of partial pressures • *States of Matter:* Liquid state. Dynamic equilibrium. Vapor pressure. Water and Hydrogen bonds. Boiling point. Surface pension. Surfactants • *Solid state:* Melting point. Sublimation • *Heterogeneous and homogeneous mixtures:* (Solutions. Colloidal Dispersions. Suspensions). Aqueous solutions. Product of solubility. Solubilities of Gates. Henry's law. Gas tension. Diffusion. Osmosis and Dialysis

17 vgl. auch http://www.lf3.cuni.cz/opencms/export/sites/www.lf3.cuni.cz/en/applicant/entrance-exams/syllabus-chemistry-biology-physics.pdf und http://www.lf3.cuni.cz/opencms/export/sites/www.lf3.cuni.cz/en/applicant/entrance-exams/sylabus-mathematics.pdf (Zugriff am 15.03.2015)

Allgemeine Chemie	• *Quantitative Relationships in Chemical Reactions:* Reactions in solution. (the mole concept, percentage concentration, molar concentration, mutual conversion of different concentration, preparing dilute solutions from concentrated solutions). Balanced Chemical Equations and Stoichiometry • *Chemical reactions:* Equilibrium. Shifting of equilibrium. Le Chatelier 's principle • *Electrolytes, Acids and Bases:* Arhenius and Brönsted theories, and ionic compounds. Salts. Product of solubility • *The pH concept:* Ionic product of water. Acid ionization constants. Buffers. Acid-Base titration • *Reaction Kinetics and Chemical Equilibria:* Guldberg-Waage law. Catalyst. Rate of reaction. Acid-Base Equilibria • *Oxidation-Reduction Equilibria:* The oxidation number. Balancing equations of redox reactions. Reduction potentials
Organische Chemie und Biochemie	• *Classification of Organic Compounds:* hydrocarbons, derivatives of hydrocarbons, Physical Properties • *Important Terms of Organic Chemistry:* valence of C, O, H, N, S, halogens; alkyl, aryl, aromatic compound, constitution, conformation, configuration, saturated and unsaturated hydrocarbon, functional group, cyclic hydrocarbon, single and multiple bonds, sigma and pi electrones, primary, secondary, and tertiary carbon • *Chemical Formulas:* molecular, empirical, and structure formula • *Isomerism:* structural isomers, stereoisomers: optical and geometrical isomerism • *Rection Types:* substitution, addition, elimination, rearrangement • *Nomenclature of Organic Compounds:* important prefixes and suffixes, systematic and common names, general rules of naming compounds, priority of functional groups and their structures • *Alkanes, Alkenes, and Alkynes:* physical and biological properties, occurrence, reactivity: oxidation, halogenation, reduction, addition, polymerization; important common names: ethylene, acetylene, chloroform, vinylchloride • *Arenes:* structure, physical and biological properties; important common names: benzene, phenyl-, toluene, benzyl-, o-, m-, and p-xylene, naphtalene, anthracene, phenanthrene, pyrene, biphenyl, styrene • *Alcohols and Phenols:* naming, structure, classification: primary, secondary, and tertiary alcohols, monofunctional and polyfunctional alcohols; physical and biological properties, reactivity: dehydration, oxidation, esterification; important common names: glycerol, phenol, cresols, hydroquinone, pyrocatechol, benzylalcohol • *Ethers and Epoxides:* naming, structure, physical and biological properties • *Thiols, Sulfides, and Disulfides:* naming, structure, physical and biological properties • *Carbonyl Compounds:* Aldehydes and Ketones: naming, structure, physical and biological properties, reactivity: oxidation, reduction,

Organische Chemie und Biochemie	addition of water, alcohol, and nitrogen compounds; keto-enol tautomers, aldol condensation; important common names: formaldehyde, acetaldehyde, benzaldehyde, glyceraldehyde, acetone, dihydroxyacetone, quinones, phenones • *Carboxylic Acids:* naming, structure, classification: saturated, unsaturated, monocarboxylic, dicarboxylic; terms: acyl, anion, alpha-carbon, omega-carbon; physical and biological properties; important common names: monocarboxylic acids C1-C4, C16, C18, dicarboxylic acids C2-C5, fumaric and maleic acid, oleic, linoleic, linolenic, arachidonic acid, benzoic acid • *Derivatives of Carboxylic Acids:* Substitutional Derivatives (halogen, hydroxy, oxo = keto, and amino derivatives; naming, structure, important common names: lactic acid, malic acid, pyruvic acid, oxaloacetic acid, 2-oxoglutaric acid, citric acid, salicylic acid), and Functional Derivatives (salts, anhydrides, esters, amides, halides, and nitriles; naming, structure, properties) • *Sulfonic Acids:* naming, structure, properties • *Carbonic Acid Derivatives:* urea, phosgene, guanidine • *Heterocyclic Compounds:* structure, pyrrole, indole, pyridine, pyrimidine, purine, imidazole, furan, pyran • *Amines:* naming, structure, classification: primary, secondary, tertiary amnines, quaternary ammonium; physical and biological properties; reactivity: diazotation; important common names: aniline, choline • *Nitrocompounds:* naming, structure, properties • *Structure of Nucleic Acids:* purine and pyrimidine bases, nucleosides, nucleotides; keto-enol tautomerism; complementary base pairing, bonds in nucleic acids: H-bond, N-glycosidic bond, phospoester bond, phosphodiester bond; structure of DNA and RNA, types of RNA • *Proteins:* proteinogenic amino acids: classification, properties, isoelectric point; structure of proteins: primary, secondary, tertiary, and quaternary one; bonds in proteins, properties, denaturation, classification, and functions of proteins • *Lipids:* classification: fatty acids, neutral lipids – triacylglycerols, phospholipids, sfingolipids, steroids – cholesterol; structure, properties, and functions) and Terpenes (structure, classification; isoprene) • *Saccharides:* classification: mono-, oligo-, and polysaccharides; structure: Fischer, Tollens, and Haworth projection, properties; reactivity: oxidation, reduction, esterification, glycosylation, isomerization: ketose-aldose, pyran-furan, alpha-beta anomer, epimers, D- and L-enantiomers; important saccharides: glucose, fructose, galactose, mannose, ribose, deoxyribose, sucrose, lactose, maltose, starch, glycogen, cellulose
Biologie	• *General features and energetics of live systems:* second law of thermodynamics, characteristics of the living systems: organization, homeostasis, metabolism, growth, adaptation, response to stimuli, reproduction, bacterial conjugation, parthenogenesis, sexual reproduction, energetics of live system, photosynthesis, cell respiration,

Biologie

glycolysis, Krebs cycle, electron transport chain, oxidative phosphorylation, fermentation

- *Cellular biology:* prokaryotic organisms: phylogenetic division, archaebacteria, genomic organization, shapes of bacteria, cell wall, movement, growth of population, bacterial transformation, endospores, nutritional and metabolic diversity, nitrogen fixation, domain Bacteria, symbiosis, pathogenicity, bacteria in technology
- *Cellular biology:* eukaryotic organisms: nucleus, plasma membrane, endomembrane system, mitochondria and chloroplasts, centrosomes, cytoskeleton, flagella, actin filaments, muscle, cell surfaces, intracellular junctions, fluid mosaic model, proteins and carbohydrates in membrane, transports, osmosis
- *Cellular biology:* non-cell organisms: division according to host, icosahedral models, capsids configuration, virus classification, virus evolution, reverse transcription, reproduction, lytic cycle, lysogenic cycle, tumor viruses, prions, heredity, disease, HIV infection
- *Molecular bases of heredity:* DNA: bacterial transformation, informational polymers, pyrimidines, purines, pentose, nucleotide and nucleoside, bonds between nucleotides, replication, DNA polymerase, euchromatin, heterochromatin, ultrastructure of chromosomes, condensation, sister and nonsister chromatids, karyotypes
- *Molecular bases of gene expression:* RNA and proteins: expression of genetic information – transcription and translation, RNA structure and types, RNA processing, genetic code, ribosomes and polyribosomes, aminoacyl-tRNA synthetases, protein structure and synthesis, regulation of expression of genetic information and differences between prokaryotes and eukaryotes
- *Mitosis:* mitosis and cell cycle, cell cycle phases, proliferation and resting cells, phases of mitosis, centrosomes with kinetochores, regulation of cell cycle, check points, cyclings and CDK; protooncogenes, tumor suppressor genes, carcinogenesis, exogene mechanisms of regulation, signal molecules, signal transduction, aging, apoptosis, necrosis
- *Meiosis:* asexual reproduction, sexual reproduction, alternation of haploid and diploid phase, reduction of haploid phase in evolution, meiosis-mitosis differences; first meiotic division: prophase of MI, synapsis, synaptonemal complex, crossing over, phases of MI, second meiotic division and phases, gametogenesis, spermatogenesis, oogenesis, fertilization; consequences of meiosis, errors in meiosis, nondisjunction and anaphase lag in meiosis and in mitosis, errors of fertilization, gynogenesis a androgenesis
- *Origin of life on the earth:* conditions on Earth, evolutional theory of abiotic synthesis, early atmosphere, primordial soup, chemical evolution, Miller and Urey experiment, microspheres, liposomes, protobionts, RNA world, hypothesis of cooperation, time scale of evolution, evolution of prokaryotic metabolism, origin of photosynthesis, endosymbiotic theory, phylogenetic tree, evolution of eukaryotes, evolution of multicellular organisms

Biologie	
	• *Biologic evolution:* time scale of life on the Earth, macro and microevolution, Lamarck, Darwin, de Vries, mechanisms of evolution, mutations, recombination, intragene combination, gene duplication, horizontal transfer between species, natural and artificial selection, genetic drift, evolution of chromosomes, sex determination, species, gene pools, phylogeny, geological time scale, radiometric dating, taxonomy, cladistic analyses • *Genetics of prokaryotic cell:* bacterial chromosome, transformation, transduction, conjugation, F and R plasmids, transposons, operons, negative and positive gene regulations • *Genetics of eukaryotic cell:* eukaryotic chromosomes and mitochondrial DNA, Gregor Mendel's inheritance: pea plants, character, trait, hybridization, monohybrid and dihybrid crosses, testcross, parental and filial generations, the laws of uniformity, segregation and independent assortment; Thomas Hunt Morgan's gene linkage: fruit flies Drosophila • *Genetics in humans:* genetics, heredity, variability, gene, gene expression, dominant and recessive alleles, homozygous – heterozygous, genome, gene pool, genotype, phenotype, complete and incomplete dominance, codominance, ABO and Rh blood groups • *Cytogenetics in humans:* structure and classification of chromosomes, human karyotype, cell cycle, gamete maturation, sex determination in different species, Barr bodies • *Single-gene disorders:* gene mutations: nucleotide substitution, deletion, insertion; autosomal dominant and recessive traits, X-linked dominant and recessive traits • *Chromosome disorders:* chromosome mutations: unbalanced rearrangements, deletion and duplication, balanced rearrangements, inversion and translocation; genome mutations: aneuploidy, trisomy and monosomy, polyploidy, triploidy and tetraploidy • *Genetic disorders:* genetic counseling and testing, carrier recognition, fetal testing: amniocentesis and chorionic villus sampling, newborn screening • *DNA technology:* DNA diagnosis and therapy, PCR, sequencing, restriction digestion, reverse transcription, blotting, and cloning • *Population genetics:* modern evolutionary synthesis of Darwinian selection and Mendelian inheritance, genetic structure, Hardy-Weinberg equilibrium • *Evolution of populations:* five causes of microevolution: genetic drift, gene flow, mutation, nonrandom mating, and natural selection – genetic variation, adaptive evolution • *Individual development in humans:* human specification, diblastica/triblastica, protostomia/deuterostomia, types of celoms, vertebrates, mammals, genetic bases of development, models, gradients of morphogenes, ontogenesis, ectoderm, endoderm, mesoderm, differentiation • *Tissues:* epithelial, connective: loose – fibrous – cartilage – bone – adipose – blood, muscle: skeletal or striated – cardiac – smooth, nervous: neurons – glia

Biologie

- *Skeletal system:* structure, function, shapes of joints, fuselage framework, ribs, skeletons of limbs, arms, legs, pelvis, skeleton of head, frequent diseases
- *Muscular system:* structure, function, muscles of arm, muscles of leg, fuselage muscles, muscles of backpack, frequent diseases
- *Circulatory system:* body fluid, intracellular, extracellular, circulatory system, vessels and heart, blood circulation, heart activity, blood pressure, blood elements, hematopoiesis, blood groups, most frequent diseases, lymphatic system, spleen, nodules
- *Respiratory system:* external and internal respiration, gas exchange, larynx, vocal cords, trachea, two bronchi, lungs, bronchioles and alveoli, positive and negative pressure breathing, tidal volume, vital capacity, residual volume, frequent diseases
- *Digestive system:* oral cavity, tongue – salivary glands – teeth, pharynx, esophagus, stomach, small and large intestine, rectum, anus, pancreas, liver, gallbladder, digestion and absorption of carbohydrates, proteins and fats, frequent diseases – hepatitis
- *Excretory system:* filtration, reabsorption, secretion; kidney, nephron, collecting duct and renal pelvis; ureter, urinary bladder, urethra, frequent diseases
- *Skin system:* epidermis, dermis; nervous endings, pain and touch receptors, sweat glands; body defense and thermoregulation, frequent diseases
- *Reproductive system:* male: testis, epididymis, vas deferens, seminal vesicle, prostate; female: ovary, oviduct, uterus, vagina; embryonic and fetal development; frequent diseases
- *Substantial control (hormonal):* endocrine glands and their hormones: chemical classes, actions and regulations, homeostasis of blood calcium and blood glucose levels
- *Nervous control – structure, function:* central, brain + spinal cord, and peripheral nervous systems, somatic + autonomic with parasympathetic and sympathetic divisions; neuron structure and supporting cells, sensory and motor neurons, reflexes, ganglia – nuclei; neural signals: membrane and action potential, electrical and chemical synapses
- *Nervous control – CNS:* medulla oblongata, pons, cerebellum, midbrain, diencephalon, thalamus – hypothalamus, cerebrum: cerebral hemispheres with cortex, white matter and basal nuclei, corpus callosum, limbic system, structural and functional areas of cortex
- *Controlling the internal environment:* thermoregulation: conduction, convection, radiation and evaporation; water and mineral balance: diffusion and osmosis, homeostasis of blood osmolarity, pressure and volume; nitrogenous wastes: ammonia, urea, uric acid
- *Sense organs:* mechanoreceptors: muscle spindles and hair cells in ear, pain receptors – nociceptors in skin, thermoreceptors in skin and in hypothalamus, chemoreceptors: gustatory and olfactory receptors for taste and smell, electromagnetic receptors – photoreceptors in eye
- *Blood:* function, plasma and cellular elements: erythrocytes, leucocytes, thrombocytes, hematocrit, serum, hematopoiesis regulation – erythropoietin; blood clotting, hemophilia

Biologie	• *Immune system:* function, organs of immune system, leucocytes classification; nonspecific and specific defense mechanisms, cellular and humoral components • *Nutrition:* nutritional requirements: chemical energy, biosynthesis, essential nutrients; homeostatic mechanisms – leptin, overnourishment, undernourishment, malnourishment; metabolism of carbohydrates, proteins and fats, vitamins and minerals • *Evolution of humans:* the timing of major episodes in the history of life and the timeline of hominid species, important characters of human evolution; Anthropoids, Australopithecus, Homo habilis, Homo ergaster, Homo erectus, Homo neanderthalensis, Homo sapiens; multiregional and monogenesis models for the origin of modern humans, cultural evolution • *Man and environment:* agricultural effects on nutrient cycling, accelerated eutrophication of lakes, biological magnification of toxins, carbon dioxide emissions and greenhouse effect, depletion of atmospheric ozone
Physik	• *SI system:* base vs. derived units. prefixes. scalar vs. vector • *Kinematics:* average vs. instantaneous speed, uniform movement, acceleration, free fall, g-movement in 2D rotation, period-frequency, angular quantities, centripetal acceleration • *Dynamics:* Newtons's laws of motion, mass, force, friction • *Work and energy:* work, power, law of conservation of energy, mechanical energy: kinetic-potential, lever, equilibrium, mechanical advantage, center of gravity • *Fluids:* pressure, volume, density, Pascals law – principle of the hydraulic advantage, hydrostatic pressure, atmospheric pressure, buoyancy – Archimedes' principle, movement of fluids: laminar vs. turbulent, equation of continuity (conserv. of mass), Bernoulli's law (conserv. of energy) • *Heat:* temperature, effect of temperature (thermal expansion, resistance etc.). heat, heat transfer, calorimetric equation, heat capacity, ideal gas equation – thermal processes, laws of thermodynamics. phase changes • *Gravitation:* Newton's law, mass • *Electricity & DC:* charge – electron, proton, Coulomb's law (force), electric field – force, voltage (potential) – energy, capacity-capacitor, permitivity, combination of capacitors, energy of a capacitor, el. current – free charge, Ohm's law, resistance, specific resistance, resistor, combination of resistors, Kirchhoff's rules, work, power of DC • *Vibrations, waves:* frequency, period, amplitude, harmonic motion, pendulum. Resonance, mechanical and electromagnetic waves, speed of propagation, wave length, wave properties: reflection, interference, refraction, etc., sound • *Light & Optics:* visible light, wave/particle, color, wave properties: reflection, interference, refraction, etc., mirrors, lenses, eye • *Electricity AC:* effective values, Ohm's law, impedance, capacitor, coil, resistor, energy of coil, induction, LC oscillator

Physik	• *Magnetisms:* sources, magnetic field, force, materials in magnetic field • *Nuclear physics:* radioactivity, particles, nucleons, nucleus, atomic number, atomic mass number, isotopes, half-life, binding energy, alpha, beta, gamma decay, alpha, beta, gamma particle, nuclear reactions
Mathematik	• *Algebra:* Modification of algebraic expressions; Multiplying, adding and subtracting algebraic expressions; Expanding brackets; Simplifying, adding and subtracting fractions; The basic formulas for counting with powers and roots; Logarithms; The factorizations of algebraic expressions; Goniometrical functions and formulas; Inverse functions; The rules for calculating with complex numbers • *Functions:* Basic properties of elementary functions; Graphs of elementary functions; Domain and range; Even, odd, inverse, periodic, increasing, decreasing and bounded function; Maximum and minimum of the function • *Sequences and series:* Arithmetical and geometrical sequence; Sum of a geometric series • *Equations and inequalities:* Basic types of equations and inequalities, in particular: linear, quadratic, irrational, logarithmic, exponential and goniometrical equations, resp. inequalities; Solving equations (and inequalities) in one variable; Solving equations (and inequalities) involving absolute value; Solving of a system of equations in many variables • *Combinatorics and Probability:* Combinations, variations, permutations; Randomness and probability; Mutually exclusive, collectively exhaustive, complementary and independent events; Probability of more events (all happen, either of them happens) • *Geometry I:* Plane and solid geometry; Geometrical shapes in plane and space; Perimeters, areas and volumes of basic formations in the plane and in the space • *Geometry II:* Analytic geometry in the plane and in the space; Vector; Analytical equations of conic sections, lines and planes; Intersection; Line joining two points; Length, midpoint and gradient; Scalar and vector product

5.4 Beispielfragen aus englischsprachigen Auswahltests in Osteuropa

Im Folgenden stellen wir dir exemplarisch einige Testfragen aus einem englischsprachigen Aufnahmetest vor (je drei Fragen aus den Bereichen Biologie, Chemie und Physik). Sie stammen aus dem Fragenkatalog der Fakultät 3 der Universität Prag[18].

18 vgl. http://www.lf3.cuni.cz/opencms/export/sites/www.lf3.cuni.cz/en/applicant/entrance-exams/sample-test-questions.pdf (Zugriff am 15.03.2015)

Testfragen Biologie

In 1953, J. D. Watson and F. Crick speculated that the hereditary information is contained in what feature of DNA?
A) sugar backbone of the strands
B) the sequence of nitrogenous bases
C) the antiparallel nature of the strands
D) the hydrogen bonding between nitrogenous bases

To the facial part of the human skull one of following bones does not belong:
A) lacrimal bone
B) mandible
C) maxilla
D) occipital bone

The incidence of recessive albinism is 0.0004 in a human population. What is the frequency of the recessive allele, if the population is in Hardy-Weinberg equilibrium?
A) 0.02
B) 0.006
C) 0.0008
D) 0.0002

Testfragen Chemie

Glycerolphospholipid can be composed of
A) glycerol, 2 phosphoric acids, 2 fatty acids
B) glycerol and 3 phosphoric acids
C) glycerol, 1 phosphoric acid,1 fatty acid and 1 amino acid
D) glycerol, 1 phosphoric acid, 2 fatty acids and an amino alcohol

The name of the isotope containing one proton and two neutrons is:
A) protium
B) tritium
C) deuterium
D) helium

Which of these elements does not belong to trace elements in the human body:
A) iron
B) copper
C) phosphorus
D) selenium

Testfragen Physik

How much charge passed through the wire, if a steady current of 2.5 A flowed for 4 min?
A) 2.5 C
B) 4 C
C) 10 C
D) 600 C

What force is needed to accelerate a 75 kg person at 0.8 *g*:
A) 60 N
B) 600 N
C) 6 000 N
D) 60 000 N

The charge of a neutron is
A) equal to the charge of a proton
B) equal to the charge of an electron
C) equal to the charge of a positron
D) none

5.5 Weitere osteuropäische Universitäten mit naturwissenschaftlichen Auswahltests

Zum Schluss nun noch eine Zusammenstellung aller Universitäten, bei denen du mit naturwissenschaftlichen Aufnahmetests rechnen kannst (vgl. Tabelle 55).

Tabelle 55: Osteuropäische Universitäten mit naturwissenschaftlichen Auswahltests

Ungarn	• University of Debrecen
Polen	• University of Warsaw • University of Kraków • Medical University of Silesia (Kattowitz) • Medical University of Gdańsk (Danzig) • Copernicus University (Torun) • University of Warmia and Mazury in Olsztyn
Tschechien	• Charles University of Prague, First Faculty • Charles University of Prague, Second Faculty • Charles University of Prague, Third Faculty • Charles University of Prague, Faculty of Medicine Pilsen • Masaryk University of Brno • Palacký University Olomouc

Tabelle 55: Fortsetzung

Kroatien	• University of Zagreb • University of Split
Lettland	• Riga Stradiņš University
Litauen	• Kaunas University of Medicine
Rumänien	• Babes Bolyai University Cluj • Oradea Medical University • Ovidius University Constanta • Victor Babes University Timisoara
Slowakei	• Comenius University of Bratislava, Faculty of Medicine • Comenius University of Bratislava, Jessenius Faculty • Pavol Jozef Šafárik University in Kosice

6 HAM-Nat Übungstest

Testanleitung:

Die Testsimulation umfasst 80 Fragen, für deren Beantwortung Sie 120 Minuten Zeit haben. Jede der Multiple Choice-Aufgaben hat genau eine richtige Antwort und zählt einen Punkt. Für die Beantwortung der Fragen sind keine Hilfsmittel wie Taschenrechner, Mobiltelefone, Formelsammlungen, Schmierpapier zulässig!

1. Wie viel Gramm Ammoniumnitrat müsste eingewogen werden, wenn 1 500 ml einer Lösung die Konzentration 0,4 $\frac{mol}{l}$ hat? $M_{(N)} = 14 \frac{g}{mol}$; $M_{(H)} = 1 \frac{g}{mol}$; $M_{(O)} = 16 \frac{g}{mol}$
   A) 48 g
   B) 38 g
   C) 96 g
   D) 76 g
   E) 18 g

2. Wie lautet die Formel von Flusssäure?
   A) HBr
   B) HI
   C) HNO_3
   D) HF
   E) H_2S

3. Wie groß ist x, wenn $x = 4^{2,5}$ ist?
   A) 320
   B) 16
   C) 3,2
   D) 40
   E) 32

4. Sollte bei der Reizübertragung am synaptischen Spalt kein Calcium in die Synapse einströmen können, dann …
   A) tritt eine Lähmung ein.
   B) tritt ein Krampf ein.
   C) wird der Reiz weitergeleitet.
   D) kann Acetylcholin nicht gepalten werden.
   E) öffnen sich die gefüllten Vesikel

5. Welche Kraft wird auf ein 1,5 t schweres Auto ausgeübt, wenn dieses innerhalb von 5 s von 180 $\frac{km}{h}$ auf 0 $\frac{km}{h}$ gebremst wird?
   A) 15 N
   B) 54 N

C) 15 kN
D) 54 kN
E) 34 N

6. Wie lautet der Name der Mutation, bei der ein Abschnitt eines Chromosoms verdoppelt wird?
A) Insertion
B) Deletion
C) Translokation
D) Inversion
E) Duplikation

7. Was entsteht, wenn eine Fettsäure mit Natriumhydroxid reagiert?
A) Seife
B) Triglycrid
C) Base
D) Säure
E) Öl

8. Ein Auto besitzt eine Bremskraft von 15 kN bei einer Masse von 1,5 t. Der Bremsweg beträgt 0,125 km. Wie groß ist die Bremsarbeit des Autos?
A) $2{,}5 \cdot 10^6$ J
B) $1{,}875 \cdot 10^6$ J
C) $2{,}5 \cdot 10^3$ J
D) $1{,}875 \cdot 10^3$ J
E) $3{,}75 \cdot 10^3$ J

9. Welche der folgenden Kombinationen stellt das Cytoskelett dar?
A) Intermediärfilamente, Aktinfilamente, Ribosomen
B) Ribosomen, Zentriolen, Mikrofilamente
C) Mikrotubuli, Intermediärfilamente, Zentriolen
D) Makrofilamente, Mikrofilamente, Zentriolen
E) Aktinfilamente, Mikrotubuli, Intermediärfilamente

10. Welche Gewichtskraft würde ein 60 kg schwerer Mensch auf dem Mond haben, wenn dort die Fallbeschleunigung $\frac{1}{6}$ der Erdbeschleunigung ($10\,\frac{\mathrm{m}}{\mathrm{s}^2}$ ist?
A) 300 N
B) 100 N
C) 6 kN
D) 1 kN
E) 600 N

11. Welche der folgenden Aussagen trifft für L-und D-Glucose zu? Beide sind … zueinander.
    A) Diastereomere
    B) Enantiomere
    C) Epimer
    D) E/Z-Isomere
    E) cis/trans-Iosomere

12. Wie ist eine Säure nach Brønsted definiert?
    A) Protonendonator
    B) Protonenakzeptor
    C) Elektronendonator
    D) Elektronenakzeptor
    E) Elektronenpaarakzeptor

13. Welches Zellorganell gibt es in Eukaryoten, aber nicht in Prokaryoten?
    A) DNA
    B) Ribosomen
    C) Cytoplasmamembran
    D) Lysosomen
    E) Cytoplasma

14. Ein Diskuswerfer dreht sich kurz vor dem Abwurf mit etwa 3 Umdrehungen pro Sekunde. Wie schnell ist der Diskus, wenn seine Armlänge 100 cm beträgt? (Anmerkung: $\pi = 3$)
    A) $54{,}0\,\frac{\text{km}}{\text{h}}$
    B) $10{,}8\,\frac{\text{km}}{\text{h}}$
    C) $6{,}5\,\frac{\text{m}}{\text{s}}$
    D) $23{,}4\,\frac{\text{km}}{\text{h}}$
    E) $64{,}8\,\frac{\text{km}}{\text{h}}$

15. Wie groß ist x, wenn $x = 3 - 2 \cdot \log(0{,}001)$ ist?
    A) 0
    B) 18
    C) 9
    D) 3
    E) –3

16. Wie lautet der Trivalname von 1-Amino-cyclohex-1,3,5-trien?
    A) Anilin
    B) Phenol

C) Toluol
D) Furan
E) Thiophen

17. Ordnen Sie die Stoffe nach ihrer Brechzahl (links: größte Brechung, rechts: kleinste Brechung).
A) Wasser, Glas, Luft
B) Vakuum, Wasser, Glas
C) Glas, Wasser, Vakuum
D) Glas, Vakuum, Wasser
E) Wasser, Vakuum, Luft

18. Wie viele Wasserstoffbrückenbindungen existieren in einem Basenstrang, wenn 120 Cytosinäquivalente enthalten sind.
A) 240
B) 180
C) 360
D) 120
E) 300

19. Welche Art von Linse wird benötigt, um einer Person, die weitsichtig ist, zu helfen?
A) eine konkave Linse
B) eine bikonkave Linse
C) eine konkav-konvexe Linse
D) eine bikonvexe Linse
E) eine konvexe Linse

20. Wenn eine Reaktion eine negative Reaktionsenthalpie besitzt, ist diese Reaktion …
A) exergonisch.
B) exotherm.
C) endotherm.
D) endergonisch.
E) vollständig abgelaufen.

21. Welche Funktion haben Restriktionsendonukleasen?
A) Prokaryonten benutzen diese zur Zersetzung von Fremd-DNA.
B) Können spezifische DNA-Sequenzen erkennen und diese gezielt aufschneiden.
C) Werden zur Herstellung von kombinierten DNA-Abschnitten verwendet.
D) Sind in der Lage DNA-Abschnitte miteinander zu verknüpfen.
E) Können DNA-Moleküle transportieren.

22. Was versteht man unter dem Begriff Spleißen?
    A) Die Introns werden entfernt und die angrenzenden Exons miteinander zu einer mRNA verknüpft.
    B) Die DNA wird vervielfältigt.
    C) Bezeichnet den Reparaturvorgang der DNA nach der Replikation.
    D) Es werden Schutzgruppen an die mRNA gefügt.
    E) Das Übersetzten der DNA in eine mRNA.

23. Ein Mensch, welcher 70 kg wiegt, springt 1,5 m hoch. Wie viel Energie benötigt er dafür?
    A) 103,0 kJ
    B) 1,03 J
    C) 2,06 kJ
    D) 1,03 kJ
    E) 206,0 kJ

24. Wie groß ist das Zellpotenzial der galvanischen Zelle: $K^+|K||Hg^{2+}|Hg$, wenn $E^0_{(K^+/K)} = -2{,}93$ V und $E^0_{(Hg^{2+}/Hg)} = +0{,}85$ V ist?
    A) –3,78 V
    B) 2,08 V
    C) –2,08 V
    D) 2,93 V
    E) 3,78 V

25. In welcher der folgenden Verbindungen hat Kohlenstoff die höchste Oxidationszahl?
    A) CO_3^{2-}
    B) HCHO
    C) C_4H_8
    D) $HCOO^-$
    E) C_3NH_2

26. Welches Enzym gibt es?
    A) Katalase
    B) Omniasen
    C) Selektasen
    D) Muterasen
    E) Restriktase

27. Welche Frequenz hat ein Puls von 150 Schlägen pro Minute?
    A) 1,5 Hz
    B) 2,5 Hz
    C) 15 Hz

D) 25 Hz
E) 50 Hz

28. Bei einer Analyse wurden in einer Lösung Pb^{4+}, Li^{+} und SO_4^{2-} Ionen festgestellt. Zusätzlich wurden folgende Konzentrationen ermittelt: $c_{(Li^+)} = 0{,}4\,\frac{mol}{l}$ und $c_{(SO_4^{2-})} = 1{,}8\,\frac{mol}{l}$. Wie groß ist die Bleiionen-Konzentration?
A) $1{,}2\,\frac{mol}{l}$
B) $6{,}0\,\frac{mol}{l}$
C) $1{,}0\,\frac{mol}{l}$
D) $0{,}4\,\frac{mol}{l}$
E) $0{,}8\,\frac{mol}{l}$

29. Was sind Bakteriophagen?
A) Viren, welche ausschließlich Bakterien als Wirt nutzen.
B) Viren, die nur aus RNA und einer Hülle bestehen.
C) Bakterien, die in heißen Quellen leben.
D) Genmanipulierte Bakterien, welche Medikamente synthetisieren.
E) Eine Übergangsform zwischen Prokaryoten und Eukaryoten.

30. Wie lautet der Logarithmus zur Basis 6 von 46 656?
A) 8
B) 12
C) 6
D) 10
E) 14

31. Im freien Fall …
A) wächst die Wegstrecke im Vakuum linear.
B) wächst die Geschwindigkeit quadratisch mit der Zeit.
C) ist die Fallzeit im Vakuum von der Masse abhängig.
D) wächst die Geschwindigkeit im Vakuum linear.
E) gibt es keinen Unterschied, ob ein Vakuum vorliegt oder nicht.

32. Es sollen 4 ml Salpetersäure mit dem pH-Wert von 2 mit Kalilauge (pH-Wert von 9) neutralisiert werden. Wie viel Volumen an Kalilauge ist dafür notwendig?
A) 200 ml
B) 1,5 l
C) 4,0 l
D) 4,5 l
E) 5 000 ml

33. Das Molekül Saccharose besteht aus?
    A) Glucose und Glucose
    B) Glucose und Fructose
    C) Galaktose und Glucose
    D) Galaktose und Fructose
    E) Maltose und Lactose

34. Welches Enzym findet man nicht im Lysosom?
    A) Hydrolasen
    B) RNasen
    C) Proteasen
    D) Lipasen
    E) Peroxidasen

35. Die Leistung ist definiert als …
    A) Arbeit · Zeit
    B) Kraft · Weg
    D) Geschwindigkeit · Impuls
    C) Kraft · Arbeit
    E) Arbeit · Zeit^{-1}

36. Um wie viel Kelvin erwärmen sich 30 l Wasser ($\rho = 1\,\frac{kg}{l}$, Wärmekapazität $4\,\frac{KJ}{kg \cdot J}$) wenn diese 10 Minuten lang mit einer Widerstandsheizung (Widerstand 20 Ω) bei 200 V erwärmt werden?
    A) 10 K
    B) 20 K
    C) 30 K
    D) 40 K
    E) 50 K

37. Ein Mensch hat die Blutgruppe B und den Rhesusfaktor negativ. Von welchem der folgenden Spendern kann er eine Blutspende erhalten?
    A) Bluttruppe B, Rhesusfaktor positiv
    B) Blutgruppe A, Rhesusfaktor negativ
    C) Blutgruppe 0, Rhesusfaktor positiv
    D) Blutgruppe 0, Rhesusfaktor negativ
    E) Blutgruppe AB, Rhesusfaktor negativ

38. Wie lautet der Name folgender Verbindung?

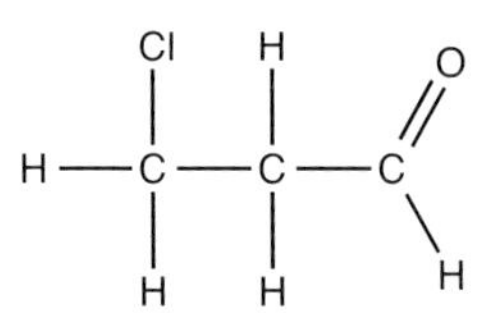

A) 1-Chlorpropanal
B) 3-Chlorpropanal
C) 1-Chlorpropanol
D) 3-Chlorpropanol
E) 1-Chlorpropen

39. Wie hoch ist die Geschwindigkeit des 1. Wagens, wenn der 2. Wagen ihn in 50 s einholen kann?

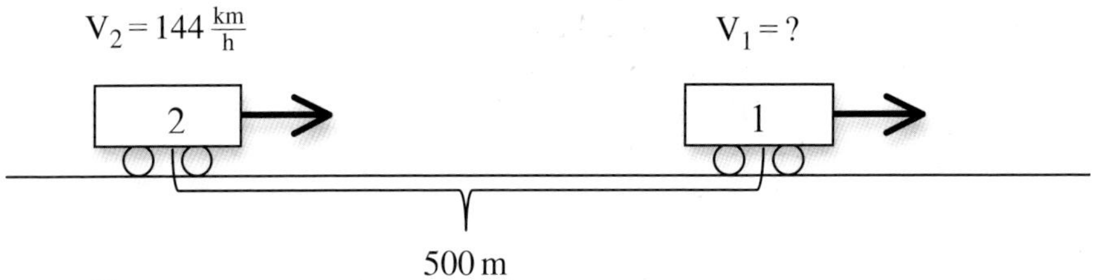

A) $20\,\frac{m}{s}$
B) $20\,\frac{km}{h}$
C) $30\,\frac{km}{h}$
D) $30\,\frac{m}{s}$
E) $50\,\frac{m}{s}$

40. Ein Stoff ist optisch aktiv, wenn er …
A) konjugierte Doppelbindungen hat.
B) ein Antiaromat ist.
C) ein chirales Kohlenstoffatom besitzt.
D) ein Keton ist.
E) keine funktionelle Gruppe besitzt.

41. Wo werden keine Hormone produziert?
A) Zirbeldrüse
B) Schilddrüse
C) Hippocampus
D) Nebenniere
E) Bauchspeicheldrüse

42. Ein Fußballspieler schießt einen 500 g schweren Ball mit $180\,\frac{km}{h}$. Wie groß ist die kinetische Energie des Balls gewesen?
A) 900 J
B) 625 J
C) 125 kJ
D) 12,5 J
E) 6,25 kJ

43. Welche Form der Selektion gibt es?
    A) verbreiternde Selektion
    B) reduzierende Selektion
    C) anhaltende Selektion
    D) stabilisierende Selektion
    E) verändernde Selektion

44. Am Ende der Glykolyse entstehen:
    A) Pyruvat + 2 NADH+H^+ + 2 ATP
    B) 2 Pyruvat + 2 NADH+2H^+ + 2 ATP
    C) 2 Pyruvat + NADH+H^+ + ATP
    D) 4 Pyruvat + 4 NADH+4H^+ + 4 ATP
    D) 2 Pyruvat + NADH+H^+ + 2 ATP

45. Welches der folgenden Moleküle ist tetraedrisch?
    A) Ammoniak
    B) Schwefeldioxid
    C) Borflourid
    D) Phosphorpentachlorid
    E) Ozon

46. Welche der folgenden Antworten gibt eine Kombination der Grundgrößen (keine abgeleitete Größe) der Physik wieder?
    A) Temperatur (K), Leistung (W), Zeit (s)
    B) Lichtstärke (cd), Masse (kg), Kraft (N)
    C) Energie (J), Zeit (s), Länge (m), Temperatur (K)
    D) Stoffmenge (mol), elektrische Stromstärke (A), Masse (kg)
    E) Temperatur (K), Stoffmenge (mol), Frequenz (Hz)

47. Wie lautet die Elektronenkonfiguration von Silicium?
    A) [He] $3s^2$ $2p^3$
    B) [Ne] $3s^2$ $3p^2$
    C) $1s^2$ $2s^2$ $2p^6$ $3s^2$ $3d^2$
    D) [Ne] $3s^2$ $3p^3$
    E) $1s^1$ $2s^2$ $2p^6$ $3s^2$ $3p^2$

48. Aus welcher Verbindung bestehen die Zellwände von Bakterien?
    A) Cellulose
    B) Lignin
    C) Pektin
    D) Hemicellulose
    E) Murein

49. Welche Funktion besitzt das 5'-Cap-Ende?
   A) Es ist ein Translationssignal für die Ribosomen.
   B) Es wird durch Ribosomen hinzugefügt.
   C) Es erhöht die Stabilität der DNA.
   D) Es wird durch tRNA hinzugefügt.
   E) Codiert ein Repressormolekül.

50. Um welchen Faktor ist das Volumen eines Fußballs (Durchmesser 20 cm) größer als das Volumen eines Baseballs (Durchmesser 7 cm)
   A) ca. 23-mal so groß
   B) ca. 20-mal so groß
   C) ca. 18-mal so groß
   D) ca. 8-mal so groß
   E) ca. 3-mal so groß

51. Ein Ball fällt zu Boden. Welche Strecke legt er innerhalb von 10 Sekunden zurück?
   A) 490,5 m
   B) 981,0 m
   C) 49,05 m
   D) 0,0490 km
   E) 98,10 m

52. Wie groß ist die molare Masse von Phenol? $M_{(C)} = 12 \frac{g}{mol}$; $M_{(O)} = 16 \frac{g}{mol}$; $M_{(H)} = 1 \frac{g}{mol}$; $M_{(N)} = 14 \frac{g}{mol}$
   A) $106 \frac{g}{mol}$
   B) $92 \frac{g}{mol}$
   C) $78 \frac{g}{mol}$
   D) $93 \frac{g}{mol}$
   E) $94 \frac{g}{mol}$

53. Was ist ein IPSP?
   A) ein Reduktionsäquivalent
   B) ein hemmendes Signal
   C) ein Hormon
   D) ein Bestandteil des Golgi-Apparat
   E) eine Form der Isolation

54. Welcher Faktor gehört nicht zur synthetischen Evolutionstheorie?
   A) Selektion
   B) Summation

C) Mutation
D) Isolation
E) Rekombination

55. Welches der folgenden Moleküle ist planar?
A) Bromwasserstoff
B) Ammoniak
C) Aluminiumsulfat
D) Borbromid
E) Phosphorpentachlorid

56. Geben Sie die Wellenlänge von Licht einer blattgrünen Farbe (Reflexionsmaximum der Photosysteme I und II von Pflanzen) von $\lambda = 654$ nm in einer wissenschaftlichen Notation an.
A) $6{,}54 \cdot 10^{-8}$ m
B) $6{,}54 \cdot 10^{-7}$ m
C) $6{,}54 \cdot 10^{-6}$ m
D) $6{,}54 \cdot 10^{-5}$ m
E) $6{,}54 \cdot 10^{-9}$ m

57. Welche der folgenden Antworten kommen als Auslöser für eine Mutation nicht in Frage?
A) Dihydrogenmonoxid
B) Chemikalien
C) UV-Licht
D) Röntgenstrahlung
E) Fehler bei der Replikation der DNA

58. Welche Aussage über Aminosäuren ist richtig?
A) Aminosäuren sind Amphotere
B) alle haben ein chriales C-Atom
C) alle Aminosäuren sind optisch aktiv
D) Aminosäuren haben einen pH-Wert von 1
E) Aminosäuren haben einen pH-Wert von 10

59. Wie groß ist der pH-Wert von Iodsäure, wenn die Konzentration der Säure $0{,}1\ \frac{\text{mol}}{\text{l}}$ und die Iodatkonzentration $0{,}01\ \frac{\text{mol}}{\text{l}}$ beträgt? Der K_B von Iodsäure beträgt $10^{-6{,}25}$.
A) 7,75
B) 6,25
C) 7,25
D) 5,25
E) 6,75

60. Eine Feder wird um 2 cm gespannt. Dafür wird eine Kraft von 50 N benötigt. Wie groß ist die Federkonstante?
    A) $2{,}5\,\frac{N}{m}$
    B) $2{,}5\,\frac{kN}{m}$
    C) $25\,\frac{N}{m}$
    D) $25\,\frac{kN}{m}$
    E) $250\,\frac{N}{m}$

61. Welche der folgenden Strukturen kommen im Prokaryoten nicht vor?
    A) Mitochondrien
    B) Plasmide
    C) Ribosomen
    D) Cytoplasmamembran
    E) Cytoplasma

62. In welcher Verbindung ist ein Element mit derselben Oxidationszahl wie Chrom in Li_2CrO_4 enthalten?
    A) Ag_3PO_4
    B) $CO(NH_2)_2$
    C) $MgCr_2O_7$
    D) $K_2S_2O_3$
    E) $AlPO_4$

63. Wo findet die Translation statt?
    A) im Peroxiosom
    B) im Lysosom
    C) an der Zellwand
    D) an den Ribosomen
    E) im Zellkern

64. Wie hoch ist die Summe der Konzentration aller Ionen in einer Lösung, wenn 3 mmol Berylliumfluorid in 0,6 ml Wasser enthalten sind?
    A) $15\,\frac{mol}{l}$
    B) $5{,}0\,\frac{mol}{l}$
    C) $1{,}5\,\frac{mol}{l}$
    D) $50\,\frac{mol}{l}$
    E) $10\,\frac{mol}{l}$

65. Aus welchen Bestandteilen besteht die Ribonucleinsäure nicht?
    A) Phosphatreste
    B) Purinbasen

C) Pyrimidinbasen
D) Nukleotiden
E) Desoxyribose

66. Ein Fadenpendel, welches ohne Reibung pendelt, wandelt ständig seine Form der vorhandenen Energie um. Welche der beschriebenen Kombinationen trifft zu?
A) Steigt die Lageenergie, so sinkt die Bewegungsenergie.
B) Sinkt die Bewegungsenergie, so sinkt die Spanungsenergie.
C) Steigt die Bewegungsenergie, so sinkt die Spanungsenergie.
D) Steigt die Bewegungsenergie, so steigt die Lageenergie.
E) Sinkt die Spanungsenergie, so sinkt die Lageenergie.

67. Bei einer Reaktion ist $\Delta H_R = -12\,\frac{kJ}{mol}$, und $\Delta S = 2\,000\,\frac{J}{mol \cdot K}$. Wie groß ist die freie Enthalpie bei Standardbedingungen?
A) $312\,\frac{kJ}{mol}$
B) $-424\,\frac{kJ}{mol}$
C) $-5\,972\,\frac{kJ}{mol}$
D) $-608\,\frac{kJ}{mol}$
E) $298\,\frac{kJ}{mol}$

68. Welche Art von Stofftransport durch eine Cytoplasmamembran gibt es nicht?
A) Osmose
B) Paraport
C) Symport
D) Antiport
E) Uniport

69. Wie viele Moleküle ATP entstehen bei der Milchsäuregärung?
A) 36
B) 22
C) 10
D) 3
E) 2

70. Wie reagiert Aluminiumhydrogensulfat in Wasser?
A) Unabhängig von der Konzentration basisch.
B) Ab einer Konzentration von $10^{-1}\,\frac{mol}{l}$ basisch.
C) Unabhängig von der Konzentration sauer.
D) Ab einer Konzentration von $10^{-1}\,\frac{mol}{l}$ sauer.
E) Neutral.

71. Wie viele DNA-Moleküle hat man nach 28 PCR-Zyklen?
   A) 268 435 456
   B) 268 435 457
   C) 168 435 456
   D) 368 435 458
   E) 468 435 458

72. Wenn ein monohybrider Erbgang betrachtet wird, dann bedeutet dies, dass …
   A) alle Individuen in Geno- und Phänotyp identisch sind.
   B) die Gesamtheit aller Gene betrachtet wird.
   C) nur ein Merkmal betrachtet wird.
   D) das Merkmal rezessiv vererbt wird.
   E) ein doppelter Chromosomensatz vorliegt.

73. Durch zwei parallel geschaltete Glühlampen fließt Strom. Welche der folgenden Aussagen ist richtig?
   A) Aufgrund der Parallelschaltung leuchtet keine der Glühlampen.
   B) Eine Glühlampe leuchtet (die mit der höheren Wattzahl).
   C) Nur eine Glühlampe leuchtet (die mit der niedrigeren Wattzahl).
   D) Die Spannungen addieren sich.
   E) An beiden Glühlampen liegt die gleiche Spannung an.

74. An der Kathode findet immer die …
   A) Oxidation statt.
   B) Elektrolyse statt.
   C) Gasbildung statt.
   D) Reduktion statt.
   E) Verbrennung statt.

75. Unmittelbar nach der Vereinigung von Eizelle und Samenzelle befindet sich die Zygote in welcher Phase des Zellzyklus?
   A) S-Phase
   B) G_1-Phase
   C) Prophase der Mitose
   D) Prophase der Meiose
   E) G_2-Phase

76. Welches der folgenden Moleküle ist Aceton?

A) 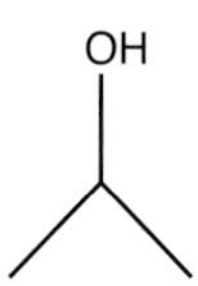

B) 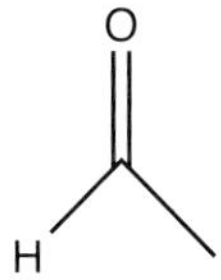

C) 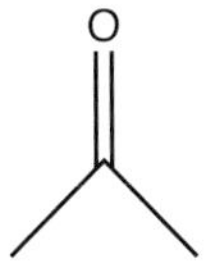

D) 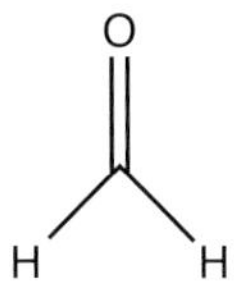

E) 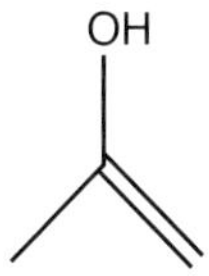

77. Einer Frau wird 1 ml Schweiß entnommen und mit 24 ml Wasser vermischt. 2 ml der Mischung werden mit 2 ml Reagenz versetzt, in der resultierenden Lösung wird eine Chloridkonzentration von 4 $\frac{\text{mmol}}{\text{l}}$ gemessen. Wie hoch ist die Chloridkonzentration im ursprünglichen Schweiß der Frau?
   A) 0,2 $\frac{\text{mol}}{\text{l}}$
   B) 0,1 $\frac{\text{mol}}{\text{l}}$
   C) 0,05 $\frac{\text{mol}}{\text{l}}$
   D) 10 $\frac{\text{mmol}}{\text{l}}$
   E) 2 $\frac{\text{mmol}}{\text{l}}$

78. Was bedeutet die Abkürzung NAD^+?
   A) Nukleinsäureamiddinukleotid
   B) Nicotinamidadenindinukleotid
   C) Nukleinsäureamidadenindinukleotid
   D) Nicotinadenindinukleotid
   E) Nicotinamiddinukleosid

79. Welches der folgenden Atome ist in Salpetersäure enthalten?
    A) Chlor
    B) Kohlenstoff
    C) Phosphor
    D) Schwefel
    E) Stickstoff

80. Eine Krankheit wird gonosomal-rezessiv vererbt. Der Vater soll phänotypisch gesund sein und die Mutter phänotypisch krank. Welche der folgenden Aussagen zu den Kindern stimmt?
    A) Alle Söhne werden gesund sein.
    B) Alle Töchter und Söhne werden krank sein.
    C) Alle Töchter werden krank sein.
    D) Alle Söhne werden krank sein.
    E) Man kann keine Aussage treffen.

Anhang

Lösungen zum Übungstest

Aufgabennummer	richtige Lösung	Aufgabennummer	richtige Lösung	Aufgabennummer	richtige Lösung	Aufgabennummer	richtige Lösung
1	A	21	B	41	C	61	A
2	D	22	A	42	B	62	C
3	E	23	D	43	D	63	D
4	A	24	E	44	B	64	A
5	C	25	A	45	A	65	E
6	E	26	A	46	D	66	A
7	A	27	B	47	B	67	D
8	B	28	E	48	E	68	B
9	E	29	A	49	A	69	E
10	B	30	C	50	A	70	A
11	B	31	D	51	A	71	A
12	A	32	C	52	E	72	C
13	D	33	B	53	B	73	E
14	E	34	E	54	B	74	D
15	C	35	E	55	D	75	B
16	A	36	A	56	B	76	C
17	C	37	D	57	A	77	A
18	C	38	B	58	A	78	B
19	E	39	D	59	E	79	E
20	B	40	C	60	B	80	D

Periodensystem der Elemente

Ordnungszahl – 1 | 1,0079 – Atommasse in u
Elektronegativität – 2,2 | H – Symbol
Wasserstoff – Elementname

Akalimetalle · Erdakalimetalle · Übergangsmetalle · Metalle · Halbmetalle · Nichtmetalle · Lanthanoide · Actinoide · Halogene · Edelgase

	IA	IIA	IIIB	IVB	VB	VIB	VIIB	VIIIB			IB	IIB	IIIA	IVA	VA	VIA	VIIA	VIIIA
1	1 1,0079 2,2 H Wasserstoff																	2 4,0026 He Helium
2	3 6,941 0,98 Li Lithium	4 9,0122 1,57 Be Beryllium											5 10,811 2,04 B Bor	6 12,011 2,55 C Kohlenstoff	7 14,007 3,04 N Stickstoff	8 15,999 3,44 O Sauerstoff	9 18,998 3,98 F Fluor	10 20,180 Ne Neon
3	11 22,990 0,93 Na Natrium	12 24,305 1,31 Mg Magnesium											13 26,982 1,61 Al Aluminium	14 28,086 1,9 Si Silicium	15 30,974 2,19 P Phosphor	16 32,065 2,58 S Schwefel	17 35,453 3,16 Cl Chlor	18 39,948 Ar Argon
4	19 39,098 0,82 K Kalium	20 40,078 1 Ca Calcium	21 44,956 1,36 Sc Scandium	22 47,867 1,54 Ti Titan	23 50,942 1,63 V Vanadium	24 51,996 1,66 Cr Chrom	25 54,938 1,6 Mn Mangan	26 55,845 1,83 Fe Eisen	27 58,933 1,88 Co Cobalt	28 58,693 1,91 Ni Nickel	29 63,546 1,9 Cu Kupfer	30 65,39 1,65 Zn Zink	31 69,723 1,81 Ga Gallium	32 72,64 2,01 Ge Germanium	33 74,922 2,18 As Arsen	34 78,96 2,55 Se Selen	35 79,904 2,96 Br Brom	36 83,80 3,0 Kr Krypton
5	37 85,468 0,82 Rb Rubidium	38 87,62 0,95 Sr Strontium	39 88,906 1,22 Y Yttrium	40 91,224 1,33 Zr Zirconium	41 92,906 1,6 Nb Niob	42 95,94 2,2 Mo Molybdän	43 (97) 1,9 Tc Technetium	44 101,0 2,2 Ru Ruthenium	45 102,91 2,28 Rh Rhodium	46 106,42 2,2 Pd Palladium	47 107,87 1,93 Ag Silber	48 112,41 1,69 Cd Cadmium	49 114,82 1,78 In Indium	50 118,71 1,96 Sn Zinn	51 121,76 2,05 Sb Antimon	52 127,60 2,1 Te Tellur	53 126,90 2,66 I Iod	54 131,29 2,6 Xe Xenon
6	55 132,91 0,79 Cs Cäsium	56 137,33 0,89 Ba Barium	57 138,91 1,1 La * Lanthan	72 178,49 1,3 Hf Hafnium	73 180,95 1,5 Ta Tantal	74 183,84 1,7 W Wolfram	75 186,21 1,9 Re Rhenium	76 190,23 2,2 Os Osmium	77 192,22 2,2 Ir Iridium	78 195,08 2,2 Pt Platin	79 196,97 2,4 Au Gold	80 200,59 1,9 Hg Quecksilber	81 204,38 1,8 Tl Thallium	82 207,2 1,8 Pb Blei	83 208,98 1,9 Bi Bismut	84 (209) 2 Po Polonium	85 (210) 2,2 At Astat	86 (222) Rn Radon
7	87 (223) 0,7 Fr Francium	88 (226) 0,9 Ra Radium	89 (227) 1,1 Ac ** Actinium	104 (267) Rf Rutherfordium	105 (268) Db Dubnium	106 (271) Sg Seaborgium	107 (270) Bh Bohrium	108 (277) Hs Hassium	109 (276) Mt Meitnerium	110 (281) Ds Darmstadtium	111 (280) Rg Röntgenium	112 (285) Cn Copernicium	113 (287) Uut Ununtrium	114 (289) Uuq Ununquadium	115 (288) Uup Ununpentium	116 (289) Uuh Ununhexium	117 (291) Uus Ununseptium	118 (293) Uuo Ununoctium

* Elemente der Lanthanreihe (Lanthanoide)	58 140,12 1,12 Ce Cer	59 140,91 1,13 Pr Praseodym	60 144,24 1,14 Nd Neodym	61 (145) 1,13 Pm Promethium	62 150,36 1,17 Sm Samarium	63 151,86 1,2 Eu Europium	64 157,25 1,2 Gd Gadolinium	65 158,93 1,1 Tb Terbium	66 162,50 1,22 Dy Dysprosium	67 164,93 1,23 Ho Holmium	68 167,26 1,24 Er Erbium	69 168,93 1,25 Tm Thulium	70 173,04 1,1 Yb Ytterbium	71 174,97 1,27 Lu Lutetium
** Elemente der Actiniumreihe (Actinoide)	90 232,04 1,3 Th Thorium	91 231,04 1,5 Pa Protactinium	92 238,03 1,7 U Uran	93 (237) 1,3 Np Neptunium	94 (244) 1,28 Pu Plutonium	95 (243) 1,1 Am Americium	96 (247) 1,3 Cm Curium	97 (247) 1,13 Bk Berkelium	98 (251) 1,3 Cf Californium	99 (252) 1,3 Es Einsteinium	100 (257) 1,3 Fm Fermium	101 (258) 1,3 Md Mendelevium	102 (259) 1,6 No Nobelium	103 (262) 1,3 Lr Lawrencium

Sachregister

Abbildungsnachweis

Esther Rohmann
Abbildung 55–64, 66–70, 74, 77–89, 91–97, 106, 112–119, 121–125, 130, 134, 141–142, 152–153, 155, 159–161, 164–167